肿瘤并发症介入治疗学

主　编　刘玉金　程永德

科学出版社

北京

内 容 简 介

本书是编者根据多年的临床经验，以循证医学为基础，以国家颁布的肿瘤诊治规范为依据，综合国内外有关"指南""共识"及文献的研究成果，结合我国介入治疗现状，选择较为成熟的理论、技术编写而成。全书分上下两篇共13章。上篇介绍了由于肿瘤自身的发生发展所产生并发症的介入治疗，包括肿瘤并发腔道梗阻、脉管狭窄、动静脉瘘、出血、疼痛、体腔积液的介入治疗。下篇介绍了由于对原发肿瘤实施诊疗（包括外科手术、介入手术或其他微创诊疗等）而发生并发症的介入治疗，包括脓肿、胆汁瘤、瘘、乳糜胸、吻合口狭窄、术后出血、气胸、肝移植后胆管狭窄、肝移植后门静脉狭窄的介入治疗。各章节针对具体并发症的发生、诊断，介入治疗的适应证、禁忌证及相关操作技术方法和预后等做了详尽阐述。

本书理论概括与实践指导相结合，图文并茂，列举了大量典型临床病例，图片清晰直观，具有很强的临床指导性和实用性，适合从事肿瘤诊疗的介入科、肿瘤科及相关学科医师参考阅读。

图书在版编目 (CIP) 数据

肿瘤并发症介入治疗学 / 刘玉金，程永德主编 . —北京：科学出版社，2018.6

ISBN 978-7-03-058043-6

Ⅰ. ①肿… Ⅱ. ①刘… ②程… Ⅲ. ①癌 - 并发症 - 介入性治疗

Ⅳ. ① R730.6

中国版本图书馆 CIP 数据核字（2018）第 132764 号

责任编辑：马晓伟　沈红芬 / 责任校对：孙婷婷
责任印制：肖　兴 / 封面设计：吴朝洪

科 学 出 版 社 出版

北京东黄城根北街 16 号
邮政编码：100717
http://www.sciencep.com

北京通州皇家印刷厂 印刷

科学出版社发行　各地新华书店经销

*

2018 年 6 月第 一 版　开本：787×1092　1/16
2018 年 6 月第一次印刷　印张：19

字数：448 000

定价：128.00 元

（如有印装质量问题，我社负责调换）

《肿瘤并发症介入治疗学》编写人员

主　编　刘玉金　程永德

副主编　王晓东　王志军　王忠敏　徐家华　周　兵

主　审　杨仁杰

顾　问　李麟荪　贺能树

编　者　（按姓氏汉语拼音排序）

曹　广　北京大学肿瘤医院

曹　军　上海徐汇区大华医院

程永德　《介入放射学杂志》编辑部

范新东　上海交通大学医学院附属第九人民医院

高　峰　上海交通大学医学院附属仁济医院

高　嵩　北京大学肿瘤医院

郭建海　北京大学肿瘤医院

黄　强　首都医科大学附属北京朝阳医院

蒋霆辉　上海市普陀区中心医院

李浏博　上海中医药大学附属岳阳中西医结合医院

刘玉金　上海中医药大学附属岳阳中西医结合医院

茅爱武　上海交通大学医学院附属同仁医院

沈旭波　上海中医药大学附属岳阳中西医结合医院

施海彬　南京医科大学第一附属医院

石宝琪　内蒙古自治区人民医院

宋伟祥　上海中医药大学附属岳阳中西医结合医院

孙军辉　浙江大学医学院附属第一医院

孙贤俊　上海市普陀区中心医院

王　宁　河北医科大学第四医院

王添平　复旦大学附属妇产科医院

王晓东　北京大学肿瘤医院

王志军　中国人民解放军总医院

王忠敏　上海交通大学医学院附属瑞金医院
魏　建　首都医科大学附属北京地坛医院
夏　宁　上海交通大学医学院附属瑞金医院卢湾分院
徐霁充　同济大学附属同济医院
徐家华　上海中医药大学附属龙华医院
杨　光　河北医科大学第四医院
于长路　天津市第三中心医院
张　静　河北医科大学第四医院
张国福　复旦大学附属妇产科医院
张金龙　中国人民解放军总医院
张庆荃　上海中医药大学附属岳阳中西医结合医院
张秀美　上海市第四人民医院
张学军　内蒙古自治区人民医院
周　兵　杭州师范大学附属医院
周卫忠　南京医科大学第一附属医院

序　言

　　肿瘤，尤其是恶性肿瘤，现今已经是严重危及人民生命和健康的常见多发病，且随着我国人口的老龄化，老年癌症患者逐年增多，其死亡率已超过心脑血管疾病。对于不能外科手术切除的中晚期癌症患者，以及不宜或不愿接受外科手术治疗的老年癌症患者，微创高效的介入治疗，尤其是近年盛行的各种消融治疗技术已成为首选，并已获得满意的疗效。有关"肿瘤并发症"，我国著名肿瘤学家汤钊猷院士在其主编的《现代肿瘤学》（1993）中早已对其作过定义和阐述，指出肿瘤本身及其各种治疗方法皆可以引起"肿瘤并发症"，包括上腔静脉综合征、恶性体腔积液、出血和疼痛等，是导致患者生活质量下降和死亡的重要因素。然而，在近些年我国出版的多部介入放射学相关专著中都未见以"肿瘤并发症介入治疗"为章（节）的专题阐述。因此，刘玉金和程永德教授共同主编的《肿瘤并发症介入治疗学》真可谓是我国介入放射学专著中的一朵奇葩！该书之所以能在短期内面世，也是作者之一的程永德教授之独特经历促成的。作为介入学界的老前辈，程永德教授不仅有丰富的介入临床经验，而且在他任职《介入放射学杂志》副主编、主编、常务副主编的26年间积累和掌握了大量介入诊疗的新知识和新动态，从而使他的思路开阔且独具慧眼；正是由于他26年来与全国各地同行的密切交流、沟通，才能号召国内多家大型医院介入诊疗一线年富力强的同道，齐心协力于短短一年内完成该部专著。该书内容依据引起肿瘤并发症的不同病因——肿瘤本身的病变进展或肿瘤接受的治疗（外科手术、介入手术或其他微创治疗等）引起的并发症，分为上下两篇共13章，分类归纳，详述了肿瘤各种相关并发症的介入治疗技术，内容充实、文笔简练、图文并茂，是一部具有先进性、实用性和时效性的介入放射学专著。

　　我相信这部专著的出版，不仅有缮于广大读者，特别是从事肿瘤治疗的肿瘤科和介入科医师，而且能为肿瘤并发症的介入治疗提供具体的技术指导或有益的借鉴，为改善肿瘤患者的生活质量、延长其生存期做出贡献。

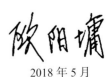

2018 年 5 月

前　言

　　介入放射学作为介于内科学和外科学之间的第三门临床医学学科，经过近半个多世纪的发展壮大，已经成为临床医学的重要组成部分。2014年8月中国医师协会介入医师分会的成立，标志着介入医学的系统化、学科化、专业化。介入诊疗技术可分为血管与非血管两大类，每类诊疗技术又包含很多具体操作技术，其临床应用几乎涉及全身各部位、各系统的疾病。

　　因介入诊疗技术的准确定位、微创高效等特点，已经越来越得到临床的认可和重视。对肿瘤治疗而言，无论是血管内的介入诊疗技术（肿瘤供血动脉内灌注化疗或栓塞治疗、肿瘤所引起的出血的栓塞治疗、肿瘤术后出血的介入诊疗等），还是非血管的介入诊疗技术（穿刺活检技术、肿瘤各种消融治疗技术，以及气管、食管、胃肠道、胆道和泌尿生殖道等的引流、球囊扩张、支架成形技术等），既是治疗原发肿瘤的重要手段之一，也是治疗肿瘤相关并发症的重要方法，甚至是唯一有效的方法。因此，介入治疗技术在治疗肿瘤并发症方面具有举足轻重的地位，特别是在老年、中晚期肿瘤的相关并发症治疗方面将发挥越来越重要的作用。

　　在科学出版社的支持下，我们联合国内多家大型医院介入诊疗一线年富力强的同道，共同编著这部《肿瘤并发症介入治疗学》，旨在以循证医学为基础，以国际公认的美国国家综合癌症网络（national comprehensive cancer network，NCCN）相关指南、国内外专家共识和卫生行政部门颁布的诊疗规范为依据，参考权威文献并结合编者多年肿瘤介入诊疗的临床经验，分类总结、归纳了肿瘤相关并发症的介入治疗技术，尽量做到先进性和实用性相结合，希望对肿瘤并发症的介入治疗提供技术指导与借鉴。本书在写作上力求体例一致、图文并茂，但限于各种肿瘤并发症的临床特点不一，各位编者写作风格有别，故各章节又难免详略不一。各位编者在繁忙的临床工作之余，利用宝贵的休息时间查阅文献、积累病例并进行概括总结，编著完成这部专著，并将之呈献给读者，值得称颂！我们期望本书的出版能为肿瘤并发症介入治疗技术的推广和普及添砖加瓦，为提高肿瘤治疗的总体水平，以及为改善肿瘤患者的生活质量和延长其生存期贡献微薄之力。由于我们的水平有限，加之时间仓促，书中可能存在不足与缺憾，敬请各位读者批评及指正。

衷心感谢我国介入放射学先驱之一、八十高龄的欧阳墉教授为本书作序。衷心感谢杨仁杰教授百忙之中对本书的审阅和指导！

2018 年 1 月

目　录

上篇　肿瘤并发症介入治疗

下篇　肿瘤诊疗相关并发症的介入治疗

上篇

肿瘤并发症介入治疗

第一章 肿瘤并发腔道梗阻的介入治疗

第一节 肿瘤并发食管梗阻的介入治疗

食管梗阻最常见于食管癌，患者多因主诉"吞咽困难"就诊，民间俗称"噎死病"。进食及营养问题是患者生存期间最突出的问题。食管管腔一旦发生狭窄或阻塞，过去只能用外科方法进行扩张或再通。球囊导管在扩张血管狭窄性病变取得满意疗效之后，逐渐用于非血管管腔的狭窄和阻塞性病变的再通。由于经皮腔内血管成形术（percutaneous transluminal angiography，PTA）术后再狭窄，用于支撑体内腔道再狭窄的假体——支架逐渐发展和成熟起来。

食管支架另一重要的适应证是食管恶性病变导致的"食管瘘"，根据瘘管通向的脏器不同可分为：食管－气管瘘、食管－纵隔瘘、食管－胸腔瘘等。对于晚期食管恶性病变导致的瘘，支架也许是最好的姑息性手段，其既能改善通过性，同时可以起到封堵瘘口的作用，很大程度上降低了严重瘘导致的恶性感染甚至致死的风险。

一、器　材

1. 球囊导管　食管扩张球囊导管结构与血管成形术的 Gruntzig 球囊导管相同，为双腔单囊。球囊由聚乙烯制成，可耐受较高压（6～8atm，1atm= 101.325kPa）。球囊直径有多种规格，从 12mm 至 40mm 不等，常用 20～30mm 直径球囊。球囊长 3～10cm。导管长 75～100cm。导管鞘依球囊直径而不同。12～18mm 用 7F 导管鞘，20mm 用 9F 导管鞘，30mm 以上用 14F 导管鞘。

2. 支架　有 Z 形支架和网状支架。Z 形支架的优点是弹性大，扩张力强，可展开至较大口径，但需多个单节支架串联在一起。为了防止支架移位，有带刺 Z 形支架、近端呈喇叭口状支架及两端增宽型支架。

（1）防反流支架：在支架远端有二尖瓣式塑料膜，两瓣斜形对合，食物可由上向下通过，而不能向上反流，用于防止置入支架后发生反流性食管炎。

（2）覆膜支架：在 Z 形支架或其他金属支架外覆以尼龙、塑料、硅胶等，防止肿瘤从支架网格中长入腔内，也可因膜的存在而治疗食管气管瘘。

（3）可回收式支架：在支架近端套一尼龙线圈，回收时用细钩钩住尼龙线，抽拉后使支架圈径缩小，收入套鞘内，即可收回。

（4）网状支架：Strecker 支架，长 10～15cm，直径 18mm。支架近端 5mm 处的直径为 20mm，目的在于防止支架移位。推送器为 Teflon 管，外径 2mm，长 95cm，将支架压缩在 60cm 长的 Teflon 鞘内，内通 0.038in（1in=2.54cm）导丝，经推送器将支架推出释放。Wallstent 支架有覆膜和不覆膜两种，也可将支架两端增宽，以防移位。覆膜支架直径为 20～25mm，经 18～22F 导管鞘送入。Ultraflex 食管支架，自扩式，支架直径 18～23mm，支架长 7～15cm。

二、操作方法与注意事项

1. 球囊扩张术

（1）术前影像学检查：非血管管腔狭窄的确诊有赖于影像学检查，如常规 X 线检查、超声、CT 和 MRI，以明确病变的部位、程度、范围，还应全面了解病史、症状、体征及治疗经过等。

（2）进入管腔的途径：开放性管腔，如气道、消化道、泌尿道和输卵管，可经体外管口置入介入操作器械；封闭性管腔，如胆管，则需经肝穿刺胆管或经手术后留下的通道（如 T 型管）或经内镜进入。

（3）麻醉与用药：气道与消化道插管操作需经咽喉部，术前必须给予较安全的局部喷雾麻醉，甚至环甲膜穿刺麻醉，对儿童及神经过敏者，可用全麻，否则会影响操作，甚至导致不成功。为减少分泌物，术前应给予阿托品或山莨菪碱（654-2）。

（4）操作步骤：在透视下插入导管、导丝，并经导管注入对比剂，确认导管位于管腔内之后，用导管导丝交换的方法将预先选好的球囊导管置于狭窄中心部位。如狭窄段较长，球囊先从远侧狭窄部位开始扩张，然后逐步移向近心端。狭窄段的部位应该有明确的标记，以体内骨骼或置于体表的金属均可。最好能标出狭窄病变的近、远端。以稀释对比剂充胀球囊。球囊内压应根据病变部位、性质而定。球囊扩张结束后，在撤出球囊导管前应再插入导丝，继而插入导管，复查造影，如满意即可拔管。

（5）扩张术后全面监护患者情况：消化道扩张后前 2～3 天应进流食、半流食，后进软食和普通饮食。胆管、泌尿道扩张后需置管引流。

（6）注意事项：必须遵循无菌原则，尽管胃肠道、气道等并非无菌，但介入操作尽量按无菌操作要求进行；介入操作前，必须证实器械在管腔之内，否则绝对禁忌操作；非血管性介入治疗，必须注意病变时间。如食管化学灼伤后造成的食管狭窄，介入扩张必须在灼伤基本愈合后才能进行，否则会带来更大的损伤，许多非血管性介入治疗，仅仅是以解除或减轻症状、改善生活质量为目的，并不能去除疾病，也不能阻止疾病的发展。对此，必须向患者及家属解释清楚。

2. 支架置入术 支架扩张非血管管腔的术前检查、进管途径、麻醉用药，基本上与球囊扩张术相同。其操作步骤是在球囊扩张成功之后，置入支架，支撑已扩张的管腔。非血管管腔支架的形式、结构较血管支架复杂，因此术前根据病变部位、性质，选择适当的支架极为重要，其主要原则为：①支架大小、支撑力合适，能撑开管腔，保持管腔通畅性；②支架能较牢固地贴附于管腔壁上，减少移位的可能性；③尽可能防止肿瘤组织通过支架网眼长入支架腔内；④支架材料能耐受消化液、胆汁、尿液的浸泡及内容物沉积，可保持长期通畅性（图1-1、图1-2）；⑤明确支架置入目的，开通梗阻食管（图1-3）、吻合口狭窄再开通（图1-4、图1-5）、封堵食管-气管瘘（图1-6～图1-8），必要时食管-气管同步置入支架（图1-7）。

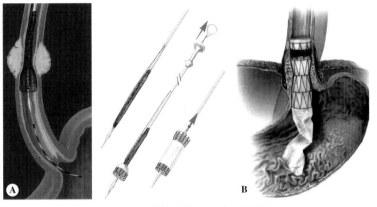

图 1-1 食管支架置入术示意图

A.食管支架置入术及支架释放装置；B.食管防反流支架

扫一扫见
彩图 1-1

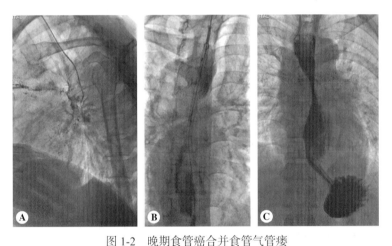

图 1-2 晚期食管癌合并食管气管瘘

A.经导管造影明确食管-支气管瘘的部位；B.定位后释放支架；C.释放支架后，显示完全覆盖瘘口，患者可进流食或半流食

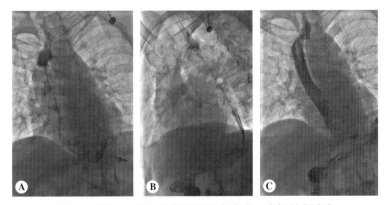

图 1-3 男，55 岁，食管恶性黑色素瘤，支架姑息治疗

A.造影显示食管内多发充盈缺损，范围较广泛；B.经定位后释放支架；C.支架释放后，对比剂通过顺利，患者饮食状况改善

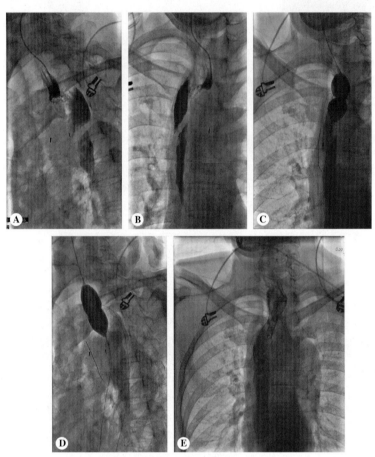

图 1-4　食管癌术后复发，食管上段吻合口复发狭窄，此例狭窄位置很高，位于锁骨水平上方，先利用球囊扩张，后置入支架，支架术后患者可进流食，但诉异物感明显

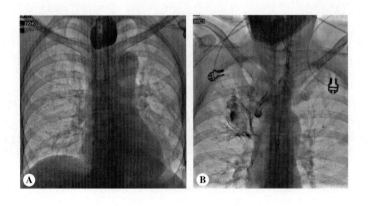

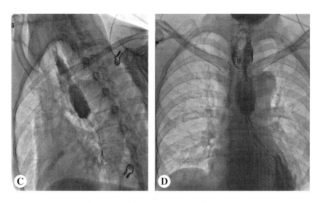

图 1-5 上例患者支架术后 3 个多月,再次出现进食吞咽困难,复查造影可见支架轻度向下方滑落移位,梗阻段位于支架上方,完全梗阻,对比剂不能通过。考虑患者为肿瘤晚期,不能耐受支架取出重新置入,且患者进食诉求强烈,在原支架上方续接另一枚短支架,术后患者可恢复流食。两支架的优点是一般极少出现再次移位,但多支架置入也有很多弊端,须结合临床具体情况慎重考虑

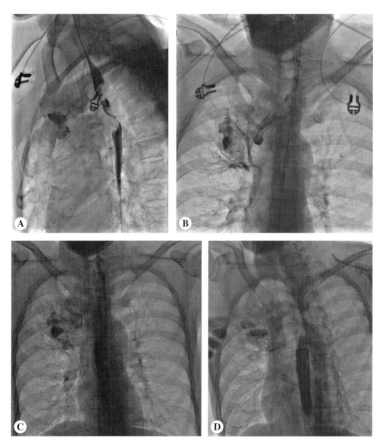

图 1-6 造影可见食管上段管腔内不规则充盈缺损,伴有食管-支气管瘘,可见对比剂进入肺内,释放支架后,瘘口封堵,患者可进流食,呛咳也显著改善

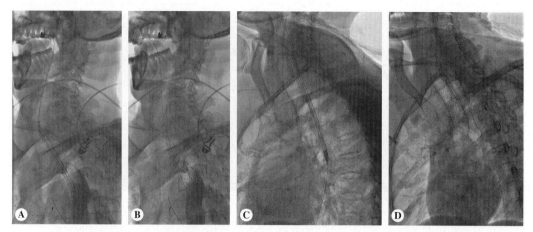

图 1-7　当气道和食管均存在受压狭窄时，必须优先解决气道问题以免发生呼吸困难甚至窒息。如图在置入气道支架保障气道通畅之后再置入食管支架更为安全有效

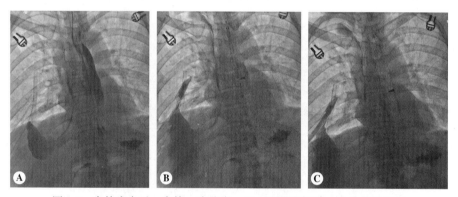

图 1-8　食管癌术后，食管－胸腔瘘，置入覆膜支架后，成功封堵瘘口

三、并 发 症

不同部位器官成形术后的并发症不完全相同，较常见的如下：

（1）食管瘘：食管－气管瘘、食管－纵隔瘘、食管－胸腔瘘等。瘘形成的常见原因有局部肿瘤进展、术后吻合口瘘、放疗后或部分食管支架后局部破裂等。食管覆膜支架可以解决大部分食管瘘的问题。

（2）出血：如食管扩张或置入支架后，由于误穿大血管或腔道本身的机械扩张导致胸腹腔出血，少量出血可行保守治疗，大量出血需行紧急外科手术。

（3）再狭窄：这是关系介入术后长期疗效的关键问题，随着介入技术的不断改进，尤其是覆膜支架、放射性粒子支架及可吸收支架的出现，再狭窄有望从根本上解决。

（4）支架移位、脱落、阻塞。

（5）穿孔：如操作原因或肿瘤进展导致穿孔。

（6）气道狭窄：正常情况下气道一般不会受食管支架影响，但部分食管肿物占位效应明显，食管支架扩张后纵隔受压可能会继发气道狭窄，最常见的部位是食管跨越左主支气管段，如果有明显侵犯纵隔或气道征象的情况应尤为注意。

（曹　广）

参 考 文 献

黄迁祥，顾俊鹏，纪卫政，等，2012.食管支架治疗中晚期食管癌预后影响因素的Cox回归分析.中国介入影像与治疗学，3：186-190.

蒋弈，王忠敏，茅爱武，2012.食管良恶性狭窄治疗中支架应用的现状与展望.介入放射学杂志，8：700-704.

林园园，谢军培，陈章兴，等，2011.食管支架置入并外固定术治疗高位食管气管瘘.中国内镜杂志，1：6-8.

单明，王传卓，畅智慧，等，2012.食管支架致上消化道大出血的危险因素.介入放射学杂志，2：131-135.

吴莉君，聂占国，雷婷，2009.食管癌患者置入食管支架并发症原因分析及处理.中国内镜杂志，2：211-213.

翟仁友，戴定可，1995.食管支架治疗食管良恶性狭窄（附23例分析）.中华放射学杂志，7：465-468.

张功霖，姜永能，赵卫，2013.全覆膜食管支架治疗食管癌术后吻合口瘘的临床应用.介入放射学杂志，3：211-215.

赵剑波，曾庆乐，陈勇，等，2010.食管支架术后支架贴壁不良综合征的初步探讨.介入放射学杂志，2：141-145.

朱海东，郭金和，滕皋军，2011.食管支架成形术治疗食管狭窄现状及研究进展.介入放射学杂志，6：494-498.

朱铁峰，2010.食管支架种类及材料学特征与中晚期食管癌合并食管恶性狭窄、食管瘘的临床应用.中国组织工程研究与临床康复，21：3899-3902.

第二节　肿瘤并发胃肠道梗阻的介入治疗

　　肿瘤并发胃肠道梗阻一般是指胃肠道的原发性或转移性恶性肿瘤造成的梗阻，常见部位是从幽门到直肠，常见肿瘤有胃癌、结直肠癌、胰腺癌、卵巢癌或其他腹盆腔原发或转移瘤及其术后复发肿瘤。此类患者因瘤种、梗阻段和病情复杂、治疗方法多样化而尚无统一标准。由于该类患者往往已是晚期，很多又是高龄或伴有其他并发症而失去手术机会，因而临床治疗的目标是缓解症状，提高生存质量。除了内科胃肠减压、对症治疗和营养支持外，可以通过多种介入微创技术进行干预，有效地改善患者生活质量，延长生存期。

　　胃肠道恶性梗阻治疗方面，根据不同的瘤种、部位、形态、血供、周边关系及机体状况，外科手术、外放疗、静脉化疗等均可以选用，介入治疗的方法主要包括针对梗阻介入治疗和抗肿瘤介入治疗。针对梗阻介入治疗主要包括支架置入术、鼻肠管引流减压术，肠道高压时可行临时的穿刺减压术。抗肿瘤介入治疗包括动脉灌注和栓塞化疗、^{125}I粒子植入或I粒子支架技术等。

一、病因及病理生理

（一）病因

　　肿瘤并发胃肠梗阻的发生率较高。常见原发肿瘤为胃癌、结直肠癌、胰腺癌和妇科肿瘤。恶性肠梗阻的发病原因分为癌性和非癌性两类。肿瘤侵犯、播散、压迫是导致机械性肠梗阻的主要原因，也包括肿瘤腹膜种植造成的恶性粘连性梗阻；非癌性病因有手术或放疗后肠粘连、低钾血症，以及化疗药物、菌群失调、体弱衰竭所致的粪便嵌塞等。

（二）病理生理

　　恶性胃肠道梗阻能造成一系列全身和局部的病理生理变化，正常人体消化腺每天分泌进入肠腔的液体总量约为 8000ml，肠道透过黏膜的吸收维持肠腔内分泌－吸收的平衡。肠梗阻发生后，肠腔内分泌－吸收失去平衡，液体在肠腔内聚集并引起肠腔扩张。扩张的肠腔吸收能力下降、分泌能力增强，形成分泌－扩张－分泌的恶性循环。由于肠内容物不能顺利通过整个肠道，肠道运动的协调性同时也出现障碍，进一步加重肠道的扩张。梗阻肠道的"分泌－扩张－分泌"引发诸如腹胀、恶心、呕吐、腹痛等一系列症状。长期的肠腔内压力升高可造成肠壁血运障碍，诱发肠壁水肿、坏死、穿孔等并发症。肠腔内大量液体聚集和肠道菌群的繁殖，将引起水电解质紊乱、肠屏障功能障碍、败血症、多器官功能衰竭等严重并发症，危及患者的生命。

1. 全身性病理生理改变

（1）水电解质和酸碱平衡紊乱：梗阻肠道的吸收功能发生障碍，胃肠道分泌的液体积存在肠腔内，加之肠壁继续有液体渗出，导致体液在第三间隙丢失。高位小肠梗阻会使患者大量呕吐，更易出现脱水、电解质紊乱与酸碱失衡。胆汁及肠液的丢失，加之组织灌注不良、禁食而易致代谢性酸中毒，而胃液的丢失会造成代谢性碱中毒。K^+ 的丢失可引起肠蠕动乏力而导致肠腔扩张。

（2）休克：首先，肠梗阻如未得到及时的治疗，大量水、电解质丢失可引起低容量性休克。其次，由于肠梗阻引起了肠黏膜屏障功能障碍，肠道内细菌、内毒素易位至门静脉和淋巴系统，继发腹腔内感染或全身性感染，甚至可因肠壁坏死、穿孔而致腹膜炎与感染性休克。

（3）脓毒症：肠梗阻时，肠内容物淤积、细菌繁殖产生的大量毒素，可直接透过肠壁进入腹腔，致使肠内细菌易位引起腹腔内感染与脓毒症，在低位肠梗阻或结肠梗阻时更明显。肠腔内含有较多的细菌，在梗阻未解除时，因静脉反流有障碍，肠内毒素被吸收较少，一旦梗阻被解除血液循环恢复后，毒素被大量吸收，从而出现脓毒症、中毒性休克。

（4）呼吸和心脏功能障碍：肠腔膨胀时腹压增高，膈肌上升，腹式呼吸减弱，可影响肺内气体交换，同时，血容量不足、下腔静脉被压而下肢静脉血回流量减少均可使心输出量减少。腹腔内压力＞ 20mmHg 时，可产生系列腹腔间室综合征造成心、肺、肾等功能不全与循环障碍。

2. 局部病理生理改变

（1）肠腔积气、积液：有学者应用同位素标记的水、钠与钾进行研究，在小肠梗阻的早期（＜ 12 小时），由于肠黏膜吸收功能降低，水与电解质积存在肠腔内，24 小时后不但吸收未减少且分泌增加。梗阻部以上肠腔积气来自：①吞咽的空气；②碳酸根产生的 CO_2；③细菌发酵产生的气体。吞咽的空气是肠梗阻时很重要的气体来源，因为它难以被肠黏膜吸收。

（2）肠蠕动增加：正常时，肠管蠕动受到自主神经系统、肠管本身的肌电活动和多肽类激素的调控。肠梗阻时，各种刺激增强而使肠管活动增加，其在高位肠梗阻时频率较快，而低位肠梗阻时间隔时间较长，可达 10 ～ 15 分钟 1 次，但如梗阻长时间不解除，肠蠕动又可逐渐变弱甚至消失，出现肠麻痹。

（3）肠壁充血水肿、通透性增加：正常小肠腔内压力为 0.27 ～ 0.53kPa，发生完全性肠梗阻时，梗阻近端压力可增至 1.33 ～ 1.87kPa，强烈蠕动时可达 4kPa 以上，肠腔高压使肠壁静脉回流受阻，毛细血管及淋巴管淤积，引起肠壁充血水肿、液体外渗。同时，由于缺氧，细胞能量代谢障碍，致使肠壁通透性增加，液体可自肠腔渗透至腹腔，在闭袢性肠梗阻中，肠腔压力更高，血供受阻可引起点状坏死和穿孔。持续的肠腔高压甚至可以引发肠破裂。

概括起来，高位小肠梗阻易有水、电解质与酸碱失衡。低位肠梗阻容易出现肠腔膨胀、感染及中毒。绞窄性肠梗阻易引起休克。结肠梗阻或闭袢性肠梗阻则易出现肠穿孔、腹膜炎。

二、恶性胃肠梗阻的临床表现及诊断

恶性胃肠道梗阻大多缓慢发展，常常为不完全性肠梗阻，最终发展为完全性肠梗阻。临床表现包括恶心、呕吐、腹痛、腹胀、排便排气消失等，其临床表现与肠梗阻部位及程度相关。主要体征：可以显示腹部因肠胀气而膨隆，触诊一般无肌卫，部分可有压痛，叩诊呈鼓音；或可见肠型蠕动波，腹部触诊有柔韧感，程度不均，肠鸣音亢进，有气过水声和金属音；有反跳痛提示腹膜炎，要结合临床及化验，排除可能的肠坏死及穿孔；当单纯性肠梗阻转化为绞窄性肠梗阻时，腹痛性质由阵发性转化为持续性，或呈持续性发作阵发性加重，并且逐步出现腹部压痛和腹肌紧张等腹膜刺激征象。

（一）恶性肠梗阻的诊断要点

（1）恶性肿瘤病史。

（2）既往未行或曾行腹部手术、放疗或腹腔内灌注药物治疗。

（3）间歇性腹痛、腹胀、恶心、呕吐等症状，伴或不伴肛门停止排气或排便；而恶性粘连性肠梗阻多数依然有少量排便或排气。

（4）典型患者腹部体检可见肠型、腹部压痛、肠鸣音亢进或消失。

（二）实验室及影像学检查

实验室及影像学检查应该结合患者既往的化验检查结果，根据当前病情变化，选择有针对性的必要的化验检查。

1. 实验室检查 常规应该了解患者近期及当前的血细胞计数、肝肾功能电解质生化指标、肿瘤相关指标的动态变化、凝血状态、心肺功能指标等。

2. 影像学检查（图 1-9）

（1）腹部 X 线立卧位平片检查可见肠腔明显扩张和多个液平面。根据肠腔扩张的位置，可以初步判断梗阻的部位。

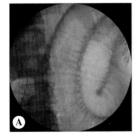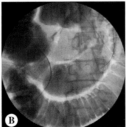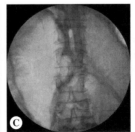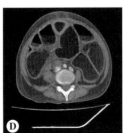

图 1-9 X 线平片及 CT 图像均显示扩张肠管

（2）腹部 CT（平扫＋增强）扫描作为肠梗阻影像学诊断的首选方法，能较明确地了解梗阻部位、梗阻程度和肿瘤的关系。

（3）消化道造影（口服、导管、鼻肠管、肛管碘水造影）可发现机械性梗阻的梗阻段。很多情况下，还能通过导管导丝技术了解梗阻段长度，或插过梗阻段置入营养管，临时缓解肠梗阻。

三、恶性胃肠道梗阻的介入治疗

对于恶性胃肠道梗阻的治疗，除了营养支持和对症治疗外，最重要的治疗是胃肠减压、解除梗阻和抗肿瘤治疗。总原则是个体化姑息治疗，目标是改善患者生存质量。其中，手术治疗虽是主要方法之一，但应严格掌握手术指征。对于经过筛选的适当患者，手术可以缓解症状、提高生活质量和延长生存时间。但对于不适合手术的患者，手术不但没有治疗作用，反而会给患者带来额外的痛苦和负担。有研究显示，手术治疗的症状缓解率为 42%～85%，并发症发生率为 9%～90%，死亡率为 9%～40%，复发率为 10%～50%。更多的该类患者根本就不可能接受手术治疗。因此，除了胃肠道坏死、穿孔、腹膜炎等情况外，手术的应用并不多。对于胃出口、小肠、大肠等部位的梗阻均可通过放置支架来解除。对比金属支架和手术解除胃出口梗阻的临床研究表明，两者技术成功率相近（支架组：手术组 =96%：100%），但是支架组的临床成功率（93%）显著高于手术组（56%），平均住院日、手术并发症和住院 30 日死亡率均显著下降。

目前，介入治疗已在恶性胃肠道梗阻的治疗方面获得较广范的应用，主要包括胃肠道减压术、胃肠道支架置入术和介入抗肿瘤治疗等方面。胃肠道减压术又包括肠梗阻导管引流术和经皮穿刺肠腔抽吸术。

（一）肠梗阻导管引流术

恶性肠梗阻的主要病理生理改变为肠内气体和液体潴留、电解质丢失、感染和毒血症。一旦确诊为恶性肠梗阻，胃肠减压是首要任务。对于胃幽门梗阻和高位小肠梗阻，普通胃肠减压管就能达到减压的目的。但对于空肠及以下的肠梗阻，普通胃肠减压管长度有限而无法到达。目前，肠梗阻导管在小肠及结直肠梗阻中已经广泛应用于临床。

1. 适应证

（1）经鼻引流适应证：急性小肠梗阻，尤其是术后粘连性小肠梗阻，可以行经鼻肠梗阻导管直接减压诊断、治疗；需手术治疗的粘连严重的肠梗阻，术中经肠梗阻导管行肠排列，防止术后复发。

（2）经肛门引流适应证：大肠癌所致急性大肠梗阻，特别是横结肠到直肠的梗阻，避免肠造口后行二期吻合手术，实行一期切除吻合术以预防术后并发症。

（3）肿瘤肠系膜广泛种植所致恶性粘连性肠梗阻。

2. 禁忌证　幽门、结肠严重狭窄或闭塞，肠梗阻导管不能通过者。

3. 引流器械　肠梗阻导管分为鼻肠管和肛肠管两种，前者经鼻引流，后者经肛门引流。

（1）鼻肠管套件包括鼻肠管和导丝。鼻肠管为长 3m 的纯硅胶导管，前端为含不锈钢球的念珠状前导子，不透 X 线，便于观察、操作。导管为单气囊或双气囊。鼻肠管由前导子、前气囊、后气囊、导管主体、分歧部、前气囊阀、单向阀、后气囊阀、补气口、引流管接头、封止塞、竹节接头、固定器及螺旋盖等主要结构组成（图 1-10）。在操作过程中，前气囊通过 Treitz 韧带后打开，导管便可随着小肠蠕动不断地前行，并且不断地吸引肠内容物，直至梗阻的上部，有后气囊可对小肠进行选择性造影；有补气孔，提高了吸引效率。

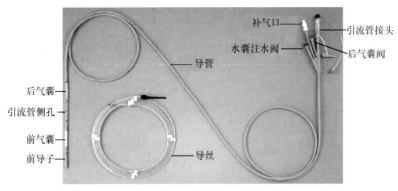

图 1-10　经鼻肠梗阻导管

（2）肛肠管结构相对简单，由导管侧孔、水囊、导管主体、水囊注水阀、补气口、引流管接头等主要结构组成（图 1-11）。

（3）导丝：亲水性导丝，结构为一根导丝，外涂亲水涂层，包装时，外有护套插管保护。导丝长度为 3.5m。如为弹簧导丝，结构为一根导丝，外涂特氟伦涂层。

4. 术前准备

（1）用品准备：消毒手套、治疗盘 [聚维酮碘、70% 乙醇溶液、棉签、局部麻醉药（以下简称局麻药）]、注射器、生理盐水。

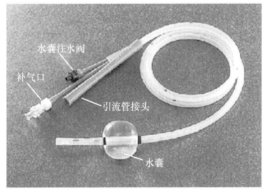

图 1-11　经肛肠梗阻导管

（2）患者准备：提前 3 ~ 5 天胃管引流，以充分引流胃内容物，使胃腔回缩；向患者说明插入肠梗阻导管的必要性、操作方式，消除不必要的顾虑。

（3）鼻肠管准备：由护套摘下前端插管，确认导丝头部是否有弯曲；由护套的后部用注射器向护套内腔注满生理盐水。

5. 操作步骤（以经鼻插入小肠引流管为例）

（1）插入鼻肠管前，应通过鼻胃管充分引流吸出胃内容物，以利于通过幽门操作及防止呕吐使前气囊返回胃内。将鼻肠管内腔（吸引口前端侧孔）加满生理盐水。然后将带内塞的接头接到鼻肠管吸引口上。将利多卡因胶浆适量涂抹于鼻肠管前端部分。

（2）导管插入胃内后，将导丝由带内塞接头的螺旋封头处插入鼻肠管。期间每间隔10 分钟，可旋紧带内塞接头的螺旋封头，入水口处注入 20ml 生理盐水。

（3）在透视状态下，以仰卧位 - 左前斜位姿势，使导管前端朝向胃大弯部（图 1-12）。转向右侧位，使鼻肠管前导子朝向幽门，在这种状态下，使导丝比前导子前端先行，确认导丝通过幽门。鼻肠管前端通过幽门后，将导丝由鼻肠管中回抽 5cm 左右，然后将导管向前送入 5cm，反复此过程，将肠梗阻导管尽可能插入小肠，直至梗阻部。

（4）决定留置位置后，向前气囊内注入无菌蒸馏水 10 ～ 15ml（图 1-13）。

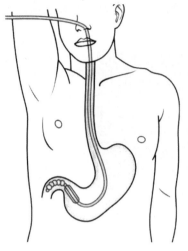 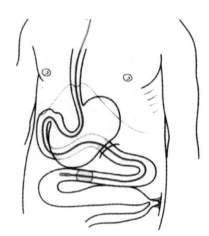

图 1-12　导管经鼻插入胃及十二指肠　　图 1-13　导管插入十二指肠水平段以远，充盈前气囊

（5）拔出导丝，继续将鼻肠管向胃内送入，使其在胃内呈松弛状态。确认鼻肠管侧孔部分确实进入肠管内。前气囊会由于肠蠕动运动被送至梗阻部位，并在此部位进行减压与吸引（图 1-14）。

（6）导管到达梗阻部位后，进行造影检查，了解梗阻部位情况。

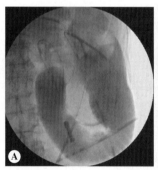 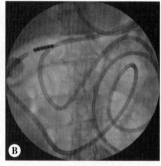 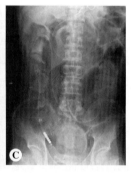

图 1-14　小肠引流管置入

6. 术后处理　导管由于肠蠕动运动被送至梗阻部位期间，可使用吸引器或手动进行间断吸引或持续低压吸引，并适时确认导管处于开通状态。低压持续吸引时适当的吸引压力为：−25 ～ −10cmH$_2$O。记录每日引流量，复查透视了解导管的位置变化及状态，了解肠扩张缓解情况。

7. 拔管方法　抽出前气囊内的生理盐水即可将导管慢慢拔出。

8. 注意事项

（1）鼻肠管注入接头为聚氯乙烯材料，脂溶性药物可能会使其中的成分溶出，使用时要注意。

（2）导管是以经鼻插入为前提设计，不要插入或留置于鼻以外的其他部位。

（3）鼻肠管内腔可能会由肠管内容物造成堵塞。留置过程中要注意确认内腔的状态。如发生堵塞，用微温水冲洗。

（4）减压过程中如果人为堵塞补气口，会无法进行减压和吸引。

（5）插入肠梗阻导管后，每周1次定量更换前气囊内的灭菌蒸馏水。更换时，将前气囊内的灭菌蒸馏水全部抽出，按指定量再次注入新的灭菌蒸馏水以充盈前气囊。留置过程中时刻注意管理前气囊状态。

（6）勉强插入可能会造成组织损伤，插入困难时要中止操作。

（7）不能用钳子等物品用力夹持导管，可能会切断导管或引起内腔堵塞。

（8）采用间断负压吸引方法，以防肠穿孔和坏死。

（9）治疗过程中，应注意病情变化，警惕肠绞窄的可能。

（10）为了有助于解决梗阻，应尽可能直接在肠梗阻上部进行减压。可通过肠导管注入中药、植物油等，直接作用于梗阻上部。

9. 治疗意义（肠梗阻引流对外科手术的意义）

（1）鼻肠管引流。术前，能通过腹部平片和鼻肠管造影，帮助判断梗阻的部位和程度，为手术治疗提供方便。对于粘连严重和反复粘连的肠梗阻，鼻肠管术前减压能减轻肠梗阻对肠壁的损伤。术中，即使是完全梗阻，肠梗阻导管减压治疗后，可减轻梗阻以上的小肠的扩张和水肿，减少术中的污染，并利于行粘连松解和手术吻合，也利于行腹腔镜等手术。另外，与传统疗法相比，鼻肠管引流周期短、见效快、创伤小。

（2）肛肠管引流。术前，肛肠管可直接越过狭窄部位进行引流减压并造影观察，是一般外科术前准备难以做到的。术中，肛肠管引流能减缓腹部急症，避免仓促的急诊手术，也可免除术中清洗，缩短了手术时间，提高了手术成功率。术后，肛肠管引流能改善局部手术条件，减少缝合不全、感染等术后并发症，避免造瘘，可行一期切除、吻合手术。

10. 并发症及处理

（1）引流管插入过程中的并发症。在引流管插入过程中，导丝前端有可能造成食管、十二指肠、结肠的穿孔和损伤，以及由于出血、穿孔造成的腹腔内感染、压迫肠管并发生溃疡。避免方法主要是操作轻柔，一旦发生需进行外科处理。

（2）引流减压时的并发症。在引流减压时，由于吸引负压过大，肠壁组织有可能被吸入引流管的侧孔，造成组织缺血坏死。处理方法是进行间歇性负压吸引。

（二）经皮穿刺肠腔抽吸术

经皮穿刺肠腔抽吸术是一种较新的减压方法。在国内较早开展该技术的是上海市同仁医院的茅爱武教授。由于该技术风险较大，存在一定的争议，因而直到近几年才有少量报道。在传统规范中，腹部穿刺进入肠腔，原本是技术并发症，甚至是事故，更不可能想象去故意穿刺肠腔。然而，如果考虑周全，方法得当，该技术的安全性还是有保障的。目前，该技术是作为胃肠道导管减压术失败的补救措施，或急诊重度肠扩张有肠破裂风险又没有外科手术指征情况下的紧急处理。其技术性较强，风险较大，适合于导管技术较为娴熟，并对胃肠道各种并发症的处理较有经验的医师。该技术的目的就是肠道立即减压，以防自发性破裂。

经皮肠腔穿刺抽吸术目前被定位于临时的紧急减压治疗。由于肠腔扩张可导致肠壁平滑肌过度拉伸而失去收缩能力，肠内高压又可导致肠壁血供不良，因高压扩张而失去弹性和蠕动能力的肠段仅仅因为折叠便可造成机械性梗阻，这些诸多的原因最终可使原本并不严重的肠梗阻"阻上加阻"。对于这样的患者，在没有外科手术指征的情况下，穿刺抽吸术也就成了唯一的紧急挽救措施。我们观察了经皮肠穿刺减压在 52 例难治性恶性小肠梗阻患者中的姑息治疗作用，肠穿刺减压治疗后患者的恶心、呕吐、腹胀、腹痛症状明显缓解（81.6% 比 26.5%；100% 比 8.2%；85.7% 比 46.9%），经穿刺减压后联合鼻肠管放置、局部动脉灌注化疗等综合治疗后总体缓解率为 94.2%（49/52），术后 1 个月随访期间未见与穿刺相关的 3 ～ 4 级严重的并发症。

1. 适应证　目前肠穿刺技术的前提是外科手术和支架治疗无适应证者。

（1）经鼻或经肛门肠道引流管引流失败，或引流管未及处的肠梗阻伴高度肠扩张。

（2）闭袢性小肠梗阻伴高度肠扩张。

（3）临床上腹胀、腹痛和肠型明显，影像学提示梗阻段肠腔充气明显，气液平面存在且积气超过积液体积一半以上，疑有肠腔破裂风险。

2. 禁忌证

（1）因肠系膜动脉栓塞或肠系膜动、静脉血栓形成引起的小肠梗阻。

（2）严重凝血功能障碍经内科治疗仍无改善。

（3）存在门静脉高压，食管、胃底重度静脉曲张出血者。

（4）存在肠坏死者，或肠梗阻并发腹腔感染及脓肿者。

（5）严重肝、肾、心、肺功能衰竭者。

（6）降低肠腔压力的其他成熟治疗方法可行者。

3. 设备器械

（1）X 线透视引导设备、数字胃肠机或 C 型臂 DSA 设备。

（2）器械准备主要是心包穿刺针，或胆道穿刺针。

4. 术前准备

（1）腹部立卧位平片、腹部 CT 扫描以明确适应证。

（2）向患者或家属知情告知，并由患者或家属签署知情同意书。

（3）用品准备：消毒手套、治疗盘（聚维酮碘、酒精、棉签、局部麻醉药）、注射器、生理盐水，适量的庆大霉素等。

5. 操作步骤（图 1-15）

（1）患者取仰卧位，在 C 型臂 DSA 或 X 线透视设备正侧位透视定位下，找到高度扩张充气的肠管，侧位了解其与腹壁的距离，明确穿刺点和穿刺深度。

（2）于穿刺点消毒，局部麻醉下在腹部正位透视显示积气肠段的腹壁表面，用心包穿刺针外接注射器，垂直进针穿刺扩张肠腔。

（3）穿刺到位后留置针头，以注射器连续抽吸肠腔内的气体和液体，直至 X 线透视下积气明显减少，扩张肠段基本恢复正常宽度。气体和液体抽吸完毕，即可认为肠腔得到了减压。

（4）充分减压后，注入少量对比剂行肠腔造影，了解肠段的梗阻情况。同时也可以注入少量庆大霉素。

（5）如遇多段闭袢性肠梗阻，则需逐段穿刺抽吸减压，直至所有扩张肠段扩张解除，患者自诉腹胀和腹痛明显缓解。

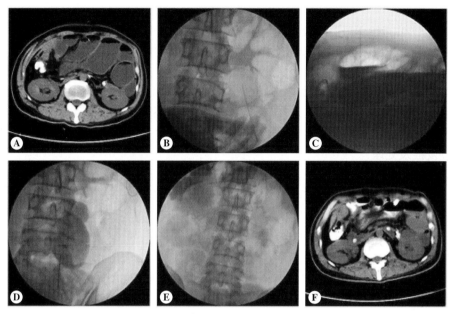

图 1-15　穿刺过程及穿刺前后对比

A. 穿刺前急查腹部 CT，显示肠扩张、肠腔积液和积气；B. 腹部正位透视下，穿刺针对准扩张肠段垂直穿刺进针，并抽吸气体和液体；C. 腹部侧位透视显示进针的深度；D. 初步减压后行肠腔造影，显示部分积液为主的扩张肠段，并行穿刺抽吸；E. 多次穿刺抽吸减压后腹部透视，明显扩张的积气肠段和造影肠段基本消失；F. 急查腹部 CT 以证实减压效果，若 CT 提示还有较大的扩张肠段，可再行穿刺抽吸

6. 术后处理

（1）抽气抽液完成后拔出注射针头，嘱患者平卧 2 小时。术后常规给予抗感染治疗，并给予生长抑素以减少肠液分泌。

（2）穿刺抽吸减压后，肠壁的血供状况和肠壁张力能得到改善，这为鼻肠管的置入提供了条件。因此，可根据症状缓解情况决定进一步行鼻肠管置入、局部动脉灌注化疗等后续治疗。

（3）必要时可多次行肠穿刺减压治疗。事实上，很多患者需要多次穿刺减压。治疗间隔时间因人而异，与患者原有肠梗阻的情况、肿瘤的控制情况、伴随治疗的得当与否及后续治疗的疗效有关。

（4）穿刺减压后立即行 CT 平扫，查看是否还有高风险肠段，尤其是积液较多积气较少的肠段。如果有则再次穿刺抽吸。

7. 置管问题　肠穿刺置管的研究在国外有少量报道，主要集中在经皮小肠造口术的应用上，其临床上主要作为不能进食患者的长期肠内营养供给通道，大部分在超声引导下操作，但也有直接肠穿刺的文献报道。目前，出于最为稳妥的考虑，我们提倡一次性穿刺减压，不提倡留置导管，这样有利于肠壁穿刺针眼的及时愈合，减少肠瘘的发生。众所周知，小肠壁很薄，肠内又有细菌，较粗的导管和较长时间的留置会造成无法自行愈合的瘘口。此外，肠道的位置会随着肠蠕动而变化，很难与腹壁相对固定。有人将胃造瘘技术引用于此，这有待探讨。

8. 注意事项　①影像诊断定位很重要，尤其是对于肠内积液较多积气较少的患者。对该类患者实行超声与 X 线双重引导将很有帮助，术中肠道造影也有助于观察积液较多的肠管。②穿刺肠腔后务必做到彻底减压，千万不能在肠腔尚处于高压的状态下拔出针头。应做到一针下去不抽尽不拔针。③当抽取物较为黏稠时，可以用生理盐水加少量抗生素进行冲洗稀释，然后反复抽吸。④抽吸过程中和抽吸后 2 小时内嘱患者平卧、尽可能少活动，以免抽空肠段在针眼愈合前再次出现高压。⑤在抽吸不够理想的情况下，不求一次性全腹部彻底减压，但求高风险肠段紧急减压，宁可待针眼愈合后再次抽吸。

9. 并发症及处理

（1）肠瘘及腹膜炎。可因穿刺点愈合不全或感染、肠腔内反复高压，以及留置导管不当造成。处理方法主要是肠腔减压、抗感染治疗和腹腔灌洗，必要时行外科修补。

（2）腹腔血管神经损伤。发生率较低，与操作手法有关。但由于该技术所用穿刺针很细，且在影像技术引导下，穿刺深度有限，故一般不严重。如果发生腹腔活动性出血，则需栓塞治疗。

（3）穿刺点肿瘤转移。对于腹腔广泛转移的恶性肠梗阻患者，肿瘤在穿刺点处转移很难完全避免。

（4）穿刺点腹腔积液外渗。一般一次性穿刺抽吸治疗，腹腔积液外渗的概率极低，而留置导管则容易发生外渗。在处理方面只能定期更换穿刺点。

经验告诉我们，很多患者如果不经这一急救措施，根本就不存在后续治疗，但是经过了这一急救措施，后续治疗必须跟上。

（三）小肠支架置入术

小肠梗阻能通过支架治疗的基本是在十二指肠段。真正的胃腔发生机械性梗阻的情况极少，而空肠及回肠至今还是导丝导管技术的盲区，且机械性梗阻的发生率也很低。所以，目前所说的小肠支架置入术基本是指十二指肠支架置入术，从胃幽门到十二指肠水平段，所使用的支架也是相同的。

胃幽门部的恶性梗阻往往继发于原发在胃幽门及胃小弯侧的肿瘤，十二指肠恶性梗阻则常见继发于十二指肠原发肿瘤、胃幽门肿瘤、胰腺肿瘤、肝脏肿瘤和其他邻近部位的原发或转移瘤。

20 世纪 90 年代，德国的 Keymling、Strecker，韩国的 Song 和日本的 Maetani 等相继报道了使用金属支架置入的方式缓解恶性十二指肠梗阻。很快，国内报道了成功应用自张式 Z 形金属支架治疗十二指肠降段严重阻塞的病例。目前，此项技术已经得到了广泛的应用和认可。

1. 适应证

（1）恶性肿瘤浸润、压迫引起十二指肠管腔狭窄闭塞而造成胃排空障碍。

（2）胃及十二指肠恶性肿瘤合并胃肠道周围脏器瘘。

（3）胃及十二指肠周围脏器肿瘤压迫或侵犯胃肠道。

（4）外科手术后吻合口狭窄等。

（5）外科手术前过渡期的姑息性治疗。

2. 禁忌证 肠管的内支架治疗并无绝对禁忌证，下述情况为相对禁忌证。

（1）狭窄不全梗阻，狭窄段尚有 5mm 以上孔径的通道。

（2）胃部病变、食管胃底静脉曲张出血期、急性炎症或溃疡活动期。

（3）有严重的出血倾向或凝血功能障碍。

（4）严重的心、肺功能衰竭，或重度恶病质患者。

（5）疑有小肠广泛粘连梗阻，或同时存在低位肠梗阻。

（6）肿瘤肠系膜广泛种植所致恶性粘连性肠梗阻。

3. 术前准备

（1）器材准备

1）聚四氟乙烯造影导管（直头或眼镜蛇导管），双腔造影导管。

2）专用球囊扩张导管。

3）支架输送释放系统。

4）支架或覆膜支架。目前基本上使用镍钛合金支架：管径为 16～25mm。单丝编织的网状支架是十二指肠狭窄和梗阻最常用的支架。其优点为：支撑力较强，柔顺性好，两端可制成球形喇叭口。

5）其他：牙托，超滑导丝，长于 260cm 的交换导丝，长 260cm、粗 0.97mm（0.038in）的超硬导丝，镍钛合金超长导丝，导丝扭控手柄，吸引器。

（2）术前检查

1）胃肠道碘水造影有助于观察梗阻部位、程度和长度，以选择合适的支架。

2）其他影像学检查：利用 CT、超声等检查手段了解病变部位及其周围情况，以及有无腹腔积液和腹腔积液量等。

（3）患者准备

1）术前 12 小时禁食、禁水。术前肌内注射镇静剂和山莨菪碱。

2）对症处理。包括：营养支持，纠正水、电解质紊乱，肿瘤病因治疗，腹腔减压（腹腔积液引流、导尿），以及冲洗和消毒瘘管等。

3）知情告知。向患者解释造影过程，解除患者顾虑，并签署知情同意书。

4. 操作步骤（图 1-16）

（1）经口将超滑导丝送入胃内，经导丝将眼镜蛇导管沿胃体大弯插至幽门部。

（2）旋转导管使之随导丝进入十二指肠，并尽可能将导丝越过十二指肠狭窄段，最好深入至小肠。对于导丝插入有困难者，可借助于胃镜将导丝引入。

（3）交换软头硬导丝。超滑导丝插入后，经导丝引入长交换导管并尽可能深入，再经交换导管穿入软头硬导丝。

（4）造影定位及预扩张。经硬导丝引入双腔导管或球囊导管，行狭窄段造影并观察狭窄情况。

（5）送入输送器并释放支架。固定同轴释放鞘的内芯，后撤外鞘，释放支架。支架置入后退出输送器保留导丝，再引入双腔导管注入对比剂，观察支架扩张后肠腔通畅情况。必要时，用注入温水的方法帮助支架加速扩张成形，可用球囊导管进行扩张。

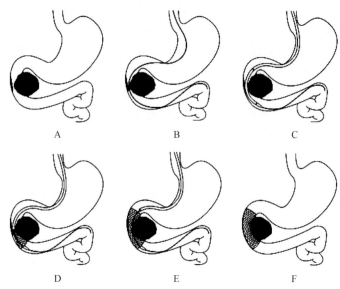

图 1-16　小肠支架置入过程示意图

A. 造影显示小肠狭窄部位、程度、长度和周围肠管弯曲度，以选择合适的支架；B. 经口插入超滑导丝，经导管导丝技术将硬
导丝插过狭窄段；C. 引入支架推送器和支架，并调整支架位置；D. 释放支架，在释放一半支架前均可调整支架位置；E. 释放
全部支架；F. 释放支架后行肠道造影，证实狭窄缓解，支架扩张不佳者可用球囊行扩张术

5. 术后处理　十二指肠内支架治疗术后一般不需做特别处理，只给予适当抗感染、止血等预防性治疗即可。在明确梗阻已解除，患者一般状态明显改善，并观察 2 小时无异常后，即可进流食，以后循序进食固体食物。

6. 并发症及处理

（1）出血。通常为操作时轻微的十二指肠黏膜损伤或肿瘤组织被擦破引起，一般出血量较少无需处理，支架放置后对肠壁也具有压迫作用。出血量较大则可使用止血剂或经内镜在出血点表面喷洒凝血酶等。远期出血易发生于支架置入 2 周后，与支架柔顺性差、喇叭口与肠壁成角、喇叭口端缘锐利及使用带芒刺的支架有关；此时，可经原支架再套入柔顺性好、管径略粗、长度较长、喇叭口端缘光整的支架，并使支架端口超过原支架与正常肠管顺应相连。

（2）十二指肠破裂穿孔。一般不易发生，但若经验不足又手法过重，则可引起肠壁破裂；也可因导引钢丝太软不能引导推送系统越过肠曲锐角而使推送器尖端顶破肠壁。因此，操作需在 X 线严密监视下，手法轻柔，必要时使用小肠镜及输送支架，遇有阻力时及时回撤调整方位，避免强行推送，是防止发生肠穿孔的关键。一旦发生肠壁破裂穿孔，应立即撤除器械终止操作，留置胃肠减压，并加强抗感染治疗，必要时应行剖腹修补。

（3）腹腔内出血。晚期肿瘤至肠梗阻时常与周围组织浸润粘连而使其位置固定，移动度减少，术中支架推送系统的推移，使肠壁与粘连组织撕脱而引起腹腔内出血。若支架放置后数小时内出现不明原因的腹痛、腹胀及腰酸等症状，应行超声、腹腔穿刺及 CT 检查等排除腹腔内出血，同时密切监测生命体征，及时对症处理。一旦明确，需进行药物止血或栓塞止血。

（4）支架移位脱落。十二指肠恶性梗阻大多因肠管本身或周围有肿瘤组织侵犯，但肠管蠕动极为有限，这种病理特征使支架移位脱落的可能性大大降低。支架移位常与狭窄程度轻微而选择的支架管径偏小、支架长度不足或置入偏位，单纯外压性狭窄而在支架置入后外压情况改善，以及肿瘤缩小使狭窄段管腔松懈等情况有关。支架移位常发生在支架置入后数天之内，且覆膜支架更易移位，尤其在某些抗肿瘤治疗见效以后。支架移位如未及时作复位调整，可造成支架脱落。单丝编制的网状支架脱落后有些能自行排出，一般不会引起其他并发症。但当支架脱落造成肠道急性并发症者，需根据具体情况联合外科一同处理。

（5）再狭窄或机械性肠梗阻。近期再狭窄或梗阻可由于：支架支撑力不足而未能使狭窄段有效扩张，支架端缘与近端肠壁成锐角，近端肠曲游离段过长而造成近端肠壁遮覆支架上口或脱入支架内，从而产生梗阻。中远期发生再狭窄，常由于支架端口黏膜过度增生、肿瘤向端口浸润或突入支架网眼内腔内生长，从而使管腔再度狭窄。选择喇叭口为杯形或内收形、支撑力强且径向及纵向柔顺性均好的支架，支架长度越过近端迂曲游离段，或足以通过锐性拐角、能使正常肠段与支架口顺应衔接，常可避免发生近期再狭窄或机械性梗阻。配合病因治疗则可延迟肿瘤浸润生长造成再狭窄的发生时间。再狭窄发生后，可经原有支架再置入 1 枚支架，长度需足以越过狭窄段。

7. 注意事项

（1）十二指肠梗阻治疗中，胃扩张经常成为导丝导管通过幽门及支撑的障碍，故术前充分的胃肠减压，有利于胃腔恢复正常的解剖特点，有利于支架放置过程的顺利进行。必要时，可以通过内镜技术来输送导丝通过幽门。

（2）肠梗阻患者胃肠道造影应避免使用钡剂，而应使用碘对比剂。

（四）结直肠支架置入术

1991 年，Karnel 等报道了采用金属支架治疗结肠恶性狭窄的结果。1993 年，Cwikiel 等应用金属支架成功治疗 1 例乙状结肠癌伴结肠膀胱瘘。近年来，结直肠梗阻的金属支架治疗技术已渐渐成熟，尤其是经肛门直肠、乙状结肠和降结肠支架的置入技术。高位结肠的内支架治疗在技术和器材方面也都有进展，不断有成功的报道。

1. 适应证

（1）恶性肿瘤浸润、压迫引起的结肠、直肠狭窄或阻塞及肠瘘等。

（2）结直肠恶性肿瘤合并胃肠道周围脏器瘘。

（3）外科手术后吻合口狭窄等。

（4）外科手术前过渡期的姑息性治疗。

2. 禁忌证　无绝对禁忌证，下述情况为相对禁忌证。

（1）狭窄不全梗阻，狭窄段尚有 5mm 以上孔径的通道。

（2）重度内痔或肛周静脉曲张出血期，急性炎症、溃疡性结肠炎。

（3）有严重的出血倾向或凝血功能障碍。

（4）严重的心、肺功能衰竭，或重度恶病质患者。

（5）疑有肠道广泛粘连梗阻，或同时存在多段肠梗阻，或粘连性梗阻。

3. 术前准备

（1）器材准备

1）聚四氟乙烯造影导管（直头或眼镜蛇导管），双腔造影导管。

2）专用球囊扩张导管。

3）支架输送释放系统。

4）超滑导丝，长于 260cm 的交换导丝，长 260cm、粗 0.97mm（0.038in）的超硬导丝，镍钛合金超长导丝，导丝扭控手柄。

5）支架或覆膜支架。目前基本上使用镍钛合金支架，单丝编织的网状支架是结直肠梗阻较常用的支架，其柔顺性好的特点更适宜于过结肠肝曲和脾曲的治疗。放置于结肠及直肠的支架管径为 25 ～ 30mm，横结肠的支架管径为 20 ～ 22mm。

6）吸引器等其他器材。

7）结肠镜。为必备器材，不仅因为可借助结肠镜观察梗阻段下端的情况，更由于结肠特有的袋形结构，给高位结肠支架放置过程中导丝导管的插送带来了困难，而结肠镜具有很好的导向作用。

（2）术前检查

1）胃肠道碘水造影有助于观察梗阻部位、程度和长度，以选择合适的支架。

2）其他影像学检查：利用 CT、超声等检查手段了解病变部位和其周围情况，以及有无腹腔积液和腹腔积液量等。

（3）患者准备

1）术前要做清洁灌肠，禁水，术前肌内注射镇静剂和山莨菪碱。

2）对症处理。包括营养支持，纠正水、电解质紊乱，肿瘤病因治疗，腹腔减压（腹腔积液引流、导尿），以及冲洗和消毒瘘管等。

3）知情告知。向患者解释造影过程，解除患者顾虑，并签署知情同意书。

4.操作步骤（图 1-17）

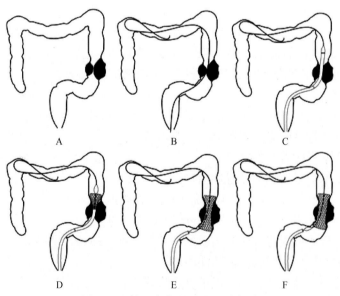

图 1-17　结肠支架置入过程示意图

A. 造影显示结肠狭窄部位、程度、长度和周围肠管弯曲度，以选择合适的支架；B. 经肛门插入超滑导丝，经导管导丝技术将硬导丝插过狭窄段；C. 引入支架推送器和支架，并调整支架位置；D. 释放支架，在释放一半支架前均可调整支架位置；E. 释放全部支架；F. 释放支架后行肠道造影，证实狭窄缓解，支架扩张不佳者可用球囊行扩张术

（1）在 X 线监视下，将露出超滑导丝的导管经肛门插入结直肠；利用导丝导管交替的方法使之挤入深部肠腔直至通过梗阻段。对高位结肠梗阻或导管直接插入困难者，则在 X 线监视下先将结肠镜插至梗阻部位，经结肠镜将超滑导丝送过梗阻段缝隙，到达远端肠腔。

（2）交换软头硬导丝。超滑导丝插入后，经导丝引入长交换导管并尽可能深入，再经交换导管穿入软头硬导丝。

（3）造影定位及预扩张。经硬导丝引入双腔导管或球囊导管行造影。

（4）送入输送器并释放支架。固定同轴释放鞘的内芯，后撤外鞘，释放支架。支架置入后退出输送器保留导丝，再引入双腔导管注入对比剂，观察支架扩张后肠腔的通畅情况。必要时，用注入温水的方法帮助支架加速扩张成形。

（5）支架若不能扩张到有效宽度，可用球囊导管进行扩张。

5. 术后处理　结直肠内支架治疗术后一般不需做特别处理，只需给予适当抗感染、止血等预防性治疗即可。在明确梗阻已解除，患者一般状态明显改善，并观察 2 小时无异常后，即可进流食，以后循序进食固体食物。

6. 并发症及处理

（1）出血。操作时轻微的肠黏膜损伤或肿瘤组织被擦破很难完全避免，但一般出血量较少无需处理，且支架扩张后具有压迫作用。出血量较大则可使用止血剂或经内镜在出血点表面喷洒凝血酶等。远期出血易发生于支架置入 2 周后，与支架柔顺性差、喇叭口与肠壁成角、喇叭口端缘锐利等有关；此时，可经原支架再套入柔顺性好、管径略粗、长度较长、喇叭口端缘光整的支架，并使支架端口超过原支架与正常肠管顺应相连。

（2）结肠破裂穿孔。一般不易发生，但若经验不足又手法过重，则可引起肠壁破裂。也可因导引钢丝太软不能引导推送系统越过肠曲锐角而使推送器尖端顶破肠壁。故操作需在 X 线严密监视下，手法轻柔，必要时用肠镜输送支架，遇有阻力时及时回撤调整方位，避免强行推送是防止发生肠穿孔的关键。一旦发生肠壁破裂穿孔，应立即撤除器械终止操作，留置胃肠减压管，并加强抗感染治疗，必要时应行剖腹修补。

（3）腹腔或盆腔内出血。晚期肿瘤至结肠梗阻时，常与周围组织浸润粘连使其位置固定，移动度减少，结肠镜及支架推送系统的推移，可使肠壁与粘连组织撕脱从而引起腹腔或盆腔内出血。若支架放置后数小时内出现不明原因的腹痛、腹胀及腰酸等症状，应行超声、腹腔穿刺或阴道后穹隆穿刺，以及 CT 检查等排除腹腔内出血，同时密切监测生命体征，及时对症处理。一旦明确，需进行药物止血或栓塞止血。

（4）疼痛及刺激症状。结肠支架置入后，多数患者无异常感觉，但因直肠位于盆腔底部，且直肠下段感觉敏感，故直肠支架放置不当会有明显的不适感，可出现疼痛、便意、肛门下坠感等刺激症状。故切勿选择支架管径过粗、支架下端放置过低、支架喇叭口朝向肛门端。

（5）支架移位脱落。结直肠的蠕动比小肠强得多，故结肠支架较其他胃肠道支架更易移位和脱落，但梗阻部位会因肿瘤压迫或浸润而失去蠕动，这是支架稳定的因素。支架移位常与狭窄程度轻微而选择的支架管径偏小、支架长度不足或置入偏位、单纯外压性狭窄而在支架置入后外压情况改善，以及抗肿瘤治疗见效后肿瘤缩小使狭窄松弛有关。支架移位如未及时作复位调整，可造成支架脱落。单丝编制的网状结肠支架脱落后常能自行排出，也可用冰水灌肠后借助结肠镜或用手直接从肛门取出，一般不会引起其他并发症。若所用支架为有芒刺、倒钩或锐角者，取出时风险较大。支架脱落造成肠道急性并发症者，需根据具体情况联合外科一同处理。

（6）再狭窄或机械性肠梗阻。原因和处理与十二指肠支架再狭窄梗阻基本相同，只是路径是经肛门操作。

7. 注意事项

（1）结肠具有结肠袋结构，在支架置入过程中是导丝导管推进的障碍。必要时需要使用结肠镜辅助插管。

（2）结肠在乙状结肠、直肠乙状结肠交界、结肠肝曲和脾曲等处有大角度的转折，在整个支架置入过程中是不利因素。

（3）直肠前邻泌尿系统或妇科脏器，而且直肠下段躯体神经敏感，较容易引起支架相关不适的不良反应。

（五）恶性胃肠道梗阻的区域性灌注化疗

对于肿瘤继发的恶性胃肠道梗阻的治疗，除了胃肠道减压和支架治疗外，抗肿瘤治疗是一个重要的环节。由于该类患者多数为中晚期患者，已没有手术切除肿瘤的机会。而且，该类患者体质较差，大多不能耐受传统放化疗，但局部的姑息性经动脉的区域性灌注化疗是有意义的，其目的主要是局部抗肿瘤、缓解梗阻症状、延缓支架再次堵塞，从而达到改善生活质量、延长生存期的目标。

恶性肠梗阻的区域性灌注化疗主要包括区域性动脉灌注化疗和以局部栓塞化疗为主的治疗，也包括腹腔化疗。传统药物治疗是建立在药物血浆浓度大致等于药物组织浓度，以及药物在全身均匀分布的默认大前提之下。然而，几十年的血管造影和动脉药物治疗已经证实了两个事实：一是血液在全身的分布并不均匀，存在富血供和乏血供脏器之分；二是药物动脉灌注存在着"首过效应"，能使靶组织的药物组织浓度大大高于药物血浆浓度。区域性灌注化疗从控制肿瘤和改变肠道生理两方面改善肠梗阻的病理状态，对体质要求不高，而较传统手术改道、松解粘连及内科保守治疗有其独到的优势。

区域性动脉灌注化疗具有下列优势：①能大大提高局部药物浓度，大大降低化疗药物的总剂量，以最低的化疗不良反应获得相对更好的局部抗肿瘤疗效。同时，待药物进入全身后还能起到一定的全身化疗作用，对肿瘤区域可以发挥二次化疗作用。②该类患者多是一线化疗和二线化疗失败的患者，或是肿瘤对经典方案已经耐药的患者。由于区域性动脉灌注化疗所用药物总量低，使得多药物联合成为可能，这给患者带来了新的治疗机会。③对比剂和化疗药物经肠系膜动脉灌注，可以刺激肠蠕动，促进排便排气，有利于缓解不全性肠梗阻。④腹、盆腔转移瘤所致的肠梗阻，尤其是腹膜种植转移造成的恶性粘连性肠梗阻，种植瘤往往由肠系膜动脉参与供血，对此类患者经肠系膜动脉灌注化疗往往能获得传统放化疗所不能获得的疗效。⑤对于存在因肿瘤表面渗血导致持续慢性胃肠道出血或血性腹水的患者，区域性动脉灌注化疗具有稳定肿瘤而达到止血的作用。⑥近年来，对比剂的研究取得了较好的进展。研究证实了对比剂在促进肠道功能和区域性灌注化疗中的有效性。

选择性供血动脉栓塞的优点有：①对体积较大而直接堵塞或外压造成肠梗阻的肿瘤，栓塞的效果是其他治疗所不能比拟的。而这些患者往往已经无法耐受手术和放疗。②对于肿瘤较大、肿瘤表面渗血或出血，甚至肿瘤破裂等，动脉灌注化疗结合适量的栓塞具有较好的止血作用。③对于存在侧支循环的脏器，如十二指肠或直肠，恰当地配合栓塞，不仅不会造成肠坏死，而且能够提高治疗的效果。

1. 适应证

（1）区域性动脉灌注化疗适应证

1）恶性肠梗阻明确，无论原发、复发或转移。

2）恶性肠梗阻外科术前的辅助治疗和术后辅助治疗，或胃肠道减压及支架治疗前后。

3）恶性粘连性肠梗阻，或多段肠梗阻，无法通过支架置入解除梗阻者。

4）肠梗阻支架置入后再次发生肠梗阻者。

5）恶性肠梗阻伴血性腹腔积液或持续少量的消化道出血者。

（2）局部栓塞适应证

1）腹、盆腔肿瘤较大且血供丰富者。

2）肿瘤破裂出血者。

3）肿瘤区域存在侧支循环，栓塞后不会导致肠管缺血坏死者。

2. 禁忌证

（1）区域性动脉灌注化疗禁忌证

1）轻中症者一般没有绝对禁忌证，重症患者需明确造成重症的直接原因是肿瘤，在酌情调整药物剂量和选择范围后依然可以实施。

2）严重感染、肝肾功能不全、骨髓抑制、凝血功能障碍等。

3）极度衰竭，预期生存期不超过1个月者。

（2）局部栓塞禁忌证

1）没有明确的适合栓塞的瘤体供血动脉。

2）有明确的适合栓塞的供血动脉，但无法避开正常胃肠道血管。

3）严重感染、肝肾功能不全、骨髓抑制、凝血功能障碍等。

4）极度衰竭，预期生存期不超过1个月者。

3. 灌注化疗的方案制定　不能手术的恶性肠梗阻往往发生于术后复发、转移及中晚期患者，多数此前接受过系统的化疗、放疗或分子靶向治疗等，且大多是一线或二线治疗失败者。当前，剂量密集型化疗已经得到推广，高剂量化疗正在努力向低剂量高频次化疗转向。动脉灌注化疗在这方面也具有一定的优势。

（1）药物选择。动脉灌注化疗的药物选择应密切结合下列因素：①既往化疗用药史和其他治疗史。②当前的KPS（PS）评分及营养等机体耐受程度。③机体体表面积。④药物一般选择二线或三线化疗方案，但鉴于动脉灌注的给药特点，一线或二线化疗方案在很多情况下也能获益。⑤对于机体条件相对较好的患者，可以考虑联合用药，发挥多药物协同作用。⑥对于一线和二线治疗失败的晚期患者来说，已没有标准方案的限制，可以根据医生的经验、患者的机体状况和经济条件、药物的特性等选择新药，但无论如何，从临床疗效来看，多药联合的疗效优于单药使用。

（2）药物剂量。区域性动脉灌注化疗的剂量空间很大，因为它可以远低于人体最大耐受剂量（MTD）。一般为常规静脉化疗总剂量的1/3～1/2。也有学者用1/10的剂量明显缓解患者的突出症状，使一些体质很差的患者有较大的获益。影响剂量的因素：①药物剂量因灌注部位的多少、灌注范围的大小、选择性插管的精度、药物的多少和强度等因素而异。②如果是多药联合，那么每个药的剂量应当酌情减少。③由于动脉灌注化疗可以以小剂量化疗达到某些局部治疗的目的，体质较好的患者能够同时接受其他治疗，譬如放疗、消融或放射性碘粒子置入等。这种情况下，药物剂量也应酌情减少。

（3）血管选择。恶性胃肠道梗阻区域性动脉灌注化疗的动脉选择：①一般根据梗阻部位的不同，选择相关的血管，主要是肠系膜上动脉和肠系膜下动脉及其分支，或胃网膜动脉。②低位肠梗阻则需要适量灌注双侧髂内动脉。③同时伴有后腹膜淋巴结转移者应选若干肋间动脉和腰动脉。④对于原发肿瘤、其他较大的转移瘤、症状明显的肿瘤，也应选插相应的供血动脉进行灌注化疗或适当栓塞。⑤选插不同的血管灌注量也不同，以肠系膜动脉为主，肋间动脉和腰动脉每支灌注量约为一次总剂量的1/20，并根据一次介入手术中灌注血管的多少和肿瘤的分布再酌情调整。这方面尚无统一的标准。

（4）灌注方式。动脉灌注化疗的灌注浓度和灌注速度是一对矛盾。虽然浓度依赖性药物需要高浓度，时间依赖性药物有赖长时间，但浓度依赖性药物作用时间太短或时间依赖性药物浓度太低都不利于药物发挥作用，而浓度高时间又长则导致药物总量过大，患者难以耐受。同样，转移瘤较多的患者必然要进行多部位灌注，药物总量也会增加，导致患者不良反应过大，而这些患者往往都已因长期治疗而体质较差。因此，动脉灌注化疗需设计一个总量，再分配到每个部位，选择合适的灌注方式，使药物发挥最大的作用。灌注方式分为：①一次性冲击性灌注。②低流量持续灌注。一般在血管选择和插管到位的情况下，为了增加药物的作用时间，提倡低流量持续灌注。③微泵长时间灌注。使用微泵灌注，灌注时间目前尚无明确的专家共识，从2小时到24小时不等。但微泵灌注的条件是区域较为集中，选插的动脉比较单一，管径较大。④脉冲式灌注。这种情况一般是由于超选择插管困难，血管造影显示血管内对比剂层流方向同靶分支所在位置不一致，缓慢匀速灌注很难进入靶分支，需要使用脉冲式方法进行药物灌注。

（5）疗效观察与疗程制定。区域性动脉灌注化疗被视为化疗的一种方式，因此原则上应遵循静脉化疗的疗程设计，即3～4周1次，每5～6次为1个周期。但是，动脉灌注化疗有其不同于静脉化疗的给药方式和局部药物的作用机制，因而不完全照搬静脉化疗的蓝本。一般根据疗效不同分为以下4种情况：①由于恶性胃肠道梗阻的患者大多已在一线或二线治疗中失败，因此如果经过精心设计的动脉灌注治疗之后，依然不能达到改善症状的目的，那么治疗就没有必要继续。②动脉灌注化疗后，病情呈快速缓解又快速反弹的周期性变化，那么动脉灌注化疗可以根据这一最短抑瘤周期设定治疗周期，但一般不低于2周。③动脉灌注化疗后，患者病情呈缓慢稳步好转者，在第一个治疗周期（5～6次）后，在病情没有明显反弹的前提下，可以谨慎地延长治疗周期。④对于病情稳定的患者，介入治疗间期最长不超过3个月。如果经过医患双方的努力，灌注化疗能维持在每3个月1次，那么化疗的毒副反应已经对机体影响很小，可以长期维持治疗。患者进入这种状态，虽然肿瘤依然存在，但一般说来生活质量良好，生存期也较长。在一段时间内，可以说已将肿瘤变成了"慢性病"。

4. 术前准备

（1）完善检查

1）了解机体状况：血常规、肝肾功能、凝血功能，以及心电图和腹部超声、KPS（PS）评分、预计生存期等。

2）肿瘤标志物检测、胸腹部 X 线平片、CT 或 MR 扫描。

（2）签署知情同意书。知情告知包括两方面：①恶性胃肠梗阻患者总体预后较差，预期生存期不长，要向患者家属充分交代病情，告知传统治疗方法已经无法治愈。区域性灌注化疗是患者唯一能承受的治疗，但疗效取决于很多因素，如肿瘤负荷、合并粘连程度、肠梗阻程度、梗阻时间、药物反应、机体敏感性等。②晚期肿瘤患者的体质较差，某些老年患者的合并症也较多，要对一些不可预知的风险有充分的理解。在患者及家属充分知情、同意后，签署知情同意书。

5. 操作方法

（1）穿刺方法：动脉灌注化疗常规是经股动脉穿刺入路的插管造影和药物灌注。锁骨下动脉、肱动脉或桡动脉穿刺入路一般是在股动脉入路不可行的情况下使用。一般的做法是，在局部麻醉下行右股动脉 Seldinger 穿刺。

（2）靶血管插管：首先用 5F 的 Pigtail 导管置于腹主动脉行 DSA。在了解可能的供血动脉后，以 5F 或 4F 的 RH 导管或 Cobra 导管进行腹腔干、肠系膜上动脉或肠系膜下动脉插管，并行 DSA。超选择插管必要时应使用微导管，选插肿瘤供血动脉，如图 1-18。对直肠癌复发、盆腔转移肿瘤还要分别进行双侧髂内动脉造影以寻找可能的供血动脉。对腹腔广泛转移或结肠造瘘后复发，并局部肿瘤粘连较为严重者，需要进行肠系膜上、下动脉分支，如回肠分支，乙状结肠分支的超选择插管，如图 1-19。对后腹膜淋巴结转移的患者则需要选插肋间动脉和腰动脉，甚至包括肾上腺动脉，但要注意避开脊髓动脉。

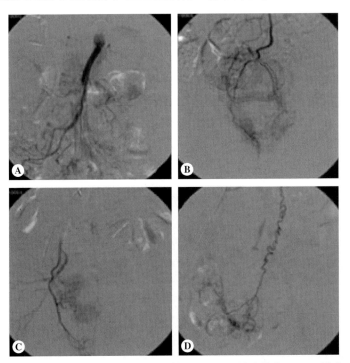

图 1-18　A.肠系膜上动脉造影置管；B.直肠上动脉造影，可见肿瘤染色；C.经髂内动脉造影显示直肠中下动脉及肿瘤染色；D.卵巢动脉及肿瘤染色

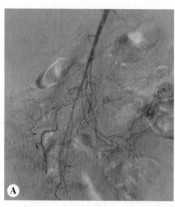
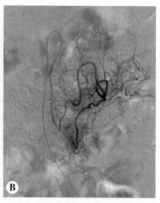

图 1-19 卵巢癌腹腔广泛转移，结肠造瘘术后反复肠梗阻。分别经肠系膜上动脉（A）与肠系膜下动脉（B）
行 DSA，可见肠系膜动脉供应腹腔转移瘤

（3）药物灌注：根据术前 CT、MRI 等影像资料中肿瘤分布的情况，结合术中 DSA 提供的动脉供血情况，将术前设计的药物总量按血供比重分成若干比例，分别灌注药物。每种化疗药物稀释至 60～80ml，按比例抽取后在各靶动脉一次性灌注，或以动脉泵持续灌注。必须注意的是，不同的化疗药物对动脉血管壁的刺激不同，每个患者也存在个体差异，因此灌注药物时要观察患者的情况，及时和患者沟通，动态调整灌注的浓度和速度。强烈的血管刺激会造成血管痉挛、血栓形成、动脉闭塞，引发操作并发症或强烈的不良反应，这是需要避免的。

（4）动脉栓塞：该类介入手术一般只用于活动性动脉出血的治疗，以及其他部位的原发或转移瘤的治疗。肠系膜血管的栓塞需要十分慎重，包括盆腔转移瘤在内的很多肿瘤都会与肠腔的血供形成侧支循环，栓塞也是要很慎重的。一般的肿瘤溃烂面渗血性出血并不需要栓塞，动脉灌注化疗对肿瘤的控制多数情况下也能达到止血的效果。当然，避开非靶血管及危险血管后实施栓塞可以更好地治疗肿瘤并控制可能的出血。对存在侧支循环的靶动脉可以实施适度栓塞，如胃左右动脉、胃网膜左右动脉、直肠上下动脉等。肠系膜下动脉分支及双侧髂内动脉在灌注化疗后，可选择优势供血动脉单侧栓塞，如图 1-20、图 1-21。

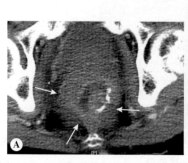
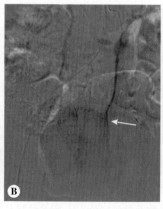
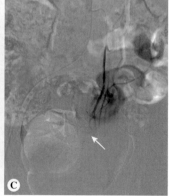

图 1-20 A. 直肠癌术后复发致肠梗阻；B. 经肠系膜下动脉造影提示肿瘤血供丰富；C. 经靶动脉灌注化
疗后栓塞肿瘤血管；患者术后 8 小时开始排便，肠梗阻逐步缓解

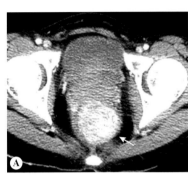 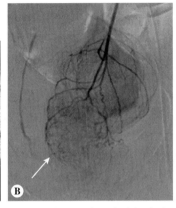 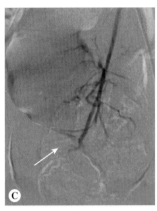

图1-21 胃癌术后腹盆腔、直肠转移,顽固性肠梗阻,直肠完全闭塞(A);经直肠无法进入导丝、导管;经肠系膜下动脉造影(B)提示双侧直肠上动脉供血为主,肿瘤血供丰富;经靶动脉灌注化疗后栓塞肿瘤血管(C),患者术后6小时开始排便,肠梗阻缓解

栓塞剂使用方面,建议选择明胶海绵颗粒,慎用碘油。在栓塞程度方面,建议适量栓塞,保留供血动脉主干以备重复治疗。灌注化疗的周期一般为3~4周1次。如果患者病情反复的时间短,则可适当缩短治疗间期,但必须酌情降低药物剂量;如果患者病情趋于稳定,则可适度延长周期。

6. 术后处理及注意事项

(1)穿刺点加压包扎、制动6~8小时,密切观察出血情况。

(2)积极营养支持,维持水、电解质、酸碱平衡,继续必要的胃肠引流,密切观察腹部体征变化,特别是压痛、反跳痛情况,注意肠绞窄的发生。

(3)观察记录肠梗阻缓解情况,包括引流呕吐量、腹围变化、排气排便情况,对直肠动脉、髂内动脉栓塞者,要观察便血情况。直肠肿瘤复发及盆腔转移瘤灌注化疗栓塞后可能发生短暂的便血及坏死组织脱落,告知患者不必紧张,一般量不多,无需特殊处理。

(4)区域性灌注化疗对恶性肠梗阻的有效性取决于原发肿瘤对化疗药物的敏感性。对于直肠上、下动脉存在侧支循环者的肿瘤患者进行局域灌注化疗的同时配合有效栓塞,对低位肠梗阻缓解效果明显,优于单纯灌注化疗。

(5)区域性灌注化疗一般采用一次性大剂量冲击疗法,即一次穿刺插管灌注化疗(栓塞)后拔除导管完成本次治疗。如果预期患者生存期较长,可以考虑植入动脉泵,将专用导管头端长期留置于靶动脉内,导管尾端连接动脉泵,埋植于皮下,方便以后多次直接经动脉泵灌注化疗。

7. 并发症及处理

(1)介入操作相关并发症:常见的有穿刺点出血、血肿、血管损伤、动脉痉挛、夹层等并发症,只要操作规范、谨慎,一般很少发生。预防动脉痉挛可以在进一步超选择插管前适当应用利多卡因。对动脉泵植入者,要注意对动脉泵的维护和护理,每2~4周以肝素盐水冲洗,保持动脉泵及留置导管的通畅。下次灌注化疗前需要造影确认导管的位置及通畅情况,必要时需调整位置甚至重新插管。

(2)化疗相关并发症:区域性灌注化疗重点作用于局部区域,也有全身化疗作用,自然就可能会发生常规静脉化疗类似的不良反应，如骨髓抑制、消化道反应、肝肾功能损害等。因区域性灌注化疗的诸多优势，相关并发症比静脉化疗并发症少且程度轻，一般适当对症治疗即可。

（3）栓塞相关并发症：对相关靶动脉实施栓塞后，可能会发生栓塞后综合征，表现为疼痛不适、消化道反应、发热等。直肠供血动脉栓塞后可以有一过性少量便血。对消化道动脉栓塞的风险较大，反应较重，要根据患者耐受力及病变情况酌情慎重使用。

（4）肠梗阻相关并发症：根据肠梗阻进展程度，密切观察肠梗阻继发肠坏死、肠穿孔、腹膜炎等情况。如果出现腹部压痛、反跳痛应请外科医生协助诊治。

（5）原发肿瘤相关并发症：原发肿瘤除引起肠梗阻外，还可能伴随其他并发症，如肿瘤转移到肝、肺、骨、脑等则会产生相应的症状。因此，在对此类终末期肿瘤患者对症治疗时，应全面评估病情，力争在提高生存质量的同时延长生存期。

（蒋霆辉　刘玉金　茅爱武　孙贤俊）

参 考 文 献

成红艳，李苏宜，2014. 恶性肠梗阻的诊治进展. 肿瘤学杂志，20：625-630.

方世明，刘玉金，高峰，2016. 区域性动脉灌注化疗并栓塞对不能手术的恶性肠梗阻的临床应用. 介入放射学杂志，25：120-124.

顾晋，马朝来，王怡，等，2000. 结直肠癌患者术前区域动脉灌注化疗对癌细胞增殖的影响. 中国胃肠外科杂志，3：213-216.

韩建军，宋金龙，薛德文，等，2006. 中晚期直肠癌术前介入治疗对手术和血管密度的影响. 国际肿瘤学杂志，33：550-552.

姜中华，杨红梅，王正，等，2014. 胆道、十二指肠支架置入治疗胆道合并十二指肠恶性梗阻. 中国微创外科杂志，14（12）：1112-1115.

蒋晁，茅爱武，王忠敏，2013. 胃十二指肠良恶性狭窄金属支架成形术应用. 介入放射学杂志，22（4）：348-352.

李麟苏，1994. 临床介入治疗学. 南京：江苏科学技术出版社，10.

茅爱武，程永德，2007. 重视对晚期肿瘤患者介入诊疗技术的应用. 介入放射学杂志，16（11）：721-725.

茅爱武，高中度，杨仁杰，1998. 内支架放置结合动脉内化疗治疗十二指肠恶性梗阻. 中华放射学杂志，32：7-8.

单鸿，罗鹏飞，李彦豪，1997. 临床介入诊疗学. 广州：广东科学技术出版社，11.

王若愚，王庆才，孙华君，2014. 结直肠癌支架置入术后并发症危险因素及预防. 胃肠病学和肝病学杂志，23：9-12.

吴绍秋，茅爱武，方世明，等，2014. 区域性动脉灌注化疗治疗晚期恶性消化道梗阻. 介入放射学杂志，23（12）：1080-1083.

夏永辉，徐克，2013. 快速交换法在经鼻型肠梗阻导管置入术中的应用. 中国医学影像学杂志，21（6）：428-430.

徐克，滕皋军，2010. Abrams 介入放射学. 2 版. 北京：人民卫生出版社，35.

杨大明，徐幼龙，张世统，等，2007. 介入性动脉灌注化疗胃癌术后癌性肠梗阻. 介入放射学杂志，16：472-474.

杨仁杰，王建华，王葭英，1997. 应用自膨胀性 "Z" 形金属支架治疗十二指肠降段不全梗阻. 中华放射学杂志，31：284-285.

于世英，王杰军，王金万，2007. 晚期癌症患者合并肠梗阻治疗的专家共识. 中华肿瘤杂志，8：637-640.

张玉锋，2015. 肠系膜上动脉灌注化疗治疗大网膜转移癌所致肠梗阻的疗效观察. 介入放射学杂志，24：130-133.

Buffet C，Couderc T，Fritsch J，et al，1993. Palliative treatment by endoprosthesis of icterus caused by distal biliary tumoral obstruction. Gastroenterol Clin Biol，17：629-635.

Cwikiel W，Andren SA，1993. Malignant stricture with colovesical fistula：stent insertion in the colon. Radiology，186：563-564.

Dayton MT，Dempsey DT，Larson GM，et al，2012. New paradigms in the treatment of small bowel obstruction. Curr Probl Surg，49（11）：642-717.

Dolan EA，2011. Malignant bowel obstruction：a review of current treatment strategies. Am J Hosp Palliat Care，28：576-582.

Feretis C，Benakis P，Dimopoulos C，et al，1996. Palliation of large-bowel obstruction due to recurrent rectosigmoid tumor using self-expandable endoprostheses. Endoscopy，28：319-322.

Frago R，Ramirez E，Millan M，et al，2014. Current management of acute malignant large bowel obstruction：a systematic review. The American Journal of Surgery，207：127-138.

Inaba Y，Arai Y，Yamaura H，et al，2012. Phase Ⅱ clinical study on stent therapy for unresectable malignant colorectal obstruction（JIVROSG-0206）. Am J Clin Oncol，35（1）：73-76.

Jackson P G，Raiji M，2011. Evaluation and management of intestinal obstruction. American Family Physician，83（2）：159-165.

Jiang TH，Sun XJ，Mao AW，et al，2015. Percutaneous needle decompression in treatment of malignant small bowel obstruction. World J Gastroenterol，21（8）：2467-2474.

Kaplan J，Strongin A，Adler DG，et al，2014. Enteral stents for the management of malignant colorectal obstruction. World J Gastroenterol，7：13239-13245.

Katsanos K，Sabharwal T，Adam A，2011. Stenting of the lower gastrointestinal tract：current status. Cardiovasc Intervent Radiol，34（3）：462-473.

Keen RR，Orsay CP，1992. Rectosigmoid stent for obstructing colonic neoplasms. Dis Colon Rectum，35：912-913.

Kim YJ，Yoon CJ，Seong NJ，et al，2013. Safety and efficacy of radiological percutaneous jejunostomy for decompression of malignant small bowel obstruction. Eur Radiol，23（10）：2747-2753.

Kössi J，Salminen P，Rantala A，et al，2003. Population-based study of the surgical workload and economic impact of bowel obstruction caused by postoperative adhesions. Br J Surg，90：1441-1444.

Lee H，Park JC，Shin SK，et al，2012. Preliminary study of enteroscopy-guided，self-expandable metal stent placement for malignant small bowel obstruction. Journal of Gastroenterology and Hepatology，27：1181-1186.

Mainar A，Tejero E，Maynar M，et al，1996. Colorectal obstruction：treatement with metallic stents. Radiology，198：761-764.

Malgras B，Lo Dico R，Pautrat K，et al，2015. Gastrointestinal stenting：current status and imaging features. Diagn Interv Imaging，96（6）：593-606.

Moura EG，Ferreira FC，Cheng S，et al，2012. Duodenal stenting for malignant gastric outlet obstruction：prospective study. World J Gastroenterol，18（9）：938-943.

Olson TJP，Pinkerton C，Brasel KJ，et al，2014. Palliative surgery for malignant bowel obstruction from carcinomatosis：a systematic review. JAMA Surg，149：383-392.

Piano MD，Ballam M，Monwa F，et al，2005. Endoscopy or surgery for malignant GI outlet obstruction? Gastrointest Endosc，61（3）：421-426.

Sparrow P，David E，Pugash R，2008. Direct percutaneous jejunostomy an underutilized interventional technique. Cardiovasc Intervent Radiol，31：336-341.

Tuca A，Guell E，Martinez-Losada E，et al，2012. Malignant bowel obstruction in advanced cancer patients：epidemiology，management，and factors influencing spontaneous resolution. Cancer Management and Research，4：159-169.

Turegano FF，Echenagusia BA，Simo MG，et al，1998. Transanal self-expanding metal stents as an alternative to palliative colostomy in selected patients with malignant obstruction of the left colon. Br J Surg，85：232-235

van den Berg MW，Haijtink S，Fockens P，et al，2013. First data on the Evolution duodenal stent for palliation of malignant gastric outlet obstruction（Duolution study）：a prospective multicenter study. Endoscopy，45（3）：174-181.

van Hooft JE，van Halsema EE，Vanbiervliet G，et al，2014. Self-expandable metal stents for obstructing colonic and extracolonic cancer：European Society of Gastrointestinal Endoscopy（ESGE）clinical guideline. Endoscopy，46（11）：990-1053.

附　肿瘤继发吞咽困难经皮胃造瘘术

一、概　　述

　　肿瘤继发吞咽困难一般是指原发性或转移性恶性肿瘤造成的吞咽或进食困难，是临床常见的病症，常见的致病原因为口咽部恶性肿瘤继发的食管恶性梗阻、脑转移、局部淋巴转移压迫等；头颈部肿瘤外科手术及放化疗后所造成的局部损伤也容易引起吞咽或进食困难。患者因吞咽困难或无法进食，会造成营养恶化问题，特别是中晚期肿瘤无法接受根治手术的患者。针对此类患者建立有效的肠内营养通路，给予充足的营养支持，可以减少其体重丢失，提高生活质量。

　　之前胃造瘘术多采用外科手术的方法，由于这类患者的全身状况多较差，常处于营养

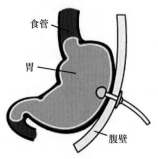

食管
胃
腹壁

附图 1 胃造瘘示意图

不良状态，所以手术的并发症及病死率较高（0.18%～6%）。1980 年 Gaugerer 报道的经皮内镜引导下胃造瘘术（percutaneous endoscopic gastrostomy，PEG）目前在临床上广泛应用，但是部分口咽部肿瘤、食管癌患者由于伴发口咽部、上消化道狭窄病变，常因胃镜不能通过病变段而造成 PEG 失败。1981 年由 Preshaw 报道的经皮放射下胃造瘘术（percutaneous radiologic gaslrostomy，PRG）是一种建立较长时间胃肠营养途径的方法，主要包括在 X 线影像设备监控下经皮直接穿刺胃腔，胃造瘘导管头端置于胃腔内，并固定于上腹部等技术，是以上患者可以选择的一种方法（附图 1）。

二、病　因

晚期原发或转移肿瘤并发吞咽或进食困难的发生率较高,从而加重了患者的营养不良。常见致病肿瘤为食管癌、口腔癌、鼻咽癌、喉癌、舌癌、牙龈癌、脑肿瘤等。肿瘤患者本身营养不良发生率相当高，部分患者有厌食、进行性体重下降、贫血或低蛋白血症等恶病质征象，晚期还会出现疼痛、呼吸困难或器官衰竭。如肿瘤继发吞咽困难无法进食或进食少，会加重患者的营养不良。而营养不良及机体消耗是恶性肿瘤患者常见的致死因素，直接影响肿瘤治疗效果，增加并发症的发生率。因此，对这类患者的营养支持已成为肿瘤多学科综合治疗的重要组成部分，合理、有效地提高营养支持，对大部分营养不良的肿瘤患者具有积极意义。肠内营养符合人体的生理特性，并有利于维持肠道黏膜细胞结构与功能的完整性、并发症少且价格低廉，因此，只要患者存在胃肠道消化吸收功能，应首先考虑肠内营养。

三、PRG 治疗适应证、禁忌证

（一）适应证

（1）颌面部、咽喉部、食管、贲门肿瘤及纵隔肿瘤放疗或手术前后，压迫食管使进食困难者。

（2）脑肿瘤、脑卒中、脑外伤、植物状态等神经系统疾病导致吞咽障碍、认知障碍或意识障碍无法进食的患者。

（3）食管穿孔、食管吻合口漏无法进食的患者。

（4）腹部手术后胃瘫、胃肠郁积者。

（二）禁忌证

（1）严重凝血功能障碍。

（2）严重心肺功能衰竭。

（3）胃前后壁有肿瘤侵犯、胃切除术后残胃较小者。

（4）大量腹腔积液及前方有结肠等脏器者。

四、应用解剖

(一)胃的位置和形态

胃大部分位于左季肋部,小部分位于上腹部,其位置常因体型、体位、胃内容物的多少及呼吸而改变,有时胃大弯可达脐下甚至盆腔。胃前壁的右侧与肝左叶和方叶相邻,前壁的左侧为左肋缘掩盖,并与膈相邻,即胃前壁左侧隔着膈与左胸膜、左肺底、心包和左侧第6~9肋骨及肋间隙相邻。在剑突下的三角区域内,部分胃前壁可直接与腹前壁靠紧,当胃排空时,横结肠亦可位于胃的前方。胃后壁与膈、左肾前上部、左肾上腺、胰、脾动脉、结肠左曲等脏器相邻。

一般将胃分为五个区域:贲门、胃底、胃体、胃窦和幽门。贲门平面以上向左上方膨出的部分为胃底。胃底以下部分为胃体,其左界为胃大弯,右界为胃小弯。胃小弯垂直向下突然转向右,其交界处为角切迹,角切迹到对应的胃大弯连线为其下界,胃体所占面积最大,胃体至幽门区称胃窦(附图2)。

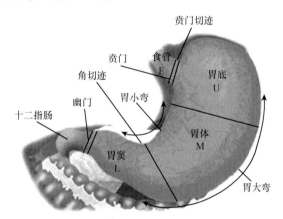

附图2 胃的大体解剖示意图

(二)胃的韧带与网膜

胃的前后壁均有腹膜覆盖,腹膜自胃大、小弯移行到附近器官,即为韧带和网膜(附图3)。

1. 肝胃韧带与肝十二指肠韧带 肝胃韧带连接肝左叶下横沟和胃小弯,肝十二指肠韧带连接肝门与十二指肠,共同构成小网膜,为双层腹膜结构。肝十二指肠韧带中含胆总管、肝动脉和门静脉。

2. 胃结肠韧带 连接胃和横结肠,向下延伸为大网膜,为四层腹膜结构。大网膜后层与横结肠系膜的上层相连,在横结肠肝区与脾区处,二者之间相连较松,容易解剖分离;而在中间,两者相连较紧,解剖胃结肠韧带时,注意避免伤及横结肠系膜中的结肠中动脉。

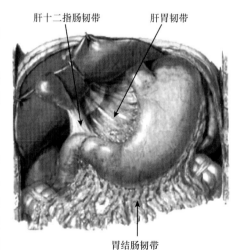

附图3 胃的韧带与网膜示意图

3. 胃膈韧带　由胃大弯上部胃底连接膈肌，全胃切除术时，游离胃贲门及食管下段需切断此韧带。

4. 胃胰韧带　胃窦部后壁连接胰头颈部的腹膜皱襞，此外，胃小弯贲门处至胰腺的腹膜皱襞，其内有胃左静脉。在门静脉高压时，血液可经胃左静脉至食管静脉、奇静脉流入上腔静脉，可发生食管胃底静脉曲张。

（三）胃型

胃分为角型、钩型、瀑布型、长型（附图 4）。

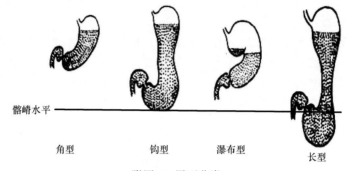

附图 4　胃型分类

（四）胃的动脉

胃是胃肠道中血供最丰富的器官，胃的动脉来自腹腔动脉及其分支。沿胃大、小弯形成两个动脉弓，再发出许多分支到胃前后壁。

1. 胃左动脉　起于腹腔动脉，是腹腔动脉的最小分支。左上方经胃胰腹膜皱襞达贲门，向上发出食管支与贲门支，然后向下沿胃小弯在肝胃韧带中分支到胃前后壁，在角切迹处与胃右动脉相吻合，形成胃小弯动脉弓。15% ～ 20% 的左肝动脉可起自胃左动脉，与左迷走神经肝支一起，到达肝脏，偶尔这是左肝叶唯一动脉血流。于根部结扎胃左动脉，可导致急性左肝坏死，手术时应注意。

2. 胃右动脉　起自肝固有动脉或胃十二指肠动脉，行走至幽门上缘，转向左，在肝胃韧带中沿胃小弯，从左向右，沿途分支至胃前、后壁，至角切迹处与胃左动脉吻合。

3. 胃网膜左动脉　起于脾动脉末端，从脾门经脾胃韧带进入大网膜前叶两层腹膜间，沿胃大弯左行，有分支到胃前后壁及大网膜，分布于胃体部大弯侧左下部，与胃网膜右动脉吻合，形成胃大弯动脉弓。胃大部切除术常从第一支胃短动脉处在胃大弯侧切断胃壁。

4. 胃网膜右动脉　起自胃十二指肠动脉，在大网膜前叶两层腹膜间沿胃大弯由右向左，沿途分支到胃前后壁及大网膜，与胃网膜左动脉相吻合，分布至胃大弯左半部分。

5. 胃后动脉　系脾动脉分支，一般为 1 或 2 支，自胰腺上缘经胃膈韧带，到达胃底部后壁。

6. 左膈下动脉　由腹主动脉分出，沿胃膈韧带，分布于胃底上部和贲门。胃大部切除术后左膈下动脉对残胃血供有一定作用。胃的动脉间有广泛吻合支，如结扎胃左动脉、胃右动脉、胃网膜左动脉及胃网膜右动脉四根动脉中的任何三条，只要胃大弯、胃小弯动脉弓未受损，胃仍能得到良好血供。

（五）胃的静脉

胃的静脉与各同名动脉伴行，均汇入门静脉系统。远端脾肾静脉吻合术能有效地为胃食管静脉曲张减压，足以证明胃内广泛的静脉吻合网络。胃右静脉途中收纳幽门前静脉，位于幽门与十二指肠交界处前面上行进入门静脉，幽门前静脉是辨认幽门的标志。

五、主要器械与术前准备

（一）主要器械

1. 常规器材　5F 或 4F 的造影导管，150cm 的血管内 0.038 in 血管造影用导丝，16F PS 针、T 型可撕脱导引鞘（附图 5A）、21G 的穿刺针等。

2. 胃造瘘管　其大小多用 15 ～ 20F，根据需要进行选择。如日本库特艾利（CLINY）胃造瘘套件中的 15F 造瘘管和 16F、18F 交换管；美国美敦力公司（Medtronic）的贴皮胃造瘘管 18F、20F 胃造瘘管。胃造瘘管一般在管头端或中间设计了一些防止术后脱落的特殊装置，如猪尾型、球囊型和蘑菇头型等（附图 5 B ～ D），猪尾型因为瘘管较细而逐渐淘汰，目前常用球囊型与蘑菇头型。

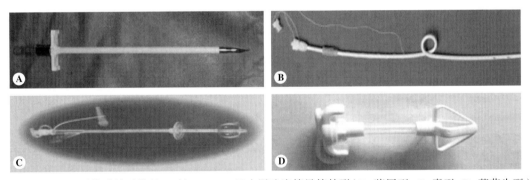

附图 5　A. T 型可撕脱导引鞘的 PS 针；B ～ D. 经皮胃造瘘管导管外形（B: 猪尾型；C: 囊型；D: 蘑菇头型）

3. 胃壁固定器　主要有两种：T 型（T-fastener）和缝线锚（suture-anchor）胃壁固定器（附图 6、附图 7）。

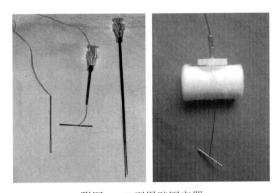

附图 6　T 型胃壁固定器

资料来源：Given MF，et al. Cardiovasc Intervent Radiol，2005；28：692-703

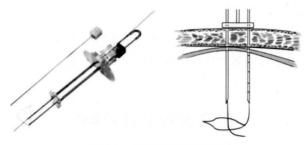

附图 7　缝线锚胃壁固定器

资料来源：Tamura A，et al. Cardiovasc Intervent Radiol，2015；DOI 10.1007/s00270-015-1170-8

（二）术前准备

完善血尿粪常规、肝肾功能，纠正电解质紊乱及凝血功能；常规心电图；上腹部 CT 检查，了解胃、结肠等周围解剖关系；术前 12 小时应禁食、禁水。必要时术前 12 小时口服碘水，以利于术中透视下显示结肠，避开肠管行胃壁穿刺。儿童或手术不配合的患者术前给予镇静剂，术前 30 分钟预防性使用抗生素，给予丁溴东莨菪碱静脉注射抑制胃肠蠕动。

如患者术前肺部感染，应积极进行抗感染治疗，同时应完善胸部 CT，了解肺内感染情况，通过痰培养及药敏试验，查找病原菌及敏感抗生素，感染控制后再行 PRG。

六、操作方法

（一）胃扩张

只有在胃充分扩张的情况下，穿刺针才可以比较容易和安全地刺过腹壁、胃前壁抵达胃腔。患者仰卧位，去除义齿及头颈部金属饰品，口咽部用利多卡因喷雾剂局部麻醉，患者口中置入开口器，常规应用导管导丝技术，透视下经口（张口困难的患者可经鼻腔）在 M 型血管造影用导丝引导下将 5F 血管内造影导管（Cobra 或 Headhunter）引入胃腔，如插入导丝导管有困难者，可直接用 21G 的穿刺针经皮穿刺胃腔，注射空气 500 ~ 1000ml，用 X 线正侧位透视观察，胃前壁和腹壁紧贴且二者间无任何其他组织器官时，表示胃扩张满意。

（二）胃壁固定

暴露患者上腹部，胃区常规消毒、铺巾；50ml 注射器经引入的导管持续打气，透视下观察胃轮廓与周围组织的关系，穿刺部位取中线左侧，通过腹直肌鞘边缘，避开肝与结肠，以垂直最短距离朝胃体中远侧（该处充气时膨胀最佳，最靠近前腹壁），利多卡因局部逐层麻醉至胃壁，脂肪层较薄者可见胃内气体溢入注射器，通过胃造瘘套件中的胃壁固定装置穿刺胃腔，退出一侧针芯，胃内气体较多时可经穿刺针外口溢出，或经外口注入对比剂，证实穿刺针位于胃腔内，使胃前壁及腹壁通过丝线固定，于第一次胃壁固定处旁约 2cm，同样方法再次固定（附图 8）。

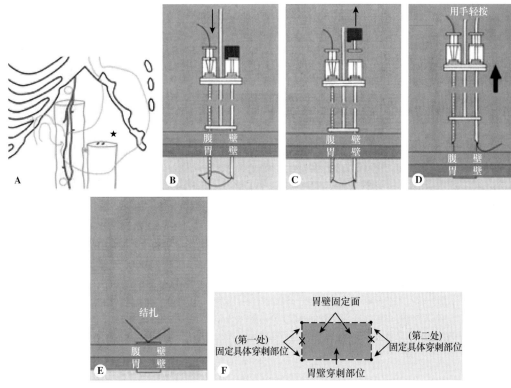

附图8 缝线锚法胃壁固定过程

A.胃造瘘穿刺点应位于胃体的中远部(五角星),等距离胃小弯与胃大弯,在腹直肌鞘的旁边避开腹壁上动脉(红色线条);B.胃壁固定装置穿刺针刺入腹壁和胃壁,退出一侧针芯,送入缝合线;C.把持用圆圈收纳缝合线于针内;D.保持缝合线固定的情况下,把穿刺针拔出体外;E.结扎线结扎,固定腹壁与胃壁;F.胃壁穿刺部位示意图 [资料来源:Ji Hoon Shin,et al. Gut and Liver,4(1),2010;S25-31]

(三)穿刺置管固定

PS针和T型可撕脱导引鞘在两胃壁固定处中间位置透视下定位后,穿透腹壁及胃前壁,一手退出PS针,另一手固定保留T型可撕脱导引鞘套,并用手指堵住鞘外口,可感受胃内气体对手指的冲力,经外口注入对比剂,透视下观察对比剂弥散情况,对比剂局限于胃腔区域,可证实可撕脱鞘位于胃腔内,随即经鞘口引入胃造瘘管,经固定气囊口注入3ml灭菌水,回拉造瘘管使之固定于胃壁,胃壁固定线打结固定于造瘘管圆盘,并用清洁纱布包扎,同时撤除打气导管,在透视下经造瘘口造影证实造瘘管在胃腔内(附图9、附图10)。

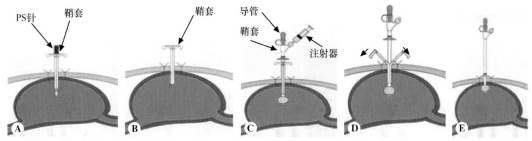

附图9 穿刺造瘘管置入示意图

A.带T型鞘套PS针头端垂直刺入胃腔内;B.拔出PS针,保留鞘套;C.经T型导引鞘插入15F胃造瘘用导管,向气囊内注入灭菌蒸馏水3ml;D.撕开T型鞘套,保留胃造瘘管;E.回拉造瘘管使之固定胃壁、腹壁

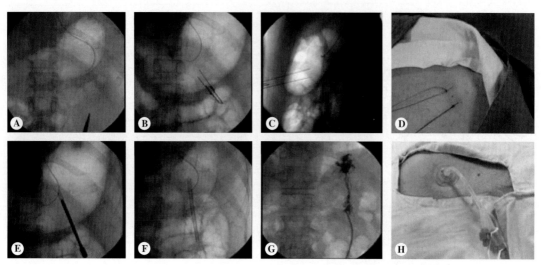

附图 10　PRG 操作过程

患者，男性，61 岁，口腔癌晚期术后复发，吞咽困难无法进食。A. 经导管向胃内注入空气，胃膨隆；B、C. 在 DSA 下正侧位确定胃泡位置，用胃壁固定装置穿刺胃泡，在透视下确认两针均插入胃内；D. 缝合线在胃壁处结扎，固定胃壁与腹壁，同样方法在旁 2cm 处再行胃壁腹壁固定结；E. 将装配好的带 T 型鞘套 PS 针头端垂直刺入胃腔内；F. 退出 PS 针，保留 T 型导引鞘；G. 经 T 型导引鞘插入 15F 胃造瘘用导管，向气囊内注入灭菌蒸馏水 3ml，造影见导管在胃腔中；H. 将造瘘导管固定于皮肤

七、术后观察及注意事项

（一）术后处理

经皮胃造瘘患者结束手术安返病房后，给予监测生命体征和腹部症状。如出血量较多，必要时使用抑酸药（泮托拉唑）、止血药物 [注射用蛇毒血凝酶（巴曲亭）、氨甲苯酸、酚磺乙胺等]；术后患者出现疼痛，按照疼痛规范化治疗及时止痛（如吗啡针等）；术后禁食 24 小时，24 小时后行上腹部 CT 检查，待了解胃造瘘管情况后酌情给予经造瘘管流质饮食，每次注入后用等渗盐水冲管，以防导管堵塞。术后 3 天给予广谱抗生素预防感染，注意护理及固定导管。

（二）注意事项

（1）胃内必须注入充分的气体，不仅有利于透视下显示胃腔的轮廓，使胃前壁紧贴腹壁，还能够推移结肠等脏器。必要时可考虑手术前一晚口服钡剂或术前从肛门注入稀钡，避免穿刺时损伤肝脏或结肠。

（2）使用胃壁固定器做胃壁固定时，松紧度要适中，过松则管周渗漏机会增大，过紧可能造成胃壁与皮肤的坏死。

（3）胃壁固定缝线一般在术后 2～3 周拆线，此时胃壁与前腹壁粘连，形成瘘管。

（4）管饲饮食是高渗液体，持续或间断注入均可，但应从少量开始，逐渐增加量和浓度，以免引起反流至瘘口造成感染等。

（5）造瘘管水囊应每周更换 1 次灭菌水，目的是使水囊始终保持足够膨胀的形态，利于固定；造瘘管一般 6～12 个月更换 1 次。

八、并发症及处理

PRG 的并发症分严重并发症和轻度并发症，前者需要手术或再次介入、输血甚至进监护病房处理，如严重的与手术相关的胃出血、穿孔腹膜炎、持久的瘘等；后者指能自限的腹膜炎、腹膜感染或脱管等，需换管处理等。术后 30 天内的并发症为早期并发症，以后再发生的为后期并发症。发生率统计见附表 1。

附表 1　PRG 并发症比较

作者（年份）	成功率(%)	病例数（例）	严重并发症(%)	轻度并发症(%)	30 天死亡率（%）	
					总计	与手术相关
Dinkell（2001）	100.00	26	3.84	3.84	0	0
Deurloo（2001）	96.92	130	8.46	14.60	0.77	0
Neef（2003）	0	18	5.56	27.78	0	0
Cantwell（2008）	100.00	57	7.02	12.28	0	0
Grant（2009）	100.00	51	7.84	21.57	3.92	0
Yang（2011）	95.70	253	7.11	20.16	0	0
Inaba（2013）	100.00	105	2.90	7.62	5.71	0
Sabir（2014）	100.00	121	0.90	14.00	—	—
Ahmed（2015）	98.40	305	3.70	13.00	4.26	0.33
Cao（2015）	100.00	21	4.76	9.52	0	0
Sofue（2016）	100.00	89	3.37	12.36	0	0
Bendel（2016）	100.00	65	1.50	6.20	10.77	0

（一）严重并发症

1. 腹膜炎　多数发生在术后，还未确定更换的胃造瘘管头端位于胃腔内，即经管内注入液体营养素而漏入腹腔内所致。少数可发生在 PRG 中或术后造瘘管移位。疑有腹膜炎时，应在透视下经造瘘管注入稀释的碘水对比剂证实是否有腹腔漏。一旦发现，应用导引导丝引导重新将造瘘管头端置入胃腔内并固定，或更换造瘘管。用抗生素治疗多可治愈，严重者需要手术治疗。目前，PRG 采用固定器把胃前壁和前腹壁固定可减少其发生。注意造瘘管的固定和护理是减少其发生的重要措施。

2. 严重胃肠道出血　术中出血与穿刺部位选择不当有关。术后出血可能与造瘘管损伤血管、脱落或与某些基础疾病应用激素有关，最主要的原因是胃网膜血管损伤，穿刺部位较低会增加血管损伤的风险。严重的大出血是一个相对不常见的并发症，多发生在有食管炎和胃溃疡疾病的患者身上，需监测和输血等保守治疗，可采用内镜下的烧灼术或血管造影下的栓塞等治疗手段。

3. 肠穿孔　是一种很少发生的并发症。在手术中，充气不足的胃未完全推移取代结肠而可能出现肠穿孔。肠穿孔所造成的结果不同，严重时可导致腹膜炎，需外科手术行肠切除。

4. 皮肤相关并发症　尽管多达 45% 的患者会发生轻微造瘘口感染，但是发展到皮肤相关严重并发症的人数很少。其治疗通常是极其困难的，需要专业的护理团队的参与。

（二）轻度并发症

1. 造瘘口外漏　多见于大量腹腔积液引起腹腔积液经造瘘口的外漏，也有因球囊压迫不紧或注射食物过多反流的外漏。治疗可固定或更换较粗的造瘘管，或拔除导管，局部加压覆盖。

2. 瘘口感染　局部换药、理疗及抗生素治疗可以治愈。注意造瘘口周围的护理可减少其发生。

3. 导管脱落　因为许多患者的精神状态而使造瘘管移位、导管脱落的情况经常发生。如果瘘管未完全形成（一般在 14 天）时脱落，可引起严重的并发症，腹腔感染的机会就大大增加，在这种情况下，可以尝试用 0.035in 的导丝通过刚刚建立的通道，如果尝试失败则需要做第二次穿刺。也有人报道，用经鼻送导管入胃腔，经该导管造影显示原造瘘点；对造瘘处进行插管并由此导管向腹腔内送入导丝；从原来的皮肤穿刺点引入血管介入所用的网篮抓取器来抓取前面由胃进入腹腔的那条导丝；将这条导丝引出腹壁后，即得到一条由导丝连通的从皮肤直达胃腔的现成通道，此时放导管就不难了。笔者认为，如果用胃壁固定装置的 PRG，即使在瘘管未形成时瘘管脱落也没问题，可以直接在原瘘口进行相同方向的第二次穿刺，一般会沿着原瘘管轻松送入穿刺鞘套。如果在瘘管形成后瘘管脱落，更换导管一般不困难，可以及时在通道封闭前植入导管或再用 Seldinger 技术置管。

4. 气腹　放置导管时通常可致空气漏入腹腔形成气腹，只要导管的位置正确，无腹膜刺激症状，就无须特殊处理，一般在 24 ～ 72 小时内自行吸收。

5. 导管阻塞　发生率为 8.3% ～ 15%。主要与造瘘管的管径、管的长度、营养液的配制等有关，但最关键的因素是良好的护理。如果发现管腔阻塞，可冲洗管腔并用 0.035in 的导丝尝试再通，如果不成功，可以重新引入导丝更换新的造瘘管。每次注入营养液后用等渗生理盐水冲管可减少阻塞的发生。

6. 其他　造瘘管移位、迂曲引起注入困难的发生率为 5% ～ 10%，多发生在术后 1 个月之内。应在透视下通过导丝重新调整或更换造瘘管。

九、疗效评价

胃造瘘术的方法包括外科手术、内镜和 X 线透视下介入法 3 种，目前这类疾病采用最多的是 PRG，由于方法不一，其临床疗效也不一致。PRG 技术成功率可达 95.7% ～ 100%，较手术造瘘（82% ～ 98%）和 PEG（78% ～ 90%）高。就胃造瘘术所致的病死率而言，文献报道外科手术造瘘最高为 6%，内镜法小于 2%，而 X 线透视下介入法小于 0.33%，X 线透视下介入法的病死率最低，其严重并发症发生率为 0.9% ～ 8.46%。Sanini（1990 年，125 例）和 Marshall（1990 年，158 例）分别报道其所有患者均用 X 线透视下介入法成功地进行了经皮胃造瘘术，并认为他们所报道的患者病死率与透视下胃造瘘手术本身无关。

笔者认为，相对于传统的通过外科手术和内镜下胃造瘘术，PRG 具有操作简便、快捷、创伤小的优点，且只需要局部麻醉，从而减少了全身麻醉可能的危险及不良作用，同时提高了手术成功率，降低了病死率和严重并发症的发生。PRG 已作为肿瘤继发吞咽困难胃造瘘术的首选方法。

十、进　　展

近年来介入操作技术及器械的发展，使得介入法经皮透视胃造瘘术的适应证更加广泛。已有学者报道将 PRG 技术应用到空肠造瘘及肌萎缩侧索硬化症的患者，初步研究表明其技术的成功率高、并发症低，特别是由食物经胃反流引起的肺部感染、窒息等并发症的发生率大大降低，残胃较小的患者也能从该技术中受益。

（曹　军　程永德）

参 考 文 献

曹军，何阳，刘洪强，等，2015. X 线引导下行经皮胃造瘘术治疗口咽部肿瘤导致吞咽困难患者 21 例. 介入放射学杂志，24（1）：46-50.

陈孝平，石应康，2005. 外科学. 北京：人民卫生出版社.

李麟苏，贺能树，2005. 介入放射学（基础与方法）. 北京：人民卫生出版社.

Ahmed O，Jilani D，Sheth S，et al，2015. Radiologically guided placement of mushroom-retained gastrostomy catheters：long-term outcomes of use in 300 patients at a single center. Radiology，276（2）：588-596.

Akio Tamura，Kenichi Kato，Michiko Suzuki，et al，2016. CT-Guided percutaneous radiologic gastrostomy for patients with head and neck cancer：A retrospective evaluation in 177 patients. Cardiovasc Intervent Radiol，39：271-278.

Bendel EC，Mckusick MA，Fleming C J，et al，2006. Percutaneous radiologic gastrostomy catheter placement without gastropexy：a co-axial balloon technique and evaluation of safety and efficacy. Abdom Radiol，41（11）：1-6.

Cao J，He Y，Liu HQ，et al，2015. Percutaneous radiologic gastrostomy via nasopharyngeal intubation for the treatment of patients with complete malignant pharyngoesophageal obstruction. Hepato Gastroenterology，138（62）：319-322.

Covarrubias DA，O'Connor OJ，Mcdermott S，et al，2013. Radiologic percutaneous gastrostomy：review of potential complications and approach to managing the unexpected outcome. AJR，200（4）：921-931.

De Baere T，Chapot R，Kuoch V，et al，1999. Percutaneous gastrostomy with fluoroscopic guidance：single-center experience in 500 consecutive cancer patients. Radiology，210（3）：651-654.

Given MF，Hanson JJ，Lee MJ，2005. Interventional radiology techniques for provision of enteral feeding. Cardiovasc Intervent Radiol，28（6）：692-703.

Grant DG，Bradley PT，Pothier DD，et al，2009，Complications following gastrostomy tube insertion in patients with head and neck cancer：a prospective multi-institution study，systematic review and meta-analysis. Clin Otolaryngol，34（2）：103-112.

Ho CS，1983. Percutaneous gastrostomy for jejunal feeding. Radiology，149（2）：595-596.

Inaba Y，Yamaura H，Sato Y，et al，2013. Percutaneous radiologic gastrostomy in patients with malignant pharyngoesophageal obstruction. Jpn J Clin Oncol，43（7）：713-718.

Ji Hoon Shin，Auh-Whan Park，2010. Updates on Percutaneous Radiologic Gastrostomy/Gastrojejunostomy and Jejunostomy. Gut and Liver，4（1）：S25-31.

Lowe AS，Laasch HU，Stephenson S，et al，2012. Multicentre survey of radiologically inserted gastrostomy feeding tube（RIG）in the UK. Clinical Radiology，67（9）：843-854.

Park JH，Ji HS，Ko HK，et al，2014. Percutaneous radiologic gastrostomy using the oneanchor technique in patients after partial gastrectomy. Korean J Radiol，15（4）：488-493.

Sabir SH，Armstrong R，Elting LS，et al，2014. Early initiation of enteral feeding in oncology patients after outpatient percutaneous fluoroscopic-guided gastrostomy catheter placement. J Vasc Interv Radiol，25（4）：618-622.

Sofue K，Takeuchi Y，Tsurusaki M，et al，2016. Value of percutaneous radiologic gastrostomy for patients with advanced esophageal cancer. Ann Surg Oncol，23（11）：3623-3631.

Soscia J，Friedman JN，2011. A guide to the management of common gastrostomy and gastrojejunostomy tube problems. Paediatr child Health，16（5）：281-287.

Wollman B，D'Agostino HB，Walus-Wigle JR，et al，1995. Radioloic，endoscopic，and surgical gastrostomy：an institutional evaluation and meta-analysis of the literature. Radiology，197（3）：699-706.

Yang Y，Schneider J，Düber C，et al，2011. Comparison of fluoroscopy-guided Pull-type Percutaneous Radiological Gastrostomy （Pull-type-PRG）with conventional Percutaneous Radiological Gastrostomy（Push-type-PRG）：clinical results in 253 patients. Eur Radiol，21（11）：2354-2361.

第三节　肿瘤并发恶性梗阻性黄疸的介入治疗

恶性梗阻性黄疸（malignant obstructive jaundice）一般是指原发性或转移性恶性肿瘤造成的胆管梗阻，是肝胆胰肿瘤常见的临床表现之一，有时是晚期肿瘤的继发表现，如胃癌腹腔淋巴结转移、肝癌晚期压迫侵犯肝门部；有时也是肿瘤的初诊表现，如胆管癌、胰头癌等。不论何种情况，肿瘤一旦继发梗阻性黄疸，患者将面临胆道系统感染及肝功能的急剧恶化，需要紧急处理，缓解梗阻性黄疸，改善肝功能和生活质量，并为下一步抗肿瘤治疗争取机会。

一、恶性梗阻性黄疸的病因

恶性梗阻性黄疸按照梗阻部位分为高位梗阻、中段梗阻和低位梗阻，梗阻的部位不同，其梗阻原因不同。高位胆管梗阻的主要原因为：肝门胆管癌、胆囊癌、原发性肝癌侵犯肝门部，胃癌、肠癌等晚期肿瘤的肝门淋巴结转移压迫侵犯等。Bismuth 将肝门区肿瘤（主要指肝门胆管癌）根据其胆管梗阻部位和范围不同分为 4 型。Ⅰ 型：胆总管上段梗阻，左右肝管互相交通；Ⅱ 型：胆总管上段梗阻，左右肝管互不交通；Ⅲ 型：胆总管上段梗阻并向上延续至一侧二级肝管，分为Ⅲa 型和Ⅲb 型；Ⅳ 型：胆总管上段梗阻，同时累及双侧肝内二级胆管。胆总管中段梗阻的主要原因为：胆管中段癌、晚期肿瘤的腹腔淋巴结转移等。胆总管低位梗阻的主要原因为：胆管下段癌、胰腺癌、壶腹周围癌和其他晚期肿瘤的腹腔转移。肝门胆管癌占肝外胆管癌的 60%，引起高位梗阻最为常见，且经常会累及胆管二级分支。

二、恶性梗阻性黄疸的临床表现

恶性梗阻性黄疸的主要临床表现：①黄疸。表现为皮肤和巩膜的黄染，进行性加重，部分患者如患胆管癌和胰头癌，黄疸可能是患者首诊的主要临床表现。②皮肤瘙痒。③尿色变黄，往往与皮肤黄染同步。④大便颜色变浅。如果为完全性梗阻，大便会呈现陶土色，部分患者会伴有脂肪泻。⑤发热。部分梗阻性黄疸的患者会合并胆系感染，出现发热的表现。⑥恶心、食欲缺乏和消瘦等非特异性表现。

三、恶性梗阻性黄疸的实验室及影像学检查

血生化检查主要表现：血清总胆红素水平的明显升高，并且以直接胆红素升高为主，往往伴有谷丙转氨酶和谷草转氨酶的升高，代表肝细胞的破坏。合并胆系感染者会出现血白细胞和中性粒细胞的升高。严重长期的梗阻性黄疸会出现血清白蛋白的下降，以及凝血机制的恶化，代表肝功能衰竭。

影像学主要表现：超声、增强 CT 或增强 MRI 提示肝内胆管的扩张，如果只显示

肝内胆管扩张，代表高位梗阻，如果肝内外胆管均显示扩张，提示低位梗阻。连续观察影像学资料，能够准确地定位梗阻部位。磁共振胰胆管造影（magnetic resonance cholangiopancreatography，MRCP）有利于整体的清楚显示梗阻部位和梗阻范围，尤其对于肝门部梗阻范围的判断很有帮助。经皮肝穿刺胆管造影和内镜逆行胰胆管造影作为有创的检查，能直接真实地显示胆管梗阻的情况。

四、恶性梗阻性黄疸的介入治疗

恶性梗阻性黄疸的诊断一旦确立，必须寻找有效的治疗措施缓解梗阻性黄疸。如果是早期肿瘤引起，可以考虑外科手术切除，并胆肠吻合术。如果是进展期肿瘤所致，之前外科采用的是开腹行 T 型管引流，但现代医学认为，这种术式完全没有必要，微创的胆汁引流措施不仅创伤明显小于外科手术，引流效果也好于外科手术。微创的胆汁引流措施分为两类：一类是顺行的经皮经肝胆管穿刺引流；另一类是逆行内镜引导下胆汁引流。两类技术均可以完成引流管引流和支架引流。本章主要介绍皮肝穿刺胆管引流包括经皮肝穿胆管引流术和经皮胆管支架置入术。

（一）经皮肝穿胆管引流术

经皮肝穿胆管引流术（percutaneous transhepatic biliary drainage，PTBD）建立在经皮肝穿刺胆管造影基础之上，最早在 1974 年由 Molnar 等首先报道，将套管穿刺针穿刺胆管后将胆汁引流到体外，成为缓解梗阻性黄疸的有效治疗方法，且创伤小、效果好、并发症小。之后，随着引流管的完善和影像引导手段的进步，该技术很快成熟和普及，成为良恶性梗阻性黄疸首选的治疗方法。

1. 适应证

（1）胆管癌、胰腺癌、壶腹周围癌等早期肿瘤引起的梗阻性黄疸手术切除前PTBD，以便术后尽快恢复肝功能。

（2）各种晚期肿瘤如胆管癌、胰腺癌、肝癌、胃肠道肿瘤腹腔或肝门淋巴结转移导致的梗阻性黄疸。

（3）各种梗阻性黄疸如果合并化脓性胆系感染，需急诊 PTBD。

（4）梗阻性黄疸胆管支架置入前准备。

2. 禁忌证　大量腹腔积液和凝血功能差为相对禁忌。严重的凝血功能障碍为绝对禁忌。

3. 引流器械和设备　PTBD引流的器械包括：22G 微穿刺针、0.018in 微导丝；扩张鞘管；PTBD 引流管 8.5 ～ 12F（包括外引流管和内外引流管）（图 1-22 ～图 1-25）。

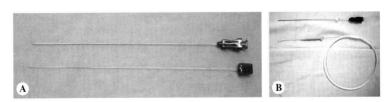

图 1-22　PTBD 微穿刺针（A）和微导丝（B）

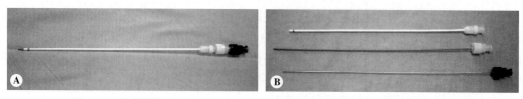

图 1-23　扩张鞘管（B 图从上到下分别为引导支撑钢针、扩张管和外鞘管）

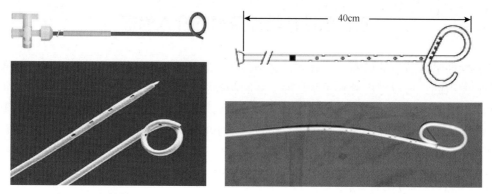

图 1-24　胆管外引流管　　　　　　图 1-25　胆管内外引流管

PTBD 的影像引导设备包括数字减影血管造影机和超声设备。

4. 术前准备　术前准备包括：

（1）影像学检查，如增强 CT、MRI、MRCP、胸片等。

（2）实验室检查，如血常规、凝血试验、肝功能检查、肾功能检查等。

（3）术前半小时给予止血药，如巴曲亭或维生素 K_1，预防应用抗生素。

（4）交代手术相关情况，签署知情同意书。

5. 操作过程（图 1-26）

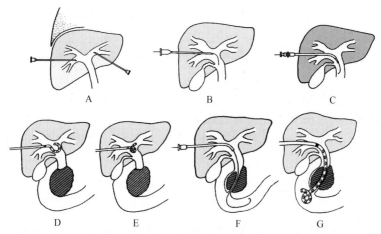

图 1-26　经皮肝穿刺胆管引流术示意图

A. 穿刺针穿刺左右肝内胆管；B. 送入导丝；C. 沿导丝送入扩张鞘管；D. 撤出扩张管，保留导鞘，沿导鞘送入导丝，沿导丝
送入外引流管；E. 成袢内固定外引流管；F. 导丝通过胆管狭窄部；G. 沿导丝送入内外引流管

（1）穿刺肝内胆管：常规消毒、局麻后穿刺肝内胆管，常用的两个入路为腋中线入路和剑突下入路。腋中线入路穿刺肝右胆管，多采用腋中线第9、10肋间进针，针尖指向胸11椎体，至椎体右缘2～3cm处停止进针，注意透视下避开右侧肋膈角，以免出现气胸；剑突下入路，穿刺肝左叶胆管，一般选择剑突下3～4cm，偏左2～3cm进针，针尖向右指向肝门区。剑突下入路肝左叶胆管穿刺建议采用超声引导下穿刺。

（2）引入微导丝：穿刺后拔出针芯，缓缓后退的同时，用带有少许生理盐水的空针抽吸，见有胆汁后固定穿刺针，注入约30%的对比剂确认位置。成功后送入配套微导丝。

（3）交换置入扩张鞘管：沿导丝将带有金属芯的扩张管和鞘管送入胆管，注意进入胆管后后退金属芯。

（4）交换置入外引流管：撤出内有金属芯的扩张管，保留导鞘，沿导鞘送入导丝（一般用0.038in硬导丝），沿导丝送入外引流管，造影复查观察所有侧孔均在胆管内。

（5）成袢内固定外引流管。

（6）导丝通过胆管狭窄段（如导丝能顺利通过狭窄段）交换置入内外引流管。

6. 注意事项

（1）右侧胆管穿刺推荐采用两步法（图1-27）：即先穿刺肝门部大胆管，注入对比剂显示整个右侧胆管树，进而选择肝右胆管的二级或三级分支进行穿刺。分支胆管穿刺引流的并发症明显少于肝门胆管直接穿刺引流术。

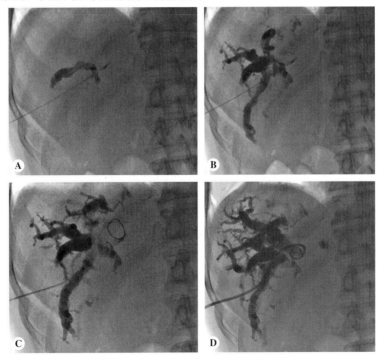

图 1-27 两步法穿刺置入 PTBD 外引流管

A. 经皮肝穿刺肝门部胆管成功，注入对比剂；B. 造影显示明显扩张的肝右胆管及其分支，肝门部胆管梗阻；C. 重新穿刺肝右下段二级以上胆管分支，送入微导丝，沿微导丝送入扩张导鞘；D. 交换置入常规 0.038in 导丝，沿导丝送入胆道外引流管

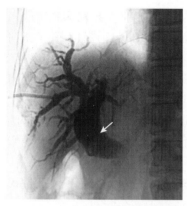

图 1-28　胰头癌合并低位胆道梗阻 PTBD 外引流术

（2）左侧胆管的穿刺引流推荐超声引导，左侧肝叶没有肋骨阻挡，便于超声引导，减少透视引导对患者和术者的照射损伤。

（3）经引流管造影，确认所有引流管侧孔均在胆管内，没有在肝实质内，否则会有血性胆汁（图 1-27、图 1-28）。

（4）内外引流管（图 1-29）可在外引流的同时实现内引流，减少胆汁引流出体外过多的不足，但部分患者会因为十二指肠液引流入肝内胆管，引起或加重肝内胆系感染，因此内外引流管需谨慎使用，建议进餐后 2 小时内关闭引流管。

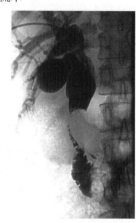
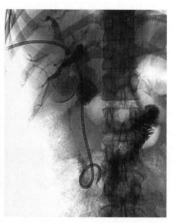

图 1-29　胆总管下段梗阻的内外引流术

（5）肝门胆管癌经常侵犯双侧二级胆管分支，往往需要双侧胆管引流或更多支胆管的引流术（图 1-30、图 1-31）。

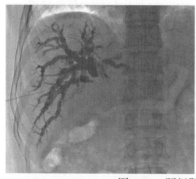
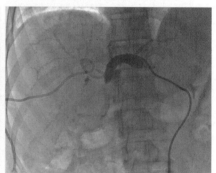

图 1-30　肝门胆管癌双侧外引流术

7. 并发症及处理

（1）胆道内出血和腹腔出血：一般胆道内血性胆汁可见于引流管植入后 24 小时内，24 小时后自动消失，如果持续引流血性胆汁，注意引流管侧孔的位置有没有在肝实质内，尤其是穿刺点接近肝门部时，引流管的部分脱出，容易进入肝实质内，造影复查可以证实，必要时调整引流管位置。

大量的胆管内出血和腹腔出血，常伴有腹痛，一般为穿刺动脉引起，多数伴血色素的快速下降及失血性休克的表现，多在术后数小时内发生，需急诊栓塞治疗，详见第十二章第一节。

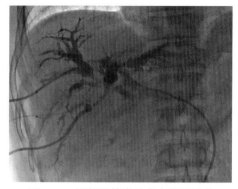

图 1-31　肝门胆管癌的多支外引流术

（2）迷走神经反射：部分患者在穿刺胆道和胆道内操作过程中，会出现迷走神经反射，表现出心率和血压的下降，严重者会引起心搏骤停，术中必须密切注意心电监测，及时给予阿托品以提升心率。

（3）败血症：PTBD 术后部分患者会出现高热寒战，多数是由有菌的胆汁在穿刺过程中一过性入血引起。预防要点：一是术前预防应用抗生素；二是胆管造影时注入对比剂不要太多，速度不要太快，注入对比剂前先尽量抽出淤积过多的胆汁。

（4）胆系感染：多在胆道梗阻基础之上发生，有效的胆管引流可以避免和缓解胆系感染的发生，但在引流不充分的情况下，仍有可能会存在胆系感染。另外，内外引流管在内引流的同时，部分十二指肠液会被引入肝内胆管，加重胆系感染，建议进餐后 2 小时内关闭引流管。

（5）气胸和血气胸：气胸和血气胸的发生多数是由于穿刺点位置偏头侧，引流管穿过胸膜腔所致，穿刺点位置选择很重要，建议 S5 ～ S6 段胆管分支穿刺，可以完全避免该并发症的发生。

（6）引流管位置移位：引流管移位多表现为引流不畅、血性胆汁及疼痛等。如果出现，复查胆道造影，及时调整引流管位置，保证内固定成袢良好，必要时体外皮肤缝合固定。

（7）引流管堵塞：分为引流管植入后近期堵塞（PTBD 术后 1 ～ 3 个月内）和远期堵塞（PTBD 术 3 个月以上）。引流管近期堵塞原因为：引流管成袢时打折或体外引流管打折、脓性或絮状胆汁沉渣堵塞引流管等。需针对不同的情况给予相应处理。引流管打折如为内固定成袢不良所致，需重新成袢。如体外打折，注意体外引流管固定位置和护理。絮状胆汁沉渣堵塞引流管，建议定期用生理盐水冲洗胆管。引流管远期堵塞原因为：引流管长期留置 3 ～ 6 个月及以上，引流管内壁胆色素沉积导致内腔逐渐变窄，引流不畅，需重新置换新的 PTBD 引流管，建议 3 ～ 6 个月更换 1 次。

（二）经皮胆管支架置入术

在经皮肝穿刺胆管引流术报道后不久，1978 年 Burcharth 和 Pereras 又报道经皮经肝途径置入内涵管，撤出外引流管，实现对胆管梗阻的完全内引流。随着外周血管支架的发展成熟，20 世纪 80 年代末，有报道将金属支架应用于胆管梗阻。90 年代后期镍钛合金支架 Wallstent 支架应用于胆管梗阻，并且发现金属支架内引流的效果明显好于内涵管。目前，国内外普遍认为可以采用金属支架替代胆管内涵管。

1. 适应证　进展期不可切除的恶性肿瘤如胆管癌、胆囊癌、胰腺癌、壶腹癌、胃肠道肿瘤腹腔转移等所致的梗阻性黄疸。

2. 禁忌证　同 PTBD 术。

3. 介入器械　胆管内支架多数是自膨式支架（图 1-32），包括 Wallstent、Strecker stent、Zilver stent（COOK）等，胆管支架的规格为直径 8 ～ 10mm，长度 6 ～ 10cm。

4. 术前准备 同 PTBD 术，一般先行 PTBD 引流术，减轻胆管梗阻后继发的水肿和缓解胆系的感染。

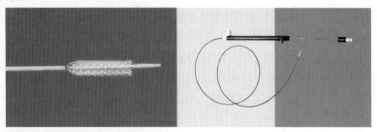

图 1-32 镍钛记忆合金管经激光镌刻 Amart stent 和 Zilver stent 释放系统

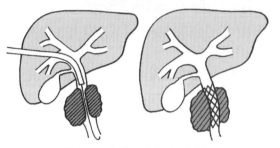

图 1-33 胆管支架置入示意图

5. 操作技术

（1）胆道穿刺步骤同 PTBD。

（2）长导丝和导管配合通过胆道狭窄。

（3）交换置入支架释放系统，准确定位下释放支架于狭窄段（图 1-33、图 1-34）。

（4）肝门部的梗阻多数需要双侧入路，置入 Y 形双支架（图 1-35），两个支架释放系统到位后才能释放支架。有时也可以单侧入路，放置反"7"字形双支架（图 1-36），即从右侧到左侧胆管放置一个支架，右侧胆管到胆总管放置一个支架。

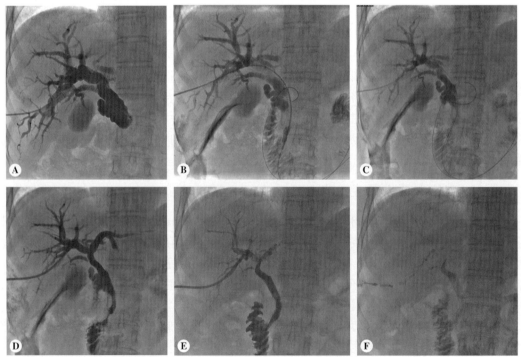

图 1-34 胰头癌胆管下段梗阻胆管支架置入术

患者，女性，67 岁，胰头癌梗阻性黄疸 2 周。A. PTBD 示胆管下段梗阻，肝内外胆管扩张；B. 导丝通过狭窄段胆管进入十二指肠，交换置入支架释放系统；C. 准确定位下释放 8mm×60mm 胆管支架 1 枚；D. 胆道造影复查示支架位置良好，部分扩张，留置 PTBD 管；E.1 周后胆道造影复查示支架膨胀良好，对比剂通过顺利；F. 撤出引流管，弹簧圈封闭穿刺道

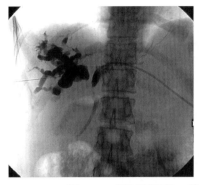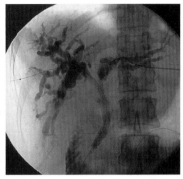

图 1-35　肝门胆管癌 Y 形双侧胆管内支架置入术

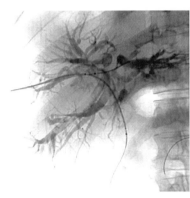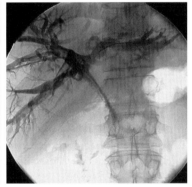

图 1-36　肝门胆管癌反 "7" 字形双侧胆管内支架置入术

（5）胆道造影复查，确认支架位置良好，膨胀良好，胆管恢复通畅。

（6）封闭穿刺道。如果为 1 ～ 2 周内新鲜穿刺道，一般需要封堵，2 周以上窦道形成，可以不封堵。

6. 注意事项

（1）首次进行 PTBD 时，导丝可能无法通过狭窄部位，必要时先引流 1 ～ 2 周，再次复查。PTBD 引流可减轻胆管梗阻后继发的水肿，缓解胆系的感染，使胆汁变得清亮，导丝也便于顺利通过狭窄部位。

（2）试图将导丝通过狭窄部位时应耐心寻找，动作轻柔，以提高成功率，防止胆道穿孔。

（3）如果肿瘤侵犯胆管的范围距离 Oddi 括约肌 1cm 以上，可以在括约肌之上放置支架，保留 Oddi 括约肌的功能，减少逆行性胆系感染的风险。

7. 并发症及处理　腹腔出血、迷走神经反射、败血症、气胸、血气胸等同 PTBD 术。

胆道支架的并发症主要是支架的再狭窄，尤其是胆管癌的支架成形术后，肿瘤沿着胆管壁生长，一般 3 ～ 6 个月会发生胆管的再次梗阻。有报道射频导管消融胆管内皮后再行支架置入，能提高支架的通畅时间至 9 个月。国内滕皋军教授研发的放射性粒子胆管支架，在打通胆管的同时进行胆管癌的内照射治疗，可控制肿瘤的生长，提高支架的通畅时间，没有此条件的中心采用胆管支架配合胆管粒子条的植入（图 1-37）也可起到部分作用。

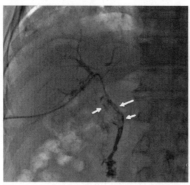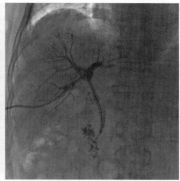

图 1-37　胆总管中段癌胆道支架置入术 + 胆管癌内放射性粒子条植入术

（王晓东）

参 考 文 献

Crosara Teixeira M，Mak MP，Marques DF，et al，2013. Percutaneous transhepatic biliary drainage in patients with advanced solid malignancies：prognostic factors and clinical outcomes. Journal of Gastrointestinal Cancer，44（4）：398-403.

Gao DJ，Hu B，Ye X，et al，2017. Metal versus plastic stents for unresectable gallbladder cancer with hilar duct obstruction. Digestive Endoscopy：Official Journal of the Japan Gastroenterological Endoscopy Society，29（1）：97-103.

Hameed A，Pang T，Chiou J，et al，2016. Percutaneous vs. endoscopic pre-operative biliary drainage in hilar cholangiocarcinoma-a systematic review and meta-analysis. HPB：The Official Journal of the International Hepato Pancreato Biliary Association，18（5）：400-410.

Hasimu A，Gu J P，Ji W Z，et al，2017. Comparative study of percutaneous transhepatic biliary stent placement with or without iodine-125 seeds for treating patients with malignant biliary obstruction. Journal of Vascular and Interventional Radiology，28（4）：583-593.

Inoue T，Naitoh I，Okumura F，et al，2016. Reintervention for stent occlusion after bilateral self-expandable metallic stent placement for malignant hilar biliary obstruction. Digestive Endoscopy：Official Journal of the Japan Gastroenterological Endoscopy Society，28（7）：731-737.

Jo JH，Chung MJ，Han DH，et al，2017. Best options for preoperative biliary drainage in patients with Klatskin tumors. Surgical Endoscopy，31（1）：422-429.

Lorenz JM，2016. Management of malignant biliary obstruction. Seminars in Interventional Radiology，33（4）：259-267.

Lucatelli P，Corradini SG，Corona M，et al，2016. Risk factors for immediate and delayed-onset fever after percutaneous transhepatic biliary drainage. Cardiovascular and Interventional Radiology，39（5）：746-755.

Nennstiel S，Weber A，Frick G，et al，2015. Drainage-related complications in percutaneous transhepatic biliary drainage：an analysis over 10 years. Journal of Clinical Gastroenterology，49（9）：764-770.

Park JS，Jeong S，Lee DH，et al，2016，A double-layered covered biliary metal stent for the management of unresectable malignant biliary obstruction：a multicenter feasibility study. Gut and Liver，10（6）：969-974.

Wagner A，Mayr C，Kiesslich T，et al，2017. Reduced complication rates of percutaneous transhepatic biliary drainage with ultrasound guidance. Journal of Clinical Ultrasound，45：400-407.

Wu TT，Li WM，Li HC，et al，2017. Percutaneous intraductal radiofrequency ablation for extrahepatic distal cholangiocarcinoma：a method for prolonging stent patency and achieving better functional status and quality of life. Cardiovascular and Interventional Radiology，40（2）：260-269.

Xu C，Huang XE，Wang SX，et al，2015. Comparison of infection between internal-external and external percutaneous transhepatic biliary drainage in treating patients with malignant obstructive jaundice. Asian Pacific Journal of Cancer Prevention，16（6）：2543-2546.

Yarmohammadi H，Covey AM，2016. Percutaneous biliary interventions and complications in malignant bile duct obstruction. Chinese clinical oncology，5（5）：68.

Yun JH，Jung GS，Park JG，et al，2016. Malignant hilar biliary obstruction：treatment by means of placement of a newly designed y-shaped branched covered stent. Cardiovascular and Interventional Radiology，39（4）：582-590.

第四节　肿瘤并发尿路梗阻的介入治疗

尿路梗阻的病因通常分为内因和外因。内在的梗阻原因主要是尿路结石的形成，还有部分少见的输尿管原发性肿瘤、血块或隐蔽的肾乳头坏死。外在的梗阻原因有盆腔或后腹膜良恶性肿瘤对输尿管的压迫、瘢痕组织牵拉压迫，还有较少的情况是因为变异的血管压迫。尿路梗阻合并有氮质血症或尿路感染时，病程中可无明显的临床症状，患者在 B 超、CT 或者 MRI 检查中可筛查出。恶性尿路梗阻需要与良性尿路梗阻鉴别。尿路梗阻的常用介入技术有经皮肾穿刺造瘘术、双 J 管内支架术和输尿管金属支架术。

一、经皮肾穿刺造瘘术

输尿管梗阻引起肾盂积水、肾功能损害，影响对肿瘤的化疗或手术治疗。1955 年，Goodwin 报道采用经皮肾造口术治疗肾盂积水，但未被广泛采用，直至 20 世纪 70 年代才被用于输尿管上尿路的转流，手术器械的改进、透视及 B 超的导引配合使手术成功率达90% 以上，并发症发生率明显降低。良性尿路梗阻的绝大部分原因在于尿路结石，对于这些病例，经皮肾穿刺造瘘术（percutaneous nephrostomy，PCN）不仅可以建立经皮取石的通道，还可以进行有效的减压直至对结石做进一步处理。通常直径小于 5mm 的小结石患者，进行适量的镇痛和补液保守治疗即可。对于有症状的直径大于 5mm 的结石患者，需要进行彻底治疗，包括进行 PCN 术。无论结石的位置在哪，同时要考虑到感染的可能性。还有些原因会引起上段尿路的梗阻，如肾盂部位手术后瘢痕形成、腹膜后纤维化等。PCN作为一种有创的诊断及治疗方法，用于良性尿路梗阻但并不作为常规临床应用。

常见恶性尿路梗阻是由上皮系统恶性肿瘤发展而来，通常预后不良，需要术前判断行PCN 还是其他治疗方法。文献报道进展期肾盂恶性肿瘤合并双侧输尿管梗阻情况的患者平均存活期为 4 ~ 7 个月；进展期膀胱癌伴尿路梗阻患者的生存期与之相似。

（一）适应证

1. 姑息性的 PCN　适用于那些原发肿瘤病情稳定，或肿瘤对于治疗有效，或待确诊及 PCN 预计可改善其生活质量的患者。

2. PCN　可用于有尿瘘或窦道形成的情况。尿液的渗漏可能发生在外科手术的吻合口，在这些情况下，为了促进窦道的愈合，需要进行临时的尿液外引流或尿道内支架置入术；有时窦道的产生是由于恶性肿瘤，需要行永久性的造瘘引流或完全封闭输尿管。

3. PCN 的其他适用范围　向收集系统输送药物或化学治疗如真菌的治疗，回收体外异物如断裂的导管，严重出血性膀胱炎需要冲洗和药物灌注。

（二）禁忌证

（1）严重的出血体质。
（2）肾结核。
（3）肾周脓肿。

（4）肾肿瘤。

（5）严重的高血压及心脏疾患。

（6）异位肾、游走肾、严重脊柱侧弯及过度肥胖为相对禁忌证。

（7）当泌尿系感染伴梗阻性病变时，应先造瘘引流，炎症控制后方可置入内涵管。

PCN 治疗时机的选择：对于革兰氏阴性杆菌尿脓毒血症患者，需要行急诊 PCN。通常这些患者出现低血压、白细胞增多、发热、腰痛等，通过紧急的 PCN 术，革兰氏阴性杆菌败血症的死亡率可由 40% 降低至 8%；另外，也可考虑逆行尿路支架置入术。对于氮质血症患者，需要行急诊 PCN 术。

标准的 PCN 手术成功率为 93% ～ 99%，但对肾盂非扩张型的患者，或复杂性结石，或有解剖变异和肾脏多发大囊肿，成功率较低。

（三）介入技术

1. 器械准备　Cope 穿刺系统或 Cook 公司 PTCD 穿刺系统、0.035in 软头硬质导丝、0.035in J 形血管导丝、7 ～ 10F 扩张器、5F 单弯导管或 Cobra 导管、7 ～ 10F 猪尾型外引流管、4 ～ 7F 双猪尾引流管、三通及引流袋、细菌培养试管及尿液细胞学送检瓶。

2. 影像引导设备

（1）透视导向：要求具有影像增强器，最好是 C 型臂装置或 DSA 装置，以便多方位观察。一般可看到肾的外形，通过骨性标志定出肾盂位置，如能在静脉内注入 5 ～ 10ml 对比剂则更佳，显示肾盂肾盏，否则在第 12 肋下脊柱旁 6 ～ 8cm 处进行穿刺。

（2）超声导向：实时超声扫描设备，配有穿刺探头。探头先作无菌处理，在超声实时观察下穿刺肾盂。也可与 X 线透视结合，便于造影观察。

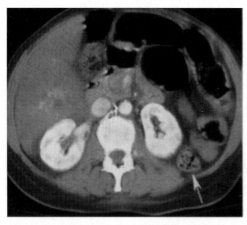

图 1-38　CT 扫描显示肾后位结肠。好发于肾的下极，而且常伴有明显的肠扩张

（3）CT 导向：对于肾盂无明显扩张者，可采用 CT 扫描定位，然后在 CT 引导下穿刺。根据 CT 扫描轴位图像确定穿刺层面和穿刺点，穿刺点皮肤标记后用 22G 针穿刺，一般进针 6 ～ 8cm 可进入肾盂，拔出针芯有尿液流出即是（图 1-38）。

3. 穿刺径路与体位　一般患者取俯卧位。理想的引流术常选择中、下部的后侧肾盏，即 Brodel 无血管区，穿刺针通过肾盏或肾盏与漏斗部交界处。因后侧方肾表面距肾盂的距离最远，可以避免尿瘘。在第 12 肋以下穿刺一般均可避开胸膜，但为了取石或放置内涵管，可在第 12 肋上方穿刺。穿刺时局部麻醉下嘱患者屏气。

4. 引流技术

（1）穿刺成功后，退出针芯，先抽出尿液 10 ～ 20ml 送细胞学及细菌学检查。

（2）注入 10 ～ 20ml 对比剂行肾盂输尿管造影，确认穿刺位置是否适合。

（3）将 0.018in 细导丝送入肾盂输尿管，退针，沿导丝送入 Cope 穿刺系统，当套管进入肾盏后退出金属管，然后继续向前推进 6.3F Teflon 套管，否则金属套管可能损伤肾盂。

（4）退出细导丝，交换 0.035in 软头硬质导丝，用扩张器扩张穿刺通道。

（5）拔出扩张器，沿导丝送入猪尾型外引流管。

（6）注入对比剂，确认引流管位置。引流管体外皮肤缝线固定，外接引流袋（图 1-39）。

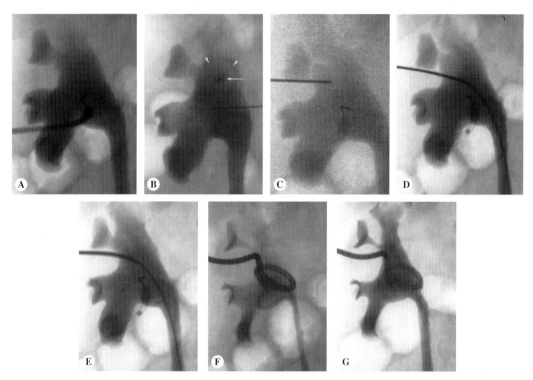

图 1-39　经皮肾穿刺造瘘术的基本技术

A.患者在俯卧位时，造影提示原双 J 管堵塞；B.从 25°外侧斜切口，后上极为穿刺点，22G 穿刺针定位穿刺点（箭头）；C.垂直进针，预先估计穿刺深度避免贯穿肾盂；D.导丝进入肾盂至输尿管远端；E.依次扩张穿刺道 8F；F.缩紧引流管固定线，成襻固定于肾盂内；G.肾盂造影确认肾造口管位置，避免引流管张力过紧

（四）并发症及处理

PCN 的并发症可分为全身性并发症和局部并发症。

1. 全身性并发症　较常见，严重时导致死亡的全身性并发症是败血症。在 PCN 操作过程中，肾盂内的压力持续增加，不单是因为导丝和导管的操作，也是对比剂不断注入肾盂时，感染的尿液反流入体循环中所致。因此，对于脓毒血症的发生频率来说，PCN 是一个重要原因。在 PCN 过程中，肾盂的过度扩张可能导致感染性休克。最有效地预防这类并发症发生的方法是导管放置后尽快为收集系统减压，对于有感染可能的肾盂只能注射小剂量的对比剂。在 PCN 术中或术后感染情况的发生与其手术操作时间的长短有一定相关性。据文献报道，在 454 例 PCN 患者中有 4 例发生感染并发症（1.3%），这些患者有严重的感染性休克症状，包括寒战和低血压，所以，术后常规生命体征的监测有利于早期处理并发症。另外，也有研究报道表明，没有尿路结石的患者，败血症发生率为 1.8%，包括 190 例患者做了 297 例次 PCN，但是在确定是肾脓肿的患者中，感染性休克发生率高达 7%。为了预防败血症发生，推荐常规应用抗生素。通常导致感染的原因是革兰氏阴性菌如大肠杆菌、变形杆菌、克雷伯菌和肠球菌等，预防性治疗使用一代头孢唑啉即可。对于明显的感染，建议庆大霉素和头孢唑啉联合用药。尿路感染的风险因素包括较高的年龄、糖尿病、结石、菌尿、输尿管导管介入和留置导管。

有关感染并发症如介入手术后的寒战、PCN 术后的不明原因发热是否归因于手术的医疗报道并不多，可能是因为感染的条件致病菌比较常见。

其他全身性的并发症可能由俯卧的姿势引起。俯卧姿势可能导致呼吸抑制，也可能是由于麻醉剂和镇静剂的关系。此类并发症的发生率尚不明确，但每个 PCN 操作者必须注意观察患者的呼吸状况，在围手术期对患者的生命体征进行监护。有报道，在腔内泌尿系统手术中出现空气栓塞引起的呼吸衰竭，但是，在介入手术肾脏造瘘中的发生率很低。

2. 局部并发症　发生最多的局部并发症是出血。出血可能是由于穿刺时选择从肋间进入而损伤到了肋间血管，可能是动脉出血或者静脉出血。通常血块会引起集尿系统的堵塞，但不会是完全梗阻。多数情况下，静脉出血不会致命，输血是纠正贫血的方法之一。动脉出血可能来自于某个肾段的分支和肋间动脉，且比较严重。若选择较高位置的肾盏穿刺，其附近的终末血管可能受损，出血沿着穿刺通道，或者形成周围血肿，或者由肋间动脉形成假性动脉瘤。此类并发症的发生是可以避免的，肋间动脉走行在肋骨间沟中，穿刺中可以应用 B 超避开肋间动脉。

肾动脉分支损伤可导致动静脉血管瘘、假性动脉瘤形成或动脉 - 肾盏瘘。通常，此时集尿系统被血块充满，患者因为集尿系统的过度扩张而感到绞痛。动脉出血可为间断性，导致引流导管间歇性堵塞。动脉出血也可能导致腹膜后血肿，在严重的情况下，尽早找出损伤动脉同时输血，有助于稳定患者的病情，但是建议尽早行动脉造影，以确定最终的动脉出血来源。有研究发现，出血率和凝血之间有一定的相关性，输血诱发再次出血发生率在非凝血机制异常的患者中发生率为 2%，而在凝血机制异常 [延长的 PT 或活化部分凝血活酶时间（APTT）] 患者中发生率上升至 4%，故在所有患者进行 PCN 术前，必须纠正凝血异常。

应对出血的措施：

（1）经皮肾造瘘后 2 ～ 3 天内出现血尿是正常的，尿液一般会逐渐变清。如果持续出血，可能需要再次造影检查。出血最简单的原因可能是导管的位置问题，导致静脉与导管侧孔开口直接相通，重新放置导管即可解决问题。

（2）穿刺窦道的造影有助于鉴别出血的来源。用血管鞘（5F）和超滑导丝置入输尿管内，然后从鞘管内缓慢地注入对比剂，在此步骤中固定导丝，同时回撤血管鞘。如果出血部位在鞘道周围，对比剂可以清楚显示损伤血管，同时可以填塞出血的动脉或静脉。

（3）通常动脉出血的部位通过 DSA 检查可以发现，若上述通过鞘管的窦道造影没有找到出血部位，而临床症状表明动脉出血可能存在，下一个步骤就是进行经皮动脉造影。通常 DSA 可显示假性动脉瘤或动静脉瘘，若用造瘘导管进行造影未发觉异常，再经肾动脉造影，此时被填塞的潜在渗血动脉可能会显现。如果能定位动脉出血点，利用微导管进行动脉栓塞术。常用的栓塞材料有 PVA 颗粒、明胶海绵和栓塞弹簧圈。弹簧圈能对出血动脉进行精确的定位，而减少其他正常肾实质的异位栓塞（图 1-40）。

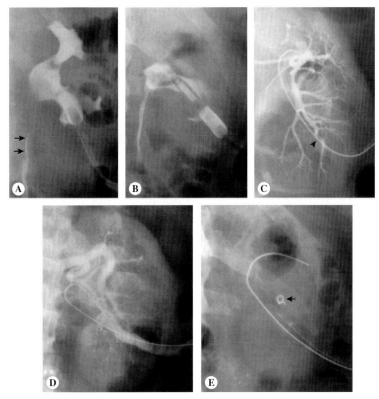

图 1-40　血管损伤的治疗

患者经皮肾造瘘管内取石，退出造瘘管过程中，出现大量血尿外漏，迅速经肾穿刺道内置入球囊导管封堵穿刺道。A. 对比剂注射显示肾盂充盈缺损和输尿管的线状缺损（箭头），代表血块；B. 将导管取出，球囊导管封堵窦道；C. 行血管造影，肾动脉的造影提示肾动脉腹支之一的不规则区域（箭头），表示损伤血管；D. 经皮肾盂造影，显示肾盏边界模糊；E. 栓塞血管（箭头），术后尿液引流正常

　　曾有学者分别将大口径与小口径穿刺针穿刺引起的出血并发症作比较，研究结果表明，两种穿刺针导致出血的概率没有显著区别。

　　对于 PCN 手术，肠道损伤是少见的并发症。有报道称在 PCN 术中出现了肾盂 - 肠道瘘的并发症。位于后腹膜区肾脏位置的结肠，会增加 PCN 术肠道损伤的风险（图 1-37）。对于此类并发症通常采用保守治疗，包括充分的尿液引流、造瘘管的重新置入、肠外营养、抗生素的应用。

　　若仅进行 PCN 术，胸腔部位的并发症如气胸、脓胸、胸腔积血、胸腔积液的发生率为 0.1% ～ 0.2%。通常复杂的内镜下泌尿道手术，如内镜下肾盂（近肾上极）切开取石术，故而采取肋间位置穿刺。此类经胸腔部位通道穿刺的并发症会上升至 8% ～ 12%。

　　肾盂损伤的情况可能在扩张穿刺通道或导管置入时发生，通常此类并发症的发生率约为 1%。由于对比剂的外渗可导致肾盏部位模糊不清，固定导丝维持穿刺通道非常重要。治疗的方法包括长期肾脏引流或输尿管内支架置入术。

　　还有一些临床报道将导管的移位和堵塞视为并发症，其实这些情况属于技术问题，而不是并发症，导管的移位是较常见的，脂肪多的患者比瘦小的患者更易发生导管移位。可以应用以下两种方法减少该情况发生：一是将导管缝合在皮肤上，这是最安全的固定方式，但是在导管进入部位的皮肤炎症较多见；二是使用带固定线的引流导管，但这些导管的缺点是，导管内腔中含同轴的固定线，会出现导管内的尿液结晶引起堵塞。对于长期造瘘患者，文献报道每 6 天更换 1 次导管，在实际应用中可延长至 1 个月更换，如果适当护理，每日冲洗引流管，可延长至 2～3 个月更换。如果导管出现移位或引流不畅，需要尽快再次置入导管术。

二、双 J 管内支架术

1978 年 Finney 等首次介绍双 J 输尿管支架，自此输尿管支架置入术成为泌尿科手术的常规技术。输尿管支架主要用于尿石症的辅助治疗，以减轻各种良性和恶性的梗阻、促进输尿管的恢复及治疗尿外渗。双 J 输尿管支架是各种良性和恶性泌尿系统疾病治疗中最常用的工具，可通过逆行经膀胱路线，或经皮顺行置入，大多数都是先尝试通过逆行膀胱镜置入，该逆行路线方式优先于经皮顺行方式，主要是因为前者避免了 PCN 潜在的并发症。然而，对于一些患有肾盂、膀胱、前列腺恶性肿瘤的患者，逆行置入导管非常困难，甚至是不成功的。有报道在 92 例患者中，良性内在的梗阻患者逆行支架置入术的成功率为 94%，恶性的梗阻患者，逆行通路的成功率只有 73%。另有报道，65 例因肾盂恶性肿瘤的尿路梗阻患者，其逆行置入支架术的成功率仅 21%，而顺行双 J 支架术插入的成功率为 88%～96%。据目前的研究结果，尚无随机的顺行与逆行双 J 管置放的对照研究报告。输尿管支架是各种良性和恶性泌尿系统疾病治疗中最常用的工具，然而支架的使用经常伴随一些并发症，如皮壳形成、感染、疼痛、置管后不适、支架移位或失效等。这些并发症在很大程度上会影响患者的治疗效果和生活质量。

（一）适应证

用以减轻良性和恶性的尿路梗阻。最常见的是用于结石的治疗，或者用于治疗输尿管瘘时作为维持口径和引流窦道的作用。

（二）禁忌证

输尿管支架经常作为引流管腔的通道，因此若考虑置入输尿管支架，必须排除膀胱以下尿路的梗阻；有小肠膀胱瘘及尿失禁的患者不能置入支架。对于神经性膀胱，因为膀胱内的压力和回流，也无明显改善；对于泌尿系统恶性肿瘤患者，内支架会因为机械性地刺激肿瘤导致经常性出血。因此，进行输尿管内支架来治疗输尿管梗阻时，术前应行膀胱镜检查。

顺行输尿管支架置入术禁忌证：肾盂积脓、PCN 术后大出血。

（三）操作技术

（1）经皮输尿管内支架置入通常需要局部麻醉和镇静。所有的支架置入位置为上极或中间位置的肾盏。虽然通过肾盂下极并不妨碍顺行支架置入，但是这种方法有时导致支架或导丝推送困难。通常，在成功施行简单的 PCN 术 2～3 天后，再利用导丝进行顺行的内支架置入术。使用血管鞘管有助于确保穿刺通路的准确，同时还可以通过该鞘管注入对比剂，在介入手术过程中进行输尿管显影，若交换导丝及导管，也很容易通过梗阻的输尿管到达膀胱。

（2）确定恰当的双J支架的长度。将双J支架远端推送至膀胱内，然后推杆将支架尖端推回到肾盂，近端固定于肾盂中上极内，两个弯曲部分间的距离就是确切的双J支架的长度。在整个过程中，外鞘管必须固定在肾盂内。多数情况下，在导丝的引导下，双J支架很容易置入。对于极端狭窄的输尿管，可用5～7mm的球囊导管来扩张输尿管的狭窄（图1-41）。

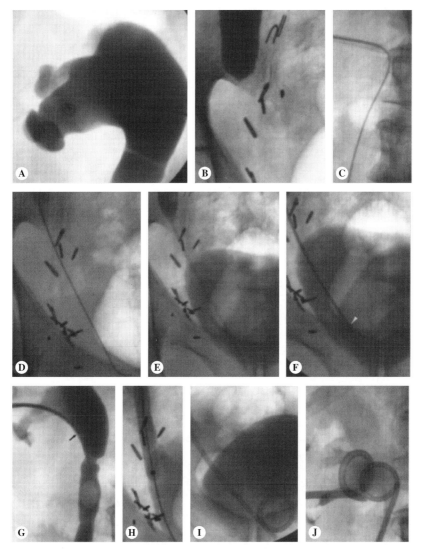

图1-41　患者术后输尿管梗阻，经球囊扩张和放置输尿管支架治疗

A.顺行肾盂穿刺造影显示肾积水；B.顺行输尿管造影显示在远端输尿管狭窄，完全性狭窄，先予以外引流；C.经过1周的外引流，导丝探查过狭窄段；D.通过导丝及导管交换技术，通过输尿管远端狭窄段至膀胱内；E.对比剂注射证实膀胱内导管的位置；F.导丝及导管通过输尿管膀胱交界的部位（箭头）标记；G.导丝退至肾盂输尿管连接部的水平（箭头），测算输尿管的长度，选择支架长度；H.输尿管完全性狭窄，予以球囊扩张利用支架通道；I.沿导丝置入7F（长度28cm）双J管，远端环盘曲于膀胱中；J.双J管近端环盘曲于肾盂内，同时留置肾造瘘外引流管置入肾盂内，充分外引流血块或组织碎屑，12小时后拔除引流管，或肾造瘘管夹闭确保顺行尿流引流。造瘘管拔除时应该在透视观察下，防止与支架相互缠绕导致支架移位

（3）当双J管远端到达膀胱而近端到达肾盂时，拉出导丝和导管的推杆。当确保其确实固定在肾盂内时，导丝才能从双J管的近端回撤。然后，保持导丝仍在肾盂内，导管的推杆拉出来，置入造瘘管。通过肾盂造影，确保导管的位置和功能，确保双J支架的远端是卷曲的，而且位于膀胱输尿管开口附近，而双J支架的近端很好地固定在肾盂里。通常术后2天可以拔除肾造瘘导管。当通过肾盂造影检查对比剂能顺利通过双J支架且患者没有并发症时，可以拔掉外引流管。有报道表明顺行输尿管内支架置入技术成功率为88%。

在特殊情况下，如有输尿管严重痉挛，插入7F以上的双J支架较困难，这些情况视为一过性输尿管梗阻。此时，建议使用更细的4F导管通过输尿管梗阻，尼龙材质的导管占有优势，既具有刚性，推动性又好。小口径导管放置2～3天后，再置换较粗的双J支架就容易了。如果上述情况导丝仍然无法通过狭窄段，只能长期留置肾盂引流管。

（四）并发症及处理

1. 血尿　轻度血尿通常是由刺激尿路上皮所致。若发生更严重血尿，建议膀胱镜排除肿瘤侵蚀支架的可能。大量血尿，以间歇性为特征，原因可能是输尿管动脉瘘，瘘可能是髂总动脉或髂内动脉和输尿管。诱发因素：输尿管支架长期置放、广泛盆腔手术或有盆腔放疗史等，可以首先处置原发疾病，再对症处理。

2. 上行尿路感染和感染性脓尿　感染并发症可能是因为受感染的尿液不可避免地逆流入肾盂。支架对于人体来说是一种异物，对于已有尿路感染的患者，支架置入应延迟（图1-42）。考虑到尿路感染增加的风险，推荐缩短支架放置的时间，并对高危患者进行预防

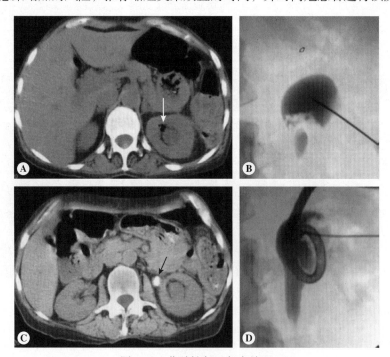

图1-42　化脓性肾盂肾炎处理

A.左肾上部CT扫描显示左肾盂内有气体（箭头）。B. CT扫描在稍低的水平也显示气体及左输尿管上短充盈缺损结石。用石头作为标志，后路直接穿刺左肾盂。C.造影显示左肾盂内的气体（箭头），以及肾盂上方结石碎片，提示化脓性肾盂肾炎。D.显示12F肾造瘘管，用来减压引流防止感染扩散。在这种情况下，肾造瘘置管通常比逆行支架置入更有效

抗菌治疗。在这方面，必须要考虑到有全身性疾病的患者由于先前的抗菌治疗，造成其携带耐抗生素菌株的风险大大提高。因此，高效的抗生素预防治疗方案应该具有患者特异性，需仔细考虑患者的用药史和既往抗生素的使用情况。

3. 支架的位置不当　支架长度的正确测量能确保正确的支架放置。双 J 支架近端的头应蜷缩在肾盂，远端头应在膀胱。如果在膀胱的节段过长，膀胱三角区可能会持续受机械性刺激，造成持久性排尿困难和尿急，可通过膀胱镜轻易地调整。有难度的是不常见的近端支架移位，有报道称其发生率为 1%～4.2%。近端支架移位的处理需要经输尿管镜行逆行支架取出。

4. 尿结晶　尿结晶的形成是影响支架通畅的主要原因之一，结晶尿成分沉积于支架内外表面，从而引起支架引流不畅。因此，应定期进行支架更换。建议膀胱通路的支架每 3 个月更换 1 次。

5. 穿孔　输尿管的穿孔并发症很少见，若发生穿孔，应放置肾盂造瘘管，充分引流尿液，择期进行输尿管支架的置入（图 1-43）。

据文献报道，顺行输尿管支架置入主要并发症的发生率为 2%～4%。

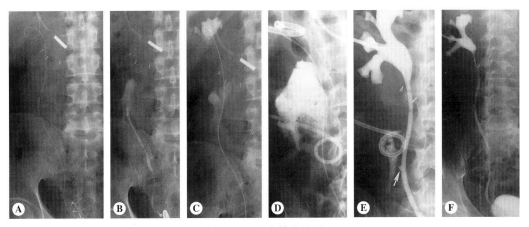

图 1-43　肾瘘管的处理

A. 刀刺伤导致的右侧输尿管断裂，主要是手术重建输尿管。B. 原先手术留置输尿管支架滑脱。逆行输尿管造影显示对比剂在手术修复部位外漏。C. 1 个 4F 导管重新通过断裂输尿管处，持续有尿液从侧面伤口漏出。D. 肾造瘘管置入肾盂内。另外，再置入 1 根引流管导管到侧面的伤口的积液处。E. 导管顺行通过输尿管损伤的部位进入膀胱，置入内引流支架。4 周后评估，输尿管造影显示位于中段有输尿管瘘口（箭头）。F. 10 周后，取出输尿管支架，经肾造瘘管造影显示输尿管损伤完全愈合，无外漏

三、输尿管金属支架术

留置的双 J 输尿管支架需要定期更换和支架闭塞是常见的问题，尤其对于外压性输尿管梗阻的患者，金属支架是合适的选择之一。但输尿管金属支架初次放置后的通畅度有限，有 50% 的患者因支架堵塞可能需要再次介入。在支架置入后的早期阶段，黏膜水肿可影响其通畅性，后期黏膜增生可能导致支架闭塞。另一方面，金属支架有利于膀胱镜下作为金属标记来更换双 J 输尿管支架，尤其是对于输尿管严重狭窄患者的再次更换双 J 管有利。

对有输尿管特殊型阻塞如完全闭塞患者使用金属支架，通常辅助以留置双 J 支架。对于盆腔原发或者转移性肿瘤的患者，置入携带碘 -125 粒子输尿管内照射支架不仅能开通输尿管狭窄，同时能对引起输尿管梗阻的肿瘤起到一定的杀伤作用。

　　总体而言，泌尿系统的介入治疗对于尿路梗阻的治疗十分有效，技术简单且成功率较高，特别是联合膀胱镜下的逆行法和经皮顺行法，大大增加了梗阻输尿管的开通成功率，把需要常规有创手术的患者转入微创治疗，不仅缩短了住院时间，还减轻了患者的痛苦和经济负担。

（王忠敏　夏　宁　程永德）

参 考 文 献

Assimos DG, 1996. Surgical anatomy and guidelines to surgical management//Coe FL, Favus MJ, Pak CYC, et al, Kidney stones: medical and surgical management. Philadelphia, Pa: Lippincott-Raven, 501-520.

Banner MP, 1998. Radiologic Interventions: Uroradiology. Baltimore, Md: Williams & Wilkins, 3-27, 47-8, 73-77, 96-127, 128-138.

Barbaric ZL, 1984. Percutaneous nephrostomy for urinary tract obstruction. AJR Am J Roentgenol, 143: 803-809.

Bhattacharjya T, Kumaradevan J, Watkinson AF, 2000. Percutaneous nephrolithotomy: state of the art. Semin Intervent Radiol, 17: 341-349.

Bing KT, Hicks ME, Picus D, et al, 1992. Percutaneous ureteral occlusion with use of Gianturco coils and gelatin sponge. Ⅱ. Clinical experience. J Vasc Interv Radiol, 3: 319-321.

Bjarnason H, Ferral H, Stackhouse DJ, et al, 1994. Complications related to percutaneous nephrolithotomy. Semin Intervent Radiol, 11: 213-225.

Cochran ST, Barbaric ZL, Lee JJ, et al, 1991. Percutaneous nephrostomy tube placement: an outpatient procedure?. Radiology, 179: 843-847.

Cope C, 1982. Conversion from small (0.018 inch) to large (0.038 inch) guide wires in percutaneous drainage procedures. AJR Am J Roentgenol, 138: 170-171.

Dyer RB, Assimos DG, Regan JD, 1997, Update on interventional uroradiology. Urol Clin North Am, 24: 623-652.

Farrell TA, Hicks ME, 1997. A review of radiologically guided percutaneous nephrostomies in 303 patients. J Vasc Interv Radiol, 8: 769-774.

Ferral H, Stackhouse DJ, Bjarnason H, et al, 1994. Complications of percutaneous nephrostomy tube placement. Semin Intervent Radiol, 11: 198-206.

Gaylord GM, Johnsrude IS, 1989. Transrenal ureteral occlusion with Gianturco coils and gelatin sponge. Radiology, 172: 1047-1048.

Gerspach JM, Bellman GC, Stoller ML, et al, 1997. Conservative management of colon injury following percutaneous renal surgery. Urology, 49: 831-836.

Goodwin WE, Casey WC, Woolf W, 1955. Percutaneous trocar (needle) nephrostomy in hydronephrosis. JAMA, 157: 891-894.

Hopper KD, Sherman JL, Williams MD, et al, 1987. The variable anteroposterior position of the retroperitoneal colon to the kidneys. Invest Radiol, 22: 298-302.

Jenkins AD, Tegtmeyer CJ, 1981. Percutaneous transrenal placement of indwelling ureteral catheters. J Urol, 126: 730-733.

Kessaris DN, Bellman GC, Pardalidis NP, et al, 1995. Management of hemorrhage after percutaneous renal surgery. J Urol, 153: 604-608.

Lang EK, 1987. Percutaneous nephrostolithotomy and lithotripsy: a multi-institutional survey of complications. Radiology, 162: 25-30.

Lask D, Abarbanel J, Luttwak Z, et al, 1995. Changing trends in the management of iatrogenic ureteral injuries. J Urol, 154: 1693-1695.

Lee WJ, Smith AD, Cubelli V, et al, 1986. Per-cutaneous nephrolithotomy: analysis of 500 consecutive cases. Urol Radiol, 8: 61-66.

Lee WJ，Smith AD，Cubelli V，et al，1987. Complications of percutaneous nephrolithotomy. AJR Am J Roentgenol，148：177-180.

LeRoy AJ，May GR，Bender CE，et al，1984. Percutaneous nephrostomy for stone removal. Radiology，151：607-612.

Lucey B，McGrath FP，Fotheringham T，et al，2000. Miscellaneous visceral renal intervention. Semin Intervent Radiol，17：367-372.

Maher MM，Fotheringham T，Lee ML，2000. Percutaneous nephrostomy. Semin Intervent Radiol，17：329-339.

Millward SF，2000. Percutaneous nephrostomy：a practical approach. J Vasc Interv Radiol，11：955-964.

Mitty HA，Train JS，Dan SJ，1986. Placement of ureteral stents by antegrade and retrograde techniques. Radiol Clin North Am，24：587-600.

Monga M，Smith R，Ferral H，et al，2000. Percutaneous ablation of calyceal diverticulum：long term follow-up. J Urol，163：28-32.

Narasimham DL，Jacobsson B，Vijayan P，et al，1991. Percutaneous nephrolithotomy through an intercostal approach. Acta Radiol，32：162 -165.

Orons PD，Zajko AB，1995. Angiography and interventional aspects of renal transplantation. Radiol Clin North Am，33：461-471.

Papanicolaou N，1995. Renal anatomy relevant to percutaneous interventions. Semin Intervent Radiol，12：163-172.

Picus D，Weyman PJ，Clayman RV，et al，1986. Intercostal space nephrostomy for percutaneous stone removal. AJR Am J Roentgenol，147：393-397.

Scatorchia GM，Berry RF，2000. A review of renal anatomy. Semin Intervent Radiol，17：323-328.

Segura JW，Patterson DE，Leroy AJ，et al，1985. Percutaneous removal of kidney stones：review of 1000 cases. J Urol，134：1077-1081.

Seymour H，Patel U，2000. Ureteric stenting：current status. Semin Intervent Radiol，17：351-365.

Skoog SJ，Reed MD，Gaudier FA Jr，et al，1985. The posterolateral and retrorenal colon：implications in percutaneous stone extraction. J Urol，134：110-112.

Stables DP，1982. Percutaneous nephrostomy：techniques，indications，and results. Urol Clin North Am，9：15-29.

Stables DP，Ginsberg NJ，Johnson ML，1978. Percutaneous nephrostomy：a series and review of the literature. AJR Am J Roentgenol，130：75-82.

Streem SB，1994. Endourological management of urological complications following renal transplantation. Semin Urol，12：123-133.

van Arsdalen KN，Banner MP，1998. Percutaneous management of pyelocalyceal diverticula//Banner MP，Radiologic Interventions：Uroradiology. Baltimore，Md：Williams & Wilkins，89-95.

Zagoria RJ，Dyer RB，1999. Do's and don't's of percutaneous nephrostomy. Acad Radiol，6：370-377.

第五节　肿瘤继发气管、支气管狭窄的介入治疗

气管 - 支气管狭窄、阻塞多继发于肿瘤（包括原发性气管肿瘤和邻近肿瘤压迫侵犯）、慢性炎症、放射线治疗后，少数继发于外伤、医源性损伤和肺移植术后。从同时解除气道阻塞和根治原发疾病考虑，一般应首选外科治疗，其次为经纤维支气管镜途径治疗（如激光治疗）。介入治疗技术 [球囊扩张和（或）支架置入] 可用于无手术适应证和不能行支气管镜治疗的患者。介入治疗技术在气管的运用和发展为解除气管狭窄提供了简单、安全、迅速的治疗方法，其中球囊扩张成形术和气管内支架成形术是目前应用最广泛的介入治疗方法。

一、肿瘤继发气管、支气管狭窄的病因及病理生理

（一）病因

气管、支气管狭窄大体上可分为良性狭窄和恶性狭窄两种，超过 75% 的狭窄由恶性

肿瘤导致，包括气管原发恶性肿瘤，如鳞癌、腺癌、腺样囊性癌、肉瘤、恶性淋巴瘤等，其他脏器的肿瘤转移及食管、甲状腺癌的直接压迫或侵犯气管、主支气管。

（二）病理生理

各种病因导致的气管、支气管狭窄可引起呼吸困难、阻塞性肺炎、肺不张及严重的低氧血症等一系列病理生理改变，严重时甚至可能直接威胁患者的生命。

1. 呼吸困难　呼吸道阻塞或狭窄致气道阻力增加，表现为呼吸困难。吸气性呼吸困难常见于胸外气道阻塞，吸气时气体经阻塞部位引起压力下降，使气道内压明显低于大气压，导致狭窄加重，呼气时气道内压大于大气压，阻塞可减轻，患者表现为吸气性呼吸困难；呼气性呼吸困难可见于胸内大气道阻塞或小气道阻塞，吸气时胸膜腔内压下降，气道内压大于胸膜腔内压而减轻阻塞，用力呼气时则胸膜腔内压升高，压迫气道使呼吸困难加重。

2. 阻塞性肺炎　气管、支气管狭窄或阻塞导致分泌物不能排出，合并细菌感染，使肺泡壁毛细血管通透性增加，渗出增加，并通过肺泡间孔或呼吸细支气管向邻近肺组织蔓延，波及一个肺段或整个肺叶。

3. 肺不张　当气道发生阻塞后，受累部分肺组织中的血管床开始吸收空气使肺泡逐渐萎陷。空气吸收使胸腔内负压增高，促使毛细血管渗漏，液体潴留于不张肺的间质与肺泡中。

4. 低氧血症　是指动脉血氧分压＜60mmHg或血氧饱和度＜90%。气管、支气管狭窄或阻塞导致通气障碍，或合并阻塞性肺炎、肺不张时，发生缺氧和二氧化碳潴留，进而发生呼吸衰竭。

二、气管、支气管狭窄的临床表现及诊断

当患者病史具有明显的呼吸困难，且呈进行性，伴咯血情况，或具有与体位关系明确的症状或喘鸣体征，中心性气道狭窄病变诊断会比较容易。发生在气管或支气管的狭窄性病变，若起病隐匿，病情发展缓慢，且患者适应了逐渐加重的呼吸道阻塞，即使阻塞程度很重，诊断可能会有一定困难。症状的严重程度与气道狭窄阻塞程度相关，当气道腔阻塞接近正常的50%时，可出现劳累时呼吸困难；当气道阻塞大于75%时，则出现静息时呼吸困难和喘鸣。由于气道阻塞会导致痰液排出困难而危及患者生命，所以必须尽快明确诊断，包括病变定位、定性及病情严重程度。

气管狭窄最常见的临床表现有呼吸困难、咳嗽、喘息，还可见咯血、阻塞性肺炎、肺不张等，严重的狭窄常导致患者窒息或肺部感染无法控制而死亡。根据这些症状并结合病史，诊断气管狭窄并不困难，但是，介入治疗前还是有必要行气管镜和CT检查，这样，不仅可以了解狭窄的原因，还可以观察气管腔内情况和显示气管支气管树的三维结构，测量气管直径，评价狭窄远端气管情况，同时能显示病灶或病变气管远端肺组织充气情况。

肿瘤继发气管、支气管狭窄的诊断要点包括：

（1）恶性肿瘤病史。

（2）呼吸困难、咳嗽、喘息、咯血等症状，合并阻塞性肺炎者可伴有发热等感染症状。

（3）胸部影像学检查可见肿瘤压迫或侵犯导致的气管、支气管狭窄，同时可有肺实

变或阻塞性肺炎。

三、气管、支气管狭窄的实验室及影像学检查

（一）支气管镜检查

支气管镜检查可以明确气管、支气管狭窄的类型（腔内生长型或腔外压迫型或两者均有）、病因等重要资料，是最重要的检查方法。

（二）肺功能检查

肺功能检查是气管、支气管狭窄的重要检查方法之一，对于鉴别呼吸困难的原因、评估病情的严重程度有重要的指导意义。

（三）影像学

1. 胸部 X 线　普通 X 线检查不容易确定气管、支气管狭窄，而气管断层摄影可以清楚地显示狭窄的部位、程度、长度和形态。

2. 胸部 CT　CT 检查对于气管、支气管疾病具有非常高的诊断价值，对于显示气管狭窄部位、程度、长度有明显优势，同时可以了解狭窄周围的情况。

3. MRI　由于空间分辨率较低，MRI 对病变及正常气管支气管的显示均不如 CT。

4. 支气管造影　支气管造影虽然可以直接显示气管影像，但是，由于其操作复杂，已经被 CT 代替。

四、气管、支气管狭窄的介入治疗

目前，手术切除病变或对受累气管、支气管进行重建仍是气管狭窄首选的治疗方法，然而，绝大多数患者由于病变进展、范围广泛或者存在手术禁忌而不能行手术治疗。此外，气管狭窄出现症状时往往需急症处理，在介入治疗方法出现之前，这些患者绝大多数死于窒息。支气管内镜下挖除腔内肿瘤是最快速有效的局部治疗方法，辅以激光汽化疗法、光动力疗法、冷冻疗法或气管内近距离放射治疗等，可以延长缓解期，但是这些方法起效慢，不能立刻缓解梗阻症状，且对于腔外压迫病变效果差。在介入治疗方法中，球囊扩张成形术和气管内支架置入术可以快速、安全、有效地缓解致命的气管梗阻，因而得到广泛的应用。

（一）球囊扩张成形术

气管球囊扩张成形术的原理是反复用较高的恒定的扩张压力将狭窄的气管扩张，使狭窄部位的气管全周产生多处纵向小裂伤，裂伤处被纤维组织充填，从而达到狭窄部位扩张的目的。多数气管狭窄可以用球囊扩张成形术，其方法简单、安全、见效快，不需全麻，不需要特殊设备和复杂技术，相对于外科手术和支架置入等其他方法更加经济、安全、创伤小，因此，可作为各种病变所致的良性瘢痕性气管狭窄的首选治疗方法。其不足之处主要是，为达到满意效果，需反复进行。

1. 适应证 球囊扩张成形术适用于各种原因引起的中心气道纤维性或非纤维性狭窄，包括：①创伤性气道狭窄，如肺移植或支气管肺癌肺叶切除术后吻合口狭窄、长期气管内插管或气管切开所致管腔狭窄、外伤、吸入毒性烟雾或烧伤、气管内介入治疗后及异物反应等所致管腔狭窄；②支气管内膜病变，如结节病、结核、支气管淀粉样变、韦格纳肉芽肿所致管腔狭窄；③先天性病变所致管腔狭窄；④良、恶性肿瘤所致气道狭窄。

2. 禁忌证

（1）一般情况极差、体质十分虚弱者。

（2）心肺功能严重受损、近期发生心肌梗死、心功能不全或频发心绞痛、明显心律失常者。

（3）严重高血压。

（4）近期有大咯血。

（5）凝血功能异常。

3. 术前准备

（1）影像学及实验室检查。

（2）患者准备：签署知情同意书，术前4小时禁食水。

（3）准备抢救物品及药物。

4. 球囊扩张成形术的操作步骤 气管球囊扩张成形术的操作要点是，球囊内的压力通常由低向高依次递增，其压力可选择3～5atm，每次球囊保持膨胀状态的时间为1～3分钟，随即将球囊全部排空，可反复充填球囊，一般每次操作可重复1～10次。若球囊放气后气管直径增大不明显，可在1～2周后再行球囊扩张，如图1-44所示。扩张过程中应特别

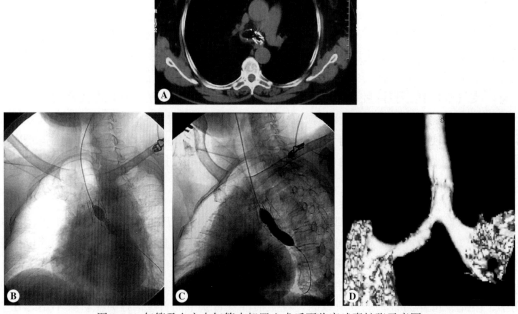

图1-44 气管及左主支气管支架置入术后再狭窄球囊扩张示意图

A.胸部CT示左主支气管起始部支架内再狭窄；B.球囊扩张前可见球囊中间明显缩窄；C.反复球囊扩张后，狭窄处扩张良好；

D.复查CT重建显示左主支气管起始部狭窄改善

注意的是，在置入球囊导管之前应先置入 1 根通气导管，尤其是扩张气管狭窄时，以免扩张球囊过程中造成患者窒息。另外，如果瘢痕组织较硬，扩张时应逐渐增加气囊压力，防止出现较大的裂伤，造成气管的撕裂伤，甚至出现气管 - 食管瘘。

5. 并发症

（1）气管撕裂。

（2）气管 - 食管瘘。

（3）出血。

（4）再狭窄。

（二）气管内支架置入术

气管内支架置入术包括两种，一种是在 X 线透视监控下用介入器械来完成，在 X 线透视监控下，将支架置入器导管沿导丝插到狭窄部位后释放支架，此法安全、定位准确，对于狭窄较严重者，纤维支气管镜不能通过时，较容易取得成功。另一种是经纤维支气管镜完成，可以直接观察气管内壁情况，同时能对原发病变进行局部治疗，但狭窄严重致纤维支气管镜不能通过时，往往造成操作失败。有作者将两种方法结合应用取得了满意结果。

1. 适应证

（1）气管、支气管狭窄：各种恶性肿瘤引起的气管、支气管狭窄，如小细胞及非小细胞肺癌、肺部的转移瘤、食管恶性肿瘤压迫及淋巴瘤等。

（2）气管 - 食管瘘、气管 - 纵隔瘘：恶性肿瘤或术后导致的瘘、裂口等。

（3）术前或放疗前准备：位于隆突部位的肿瘤，术前或放疗前为预防窒息，可行气管支架置入。

2. 禁忌证

（1）一般情况极差、体质十分虚弱者。

（2）心肺功能严重受损、近期发生心肌梗死、心功能不全或频发心绞痛、明显心律失常者。

（3）严重高血压。

（4）近期有大咯血。

（5）凝血功能异常。

3. 气道支架的特点及类型　　一般认为，理想的支架应具备以下特点：易于放置，必要时容易取出；有不同大小，适用于不同狭窄；一旦放置后不会移位；既要有足够的支撑力，又要有一定的柔韧性适应气管轮廓；材料应该是惰性的，组织相容性好，以免刺激气管、造成感染或促进肉芽组织增生；具有与正常气管相同的特性，以利于分泌物排出。

气管支架可分为不同的类型，根据材料不同分为金属支架和非金属支架。金属支架分为自张式支架与球囊扩张性支架，目前常见的金属支架有 Wall 支架、Ultraflex 支架、Gianturco 支架。另外，根据覆膜情况可分为覆膜支架和不覆膜支架。金属裸支架的优点在于对气管内纤毛的正常功能影响小。与不覆膜支架相比，覆膜支架易发生移位和阻塞小支气管，但当合并气管 - 食管瘘、气管 - 纵隔瘘或肿瘤向腔内生长明显时，要采用全被覆支架。有研究者采用"部分覆膜支架"克服覆膜支架与不覆膜支架的缺点。目前使用越来越多的是镍钛记忆合金支架，此材料具有强度高、耐腐蚀、组织相容性好、无毒等特点，且有形状记忆效应。其优点是管壁薄，管腔相对较大，对气流影响小，支架可随气管扩张而扩张，因而发生移位的概率小，可永久性地置入，置入后约4周，金属丝就开始陷入气管支气管黏膜，上皮细胞开始被覆到支架上，纤毛排送系统功能可恢复正常。其缺点包括：一旦置入难以再取出；支架直径过大时，可过度扩张而致管壁坏死；如果支架发生塌陷，可引起气管支气管再梗阻；肿瘤或肉芽组织可通过网孔长入腔内而引起气管再狭窄。非金属支架是Montgomery等在1960年开始使用的硅胶气管支架，尽管其组织相容性很好，但因其管壁厚、口径相对较小、易引起气流受阻、置入复杂、影响纤毛排送系统功能、易发生移位等缺点，目前国内已很少应用。此外，正在研究中的支架还有动力型支架和放射性支架，如Freitag支架是在Y形硅酮支架的基础上应用金属环强化气管段的前部，使后部变成"膜部"，形成类似气管的空气动力学作用，便于气管分泌物的排泄。放射性支架除支撑作用外，同时还有局部放射治疗的作用。

4. 术前准备

（1）完善必要的化验检查：包括血细胞计数、肝肾功能、电解质、凝血状态、肿瘤指标等，以及心电图、腹部超声、胸腹部X线平片或CT扫描。

（2）雾化吸入、祛痰、抗炎，以利于痰液排出。

（3）签署知情同意书。

（4）准备抢救物品，如气管切开包、气管插管和简易呼吸器等，预防术中窒息。

5. 操作方法 患者取仰卧位或侧卧位，采用局部麻醉，先行咽喉部喷雾麻醉，并经环甲膜穿刺对气管上段行表面麻醉（1%丁卡因5～10ml），经环甲膜穿刺滴入麻醉药时，嘱患者轻咳以利于麻药均匀散布在黏膜表面。麻醉满意后，透视下经口腔或气管插管置入0.035in或0.038in的超滑导丝，并引导置入6.5F直头导管或5F Cobra导管，退出导丝，经导管注入局部麻醉药对气管、主支气管进行表面麻醉，若狭窄部位显示不满意时，可经导管注入少量稀释对比剂行气管支气管造影，以明确狭窄部位、范围及程度，确定狭窄部位后，在体表用铅号码做标记。后经导管置入超硬导丝通过狭窄部位，保留导丝。撤出导管，由导丝引入支架推送系统，确定位置正确后，迅速释放支架，并撤出支架推送器及导丝，置入过程如图1-45、图1-46所示。术后，不同体位摄片记录支架位置及开放情况。

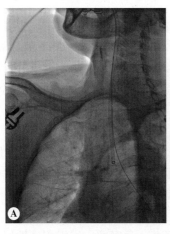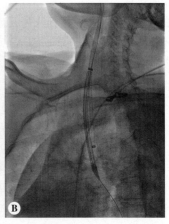

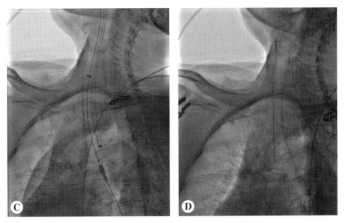

图 1-45　主气管支架置入示意图

A.气管内送入导丝及通气导管；B.沿导丝送入支架推送器；C.准确定位后释放支架；D.撤出支架推送器及通气导管

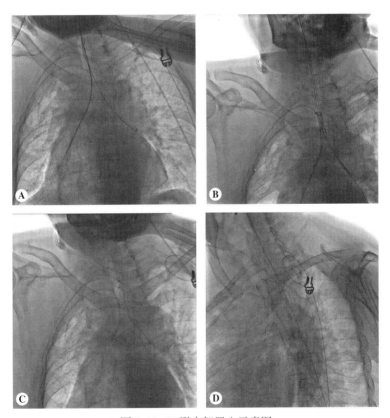

图 1-46　Y 形支架置入示意图

A.左右主支气管内分别送入导丝，一侧主支气管内留置通气导管；B.沿导丝送入支架推送器至左右主支气管内；C.准确定位后释放支架；D.撤出支架推送器及通气导管，侧位摄片

6. 注意事项　对患者咽、喉、气管、隆突黏膜表面要进行全程局部麻醉，抑制咽反射和咳嗽反射，以减轻术中插管及输送支架释放器的反应，保证手术顺利进行。由于支架输

送器进入气管狭窄段时会加重狭窄，甚至造成窒息，因此，在支架释放前先放入一根带侧孔造影导管，作为供氧通道，外接高流量氧气，以保证支架释放时患者氧气吸入不受影响，而且建立供氧通道后，可使支架释放时有足够的操作时间，保证支架释放位置更准确。支架释放后拔除供氧导管时，需注意要在透视监视下进行，动作要轻柔，由于支架刚释放后与支气管壁贴合并不完全，加之造影导管外层光滑，所以拔除导管时并不困难，但须注意，避免动作过大，以免拔除导管时，带动支架移位。

7. 并发症及处理

（1）支架移位：非金属支架或覆膜支架常见，金属裸支架发生移位的概率很低。预防的关键是选择合适的支架和术中正确的定位，有剧烈咳嗽者应对症处理。

（2）再狭窄：原因主要是肉芽组织增生和肿瘤进展，除了积极治疗肿瘤外，可考虑经气管内冷冻、消融等方法。

（3）分泌物潴留：覆膜支架容易影响气道纤毛运动，影响分泌物的排出，应采用祛痰、雾化吸入等方法促进排痰，必要时可用气管镜吸痰。

（4）其他：支架断裂、出血、气管穿孔等虽然发生概率较低，但也要注意密切观察，积极对症处理。

（郭建海）

参 考 文 献

董生，刘士远，肖湘生，2003. 气管主气管狭窄的支架治疗. 临床放射学杂志，22（1）：58-60.

宫原，高宝安，官莉，等，2013. 气道支架的应用现状与前景. 临床肺科杂志，18（10）：1884-1885.

郭建海，杨仁杰，2009. 气管狭窄及其介入治疗. 介入放射学杂志，18（1）：77-79.

郭建海，杨仁杰，张宏志，2009. 球囊扩张及内支架成形术治疗气管良恶性狭窄的临床应用. 介入放射学杂志，18（11）：838-841.

李建明，贾广志，2011. 倒 Y 型气道支架置入治疗复合气道病变. 介入放射学杂志，20：210-213.

李强，白冲，董宇超，等，2002. 高压球囊气道成形治疗良性近端气道狭窄. 中华结核和呼吸杂志，25（8）：481-484.

吕维富，张行明，张学彬，2006. 气管支架置入术治疗重症气道狭窄的疗效与经验. 介入放射学杂志，15（3）：163-166.

王洪武，2008. 气管支气管内支架的种类、性能及置入技术. 中国组织工程研究与临床康复，12：1734-1738.

伍筱梅，2002. 大气道狭窄的支架治疗. 介入放射学杂志，11（4）：278-280.

杨仁杰，李二生，丁永年，等，1999. 气管恶性狭窄的内支架介入治疗. 中华放射学杂志，33：621-624.

张蕃昌，骆拓璜，胡训英，等，2002. 国产镍钛支架治疗气道狭窄. 介入放射学杂志，11：41-42.

Asimakopoulos G，Beeson J，Evans J，et al，2005. Cryosurgery for malignant endobronchial tumors. Chest，127：2007-2014.

Asopa S，Moorjani N，Saad RA，et al，2007. Rare and fatal complication of gianturco tracheobronchial stent. Ann Thorac Surg，84：1758-1760.

Clark GT，Farmer LA，Jonathan DR，et al，2002. Tracheal polyp. The Annals of Thoracic Surgery，73：1286-1287.

Freitag L，Ernst A，Unger M，et al，2007. A proposed classification system of central airway stenosis. Eur Respir J，30：7-12.

Gaissert HA，Grillo HC，Wright CD，et al，2003. Complication of benign tracheobronchial strictures by self-expanding metal stents. J Thorac Cardiovasc Surg，126：744-777.

Grewe PH，Muller KM，Lindstaedt M，et al，2005. Reaction patterns of the tracheobronchial wall to implanted noncovered metal stents. Chest，128：986-990.

Hautmann H，Gamarra F，Pfeifer KJ，et al，2001. Fiberoptic bronchoscopic balloon dilatation in malignant tracheobronchial disease：indications and results. Chest，120：43-49.

Lemaire A，Burfeind WR，Toloza E，et al，2005. Outcomes of tracheobronchial stents in patients with malignant airway disease. Ann Thorac Surg，80：434-437；discussion 437-438.

Miyamoto T，Ishida R，Noma M，et al，2001，Successful surgical management of a tracheopulmonary artery fistula caused by an intratracheal expandable metal stent. Jpn J Thorac Cardiovasc Surgm，49（10）：632-634.

Nouraei SA，Singh A，Patel A，et al，2006. Early endoscopic treatment of acute inflammatory airway lesions improves the outcome of postintubation airway stenosis. Laryngoscope，116：1417-1421.

Pang YK，Liam CK，Leow CH，et al，2006. Tracheobronchial stenting is safe and effective in relieving upper airway obstruction. Med J Malaysia，61：147-150.

Ricci M，Cohen GA，Roebuck D，et al，2003. Management of complex tracheo-aortic fistula following neonatal tracheal reconstruction. Ann Thorac Surg，75（4）：1325-1328.

Saito Y，2004. Endobronchial stents：past，present，and future. Semin Respir Crit Care Med，25：375-380.

Shin JH，Hong SJ，Song HY，et al，2006. Placement of covered retrievable expandable metallic stents for pediatric tracheobronchial obstruction. J Vasc Interv Radiol，17：309-317.

Shin JH，Song HY，Ko GY，et al，2006. Treatment of tracheobronchial obstruction with a polytetrafluoroethylene-covered retrievable expandable nitinol stent. J Vasc Interv Radiol，17：657-663.

Sommer D，Forte V，2000. Advances in the management of major airway collapse：the use of airway stents. Otolaryngol Clin North Am，33（1）：163-177.

Stotz WH，Berkowitz ID，Hoehner JC，et al，2003. Fatal complication from a balloon-expandable tracheal stent in a child：a case report. Pediatr Crit Care Med，4（1）：115-117.

Wood DE，2001. Airway stenting. Chest Surg Clin N Am，11：841-860.

Wood DE，2002. Management of malignant tracheobronchial obstruction. Surg Clin North Am，82：621-642.

Yamazaki S，Kanda S，Yasuo M，et al，2006. Laryngo-tracheo-bronchial amyloidosis presenting severe airway stenosis. Intern Med，45：1021-1022.

Yerushalmi R，Fenig E，Shitrit D，et al，2006. Endobronchial stent for malignant airway obstructions. Isr Med Assoc J，8：615-617.

第二章　肿瘤并发脉管狭窄的介入治疗

第一节　肿瘤并发上腔静脉综合征的介入治疗

一、前　言

上腔静脉综合征（superior vena cava syndrome，SVCS）是由多种病因引起的完全或不完全性上腔静脉及其主要分支阻塞，以进行性呼吸困难、头痛、颜面及上肢水肿、浅表皮下侧支循环形成、颈静脉怒张等为主要临床表现的一组临床症候群。

由医源性中心静脉导管及透析导管、心电起搏器导线等继发血栓形成、肺结核、纵隔纤维变性等原因导致的上腔静脉阻塞称为良性 SVCS。大约 80% 的 SVCS 由肺癌、淋巴瘤、恶性胸腺瘤、纵隔、颈部淋巴结转移瘤、胸膜间皮瘤等恶性肿瘤所致，称之为恶性 SVCS。

近年来，以血管内支架成形术为主，结合血管球囊扩张成形术、导管溶栓等的血管内介入治疗在治疗肿瘤所致恶性 SVCS，缓解咽喉、鼻腔、面、颅脑水肿，提高患者生存质量方面疗效显著（有效率为 68% ～ 93%）。与放疗、化疗等比较，血管内介入治疗能更迅速地缓解 SVCS 症状；与外科手术相比，其创伤小、易耐受、恢复快、并发症少。

二、临床诊断与治疗

大多数恶性 SVCS 的患者预后差，常常由于短时间内迅速进展的呼吸困难、脑水肿等而成为致死性的 SVCS，缓解症状是治疗的重要目标。

常规的减症治疗包括：

（1）卧床、头抬高、吸氧。

（2）下肢输液、限制液体及钠盐入量。

（3）使用利尿剂：呋塞米 20 ～ 40mg 静脉注射或肌内注射。

（4）大剂量皮质类固醇（一般用 3 ～ 5 天）。

（5）适当使用止痛和镇静剂。

（6）考虑伴有高凝血症及静脉血栓形成者，可适当应用抗凝剂。控制凝血时间及凝血酶原时间延长 1.5 ～ 2 倍。

在治疗缓解 SVCS 临床症状的同时，需要针对原发疾病进行治疗，包括：

（1）放疗：首选治疗方法，按肿瘤类型及病变程度决定放射总量。

（2）化疗：对化疗敏感的淋巴瘤、小细胞肺癌、生殖细胞瘤及病变广泛者可先作化疗。

化疗时应避免从上肢静脉注射，特别是右上肢静脉，因血流速度慢，甚至会出现血栓形成和静脉炎及不稳定的药物分布等情况，故宜选用下肢小静脉。

（3）手术：良性肿瘤及恶性肿瘤应用放化疗及其他内科治疗未获满意效果之后可考虑手术治疗。

三、介入治疗适应证与禁忌证

1. 适应证 急性发病、症状重且进展迅速、放化疗未能取得预期效果或复发、无手术指征的恶性疾病所致的SVCS。

有研究认为：上腔静脉（SVC）狭窄段压差22mmHg以下的SVCS，多数已经出现明显侧支循环，症状不会迅速恶化，不宜放置支架；有不同意见认为，不考虑跨狭窄段压力差，只要具有急、慢性SVCS症状的患者均应接受支架治疗。

2. 禁忌证

（1）发展较慢、临床症状轻、造影显示侧支循环良好者。

（2）严重心脑血管疾病。

（3）严重凝血功能障碍。

（4）碘过敏。

（5）患其他一些基础疾病、考虑不能耐受手术者。

四、器械要求和术前准备

1. 常用器械 180cm或260cm黑泥鳅、白泥鳅导丝，5-F直头或猪尾导管，造影导管，导管鞘。

2. 特殊器械 自膨式支架：Z形支架、编织支架（wallstent）等，一般直径为2～2.5cm（图2-1～图2-3）；相应支架输送系统（图2-4）；球囊（14～18mm）行PTA治疗用（图2-5、图2-6）；L形测压管（图2-7）：用于测量狭窄段远近段的压力差，评价上腔静脉阻塞的程度，并通过治疗前后的压力差变化，了解支架或球囊成形术后即刻疗效；单弯钢针或房间隔穿刺针，用于闭塞段上腔静脉开通。

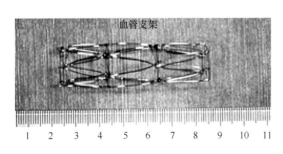

图2-1 Gianturco Z形支架

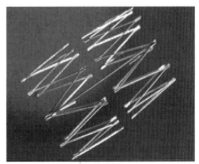

图2-2 Z形血管内支架

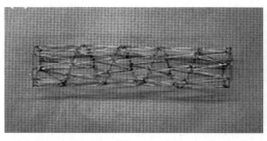
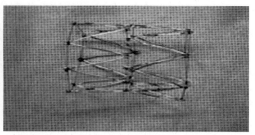

图 2-3　改良 Z 形支架

Gianturco 改良 Z 形支架（包括 Gianturco Spiral Z 形支架和 Gianturco Modified Z 形支架），用单丝缝线穿入眼孔与支架体相连，支架上附有小钩或小刺，可防止支架移位。

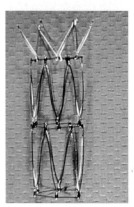
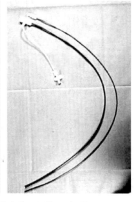

图 2-4　改良 Z 形支架及其释放器

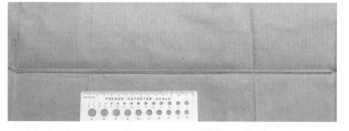

图 2-5　球囊

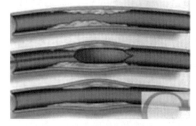

图 2-6　球囊工作示意图

图 2-7　L 形测压管

3. 术前准备　实验室检查（血常规、凝血试验、感染筛查、D- 二聚体）；影像学检查（胸部增强 CT）；备皮、碘过敏试验等，术前谈话，签署知情同意书。

五、操作技术和注意事项

治疗入路可选择经右颈静脉或股静脉。术前应造影了解阻塞、狭窄段的长度及远段有无血栓，新鲜血栓可考虑溶栓或血栓抽吸术，应用测压管行阻塞远段测压并记录。

完全闭塞的患者，应先用导丝及单弯导管探查是否有潜在的腔隙，如有，则可将导丝缓慢通过闭塞段，然后将导管推进并通过狭窄，造影证实导管位于上腔静脉后，换入导丝及球囊或支架释放使用；如闭塞段导丝不能开通，可采用单弯钢针或房间隔穿刺针，开通时应在数字减影血管造影（DSA）下多角度透视并缓慢推进穿刺针，防止穿刺针刺破心脏导致心包填塞。

术中放置支架前应给予 3000 ～ 5000U 肝素行全身肝素化。支架直径应由最初的静脉血管造影确定，以血管直径的 1.2 倍为宜（支架选择直径为 2 ～ 2.5cm）。需用多枚支架或多体支架时，宜先放置最远端，支架彼此重叠 1 ～ 2cm。支架长度越短，越易移位，其长度宜超过阻塞段两端各 10mm。支架膨胀不良时，可追加球囊扩张。

双侧支架置入技术（Kissing 技术）曾一度作为标准技术治疗累及上腔静脉、双侧无名静脉 BCV 的 SVCS。近期研究显示：单侧 SVC-BCV 支架再通将允许对侧阻塞的静脉经颈部、颅内形成侧支回流，从而缓解对侧 SVCS 症状。单侧 BVC-SVC 支架临床的疗效等同于双侧，且花费低 11%、易放置、并发症少、再狭窄复发率低，现已作为累及双侧 BCV 的 SVCS 首选治疗方法。

恶性肿瘤导致 SVCS 症状的同时，亦常侵及、压迫气道导致气道梗阻，病情急切且凶险。对于此类病例，成功的介入治疗（气道支架成形术＋上腔静脉支架成形术）可以起到立竿见影的疗效，迅速解决患者的低氧血症、呼吸困难、颜面水肿等症状，应该注意的是：当气道狭窄与上腔静脉狭窄同时存在时，建议首先解决气道狭窄问题。如先置入腔静脉支架，可能迅速加重气道狭窄程度，致患者窒息，加重病情。

典型病例见图 2-8。

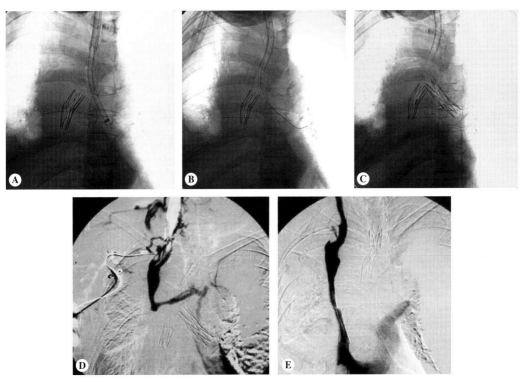

图 2-8　患者，女性，71 岁，右上肺癌并纵隔淋巴结转移，因呼吸困难进行性加重 3 小时，伴发绀、面部及上肢水肿急诊入院

A ～ C. 双侧主支气管支架置入；D. 上腔静脉造影显示上腔静脉闭塞，周围可见侧支循环形成；E. 上腔静脉支架置入术后造影示上腔静脉通畅，侧支循环消失

患者，女性，71 岁，主因"呼吸困难进行性加重 3 小时，伴发绀、面部及上肢水肿"急诊入院。

经气管插管，于气管隆嵴周围置入气道支架缓解低氧血症、呼吸困难（图 2-8 A ～ C）；经锁穿管造影示上腔静脉闭塞，周围可见侧支循环形成（图 2-8D）。经股静脉途径穿刺，使用导丝开通上腔静脉狭窄，置入支架。术后造影（图 2-8E）显示上腔静脉血流恢复，侧支循环消失。患者呼吸困难、颜面水肿等症状消失。气道支架及腔静脉支架膨胀良好。

支架置入前后是否需使用球囊扩张至今尚未达成共识，因 SVC 狭窄处韧性大，球囊扩张后常很快回缩，单用球囊扩张成形术治疗 SVCS 远期疗效差。支架置入前已伴有血栓的患者，支架置入后血栓形成常非常迅速，建议对继发 SVCS 形成的血栓进行溶栓治疗。

六、术后处理和疗效判断

1. 术后处理 术后应给予充分抗凝治疗 6 个月。支架置入成功后，应积极针对导致 SVCS 的疾病进行放疗、化疗、手术、介入等联合治疗，降低肿瘤进展浸润导致的支架再狭窄可能性，提高支架的长期通畅率。

2. 疗效判断 支架置入后压力差的变化、症状的缓解及阻塞远段压力的迅速下降，是提示疗效的术中最重要的指标。术后胸部 CT 增强扫描可明确判断 SVC 的通畅及侧支循环消失的情况，评估肿瘤及其淋巴结转移的治疗情况。

七、介入治疗并发症处理原则和预防

恶性 SVCS 血管内介入治疗并发症的发生率约为 15%，包括支架移位、支架再狭窄、出血、肺栓塞、急性心衰、肺水肿、支架感染、胸及肩颈部痛、心律失常、心包填塞、纵隔血肿、迟发性 SVC 穿孔、大动脉撕裂、大动脉假性动脉瘤等。

1. 支架移位 SVC 内支架移位发生率约为 2%。其原因：①术前 SVC 测量不准确，狭窄不明确或者狭窄程度较低，释放支架过短、过细；②自膨式支架释放过程中缩短率增大；③心脏运动、呼吸运动等。

支架置入过程中技术上的细节对预防支架移位非常重要。霍奇金淋巴瘤等肿瘤对放化疗敏感，肿瘤治疗后其体积缩小明显，支架失去支撑，延迟移位的风险增加。

（1）预防方法

1）支架宽度应由最初的静脉血管造影确定，以血管直径的 1.2 倍为宜。

2）需用多枚支架或多体支架时，宜先放置最远端，支架彼此重叠 1 ～ 2cm。

3）左侧无名静脉同时受累狭窄者，因无名静脉与 SVC 汇合处几成直角，经股静脉途径若不易放置支架，可通过左颈静脉途径放置。

4）支架长度越短，越易移位。

（2）处理方法：尽管存在静脉穿孔、支架断裂或血栓导致肺栓塞的风险，经皮血管内介入方法取出或重置移位的支架仍然被认为是安全、可行的临床选择（图 2-9）。

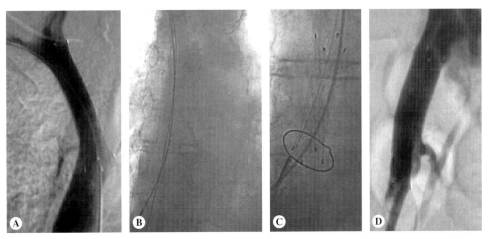

图 2-9　经皮使用圈套器捕捉支架后，将其移至合适直径的血管里（通常是髂总静脉）

2. 支架内再狭窄　其原因包括：①支架内血栓形成；②肿瘤进展浸润；③支架内纤维化。

处理方法：

（1）可通过溶栓而改善，及时局部溶栓是防止 SVCS 近期复发的良好手段（图 2-10）。

（2）对肿瘤 SVC 内浸润造成的再狭窄，可行支架成形术再通（图 2-11）。

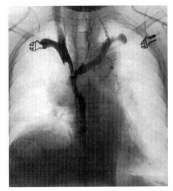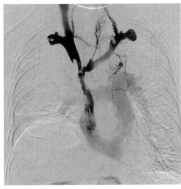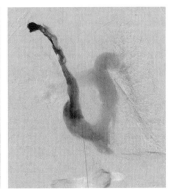

图 2-10　支架成形术后血栓形成导致支架内再狭窄，局部尿激酶溶栓治疗

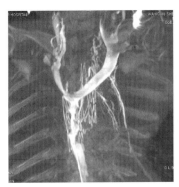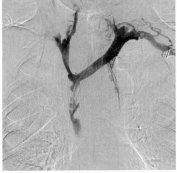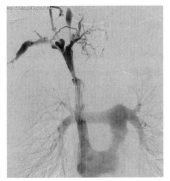

图 2-11　恶性肿瘤 SVC 内浸润造成的再狭窄，行支架成形术再通

八、小　结

以血管内支架成形术为主，结合血管球囊扩张成形术、导管溶栓等介入治疗技术治疗 SVCS，安全、疗效显著，并且其创伤小、恢复快、易耐受、并发症少，有望成为 SVCS 首选的一线治疗方案。但有关支架的选择、导管溶栓、球囊的使用、抗凝治疗等仍需临床研究和进一步探索，介入治疗联合放疗、化疗、手术等手段综合治疗恶性 SVCS 将是未来发展的方向。

（高　嵩）

参 考 文 献

Bahtia DS, Money SR, Ochsner JL, et al, 1996. Comparison of surgical bypass and percutaneous balloon dilatation with primary stent placement in the treatment of central venous obstruction in the dialysis patient: one year follow-up. Ann Vasc Surg, 10 (5): 452-455.

Bakken AM, Protack CD, Saad WE, et al, 2007. Long-term outcomes of primary angioplasty and primary stenting of central venous stenosis in hemodialysis patients. J Vasc Surg, 45 (4): 776-783.

Bergoeing RM, Mertens MR, Valdes EF, et al, 2006. Endovascular treatment of superior vena cava syndrome. Rev Med Chile, 134 (7): 827-832.

Bornak A, Wicky S, Ris HB, et al, 2003. Endovascular treatment of stenoses in the superior vena cava syndrome caused by non-tumoral lesions. Eur Radiol, 13 (5): 950-956.

Brant J, Peebles C, Kalra P, et al, 2001. Hemopericardium after superior vena cava stenting for malignant SVC obstruction: the importance of contrast-enhanced CT in the assessment of post procedural collapse. Cardiovasc Intervent Radiol, 24 (5): 353-355.

Charnsangavej C, Carrasco CH, Wallace S, et al, 1986. Stenosis of the vena cava: preliminary assessment of treatment with expandable metallic stents. Radiology, 161 (2): 295-298.

Chatziioannou A, Alexopoulos T, Mourikis D, et al, 2003. Stent therapy for malignant superior vena cava syndrome: should be first line therapy or simple adjunct to radiotherapy. Eur Radiol, 47 (3): 247-250.

Cheatham JP, 2000. A tragedy during palmaz stent implant for SVC syndrome: was it the stent or was it the balloon delivery systerm? (Editorial comment). Catheter Cardiovasc Interv, 49 (2): 163-166.

Chin DH, Petersen BD, Timmermans H, et al, 1996. Stent-graft in the management of superior vena cava syndrome. Cardiovasc Intervent Radiol, 19 (4): 302-304.

Courtheoux P, Alkofer B, Airefai M, et al, 2003. Stent placement in superior vena cava syndrome. Ann Thorac Surg, 75 (1): 158-161.

Dartevelle PG, Chapelier AR, Pastorino U, et al, 1991. Longterm follow-up after prosthetic replacement of the superior vena cava combined with resection of mediastinal-pulmonary malignant tumors. J Thorac Cardiovasc Surg, 102 (2): 259-265.

De Gregorio Ariza MA, Gamboa P, Gimeno M J, et al, 2003. Percutaneous treatment of superior vena cava syndrome using metallic stents. Eur Radiol, 13 (4): 853-862.

Dempke W, Behrmann C, Schoher C, et al, 1999. Diagnostic and therapeutic management of the superior vena cava syndrome. Med Klin, 94 (12): 681-684.

Dyet JF, Nicholson AA, Cook AM, 1993. The use of the wallstent endovascular prosthesis in the treatment of malignant obstruction of the superior vena cava. Clin Radiol, 48 (6): 381-385.

El-Sabrout RA, Duncan JM, 1999. Right atrial bypass grafting for central venous obstruction associated with dialysis access: another treatment option. J Vasc Surg, 29 (3): 472-478.

Elson JD, Becker GJ, Wholey MH, et al, 1991. Vena cava and central venous stenoses: management with palmaz balloon-expandable intraluminal stents. J Vasc Interv Radiol, 2 (2): 215-223.

Furui S, Sawada S, Kuramoto K, et al, 1995. Gianturco stent placement in malignant caval obstruction: analysis of factors for predicting the outcome. Radiology, 195 (1): 147-152.

Garcia Monaco R, Bertoni H, Pallota G, et al, 2003. Use of self-expanding vascular endoprostheses in superior vena cava syndrome. Eur J Cardiothorac Surg, 24（2）: 208-211.

Hennequin LM, Fade O, Fays JG, et al, 1995. Superior vena cava stent placement: results with the wallstent endoprosthesis. Radiology, 196（2）: 353-361.

Hochrein J, Bashore TM, O'Laughlin MP, et al, 1998. Percutaneous stenting of superior vena syndrome: a case report and review of the literature. Am J Med, 104（1）: 78-84.

Irving JD, Dondelinger RF, Reidy JF, et al, 1992. Gianturco self-expanding stents: clinical experience in the vena cava and large veins. Cardiovasc Intervent Radiol, 15（5）: 328-333.

Kee ST, Kinoshita L, Razavi MKR, et al, 1998. Superior versa cava syndrome: treatment with catheter directed thrombolysis and endovascular stent placement. Radiology, 206（1）187-193.

Kim YI, Kim KS, Ko YC, et al, 2004. Endovascular stenting as a first choice for the palliation of superior vena cava syndrome. J Korean Med Sci, 19（4）: 519-522.

Kisbi K, Somnura T, Mitsuzane K, et al, 1993. Self-expandable metallic stent therapy for superior vena cava syndrome: clinical observations. Radiology, 189（2）: 531-535.

Lanciego C, Chacon JL, Julian A, et al, 2001. Stenting as first option for endovascular treatment of malignant superior vena cava syndrome. Am J Roentgenol, 177（3）: 585-593.

Lau KY, Tan LT, Wong WW, et al, 2003. Brachiocephalic-superior vena cava metallic stenting in malignant superior vena cava obstruction. Ann Acad Med Singapore, 32（4）: 461-465.

Long AL, Page PE, Raynard AC, et al, 1991. Percutaneous iliac artery stent: angiographic long-term follow-up. Radiology, 180（3）: 771-778.

Marcy PY, Magne N, Bentolila F, et al, 2001. Superior vena cava obstruction: is stenting necessary? Support Care Cancer, 9（2）: 103-107.

Martin M, Baumgartner I, Kolb M, et al, 2002. Fatal pericardial tamponade after Wallstent implantation for malignant superior vena cava syndrome. J Endovasc Ther, 9（3）: 680-684

Mathias K, Jager H, Willaschek J, et al, 1998. Interventional radiology in central venous obstructions dilatation-stent inplantation-thrombolysis. Radiologe, 38（7）: 606-613.

Miller JH, McBride K, Little F, et al, 2000. Malignant superior vena cava obstruction: stent placement via the subclavian routed. Cardiovasc Intervent Radiol, 23（2）: 155-158.

Nagata T, Makutani S, Uchida H, et al, 2007. Follow-up results of 71 patients undergoing metallic stent placement for the treatment of a malignant obstruction of the superior vena cava. Cardiovasc Intervent Radiol, 30（5）: 959-967.

Nicholson AA, Ettles DF, Arnold A, et al, 1997. Treatment of malignant superior vena cava obstruction: metal stents or radiation therapy. J Vasc Interv Radiol, 8（5）: 781-788.

Oudkerk M, Kuijpers TJ, Schmitz PI, et al, 1996. Self-expanding metal stents for palliative treatment of superior vena caval syndrome. Cardiovasc Intervent Radiol, 19（3）: 146-151.

Recto MR, Bousamra M, Yeh TJ, 2002. Late superior vena cava perforation and aortic laceration after stenting to treat superior vena cava syndrome secondary to fibrosing mediastinitis. J Invasive Cardiol, 14（10）: 624-629.

Ries M, Zenker M, Girisch M, et al, 2002. Percutaneous endovascular catheter aspiration thrombectomy of severe superior vena cava syndrome. Arch Dis Child Fetal Neonatal Ed, 87（1）: 64-66.

Rizvi AZ, Kalra M, Bjarnason H, et al, 2008. Benign superior vena cava syndrome: stenting is now the first line of treatment. J Vasc Surg, 47（2）: 372-380.

Rowell NP, Gleeson FY, 2002. Steroids, radiotherapy, chemotherapy and stents for superior vena caval obstruction in carcinoma of the bronchus: a systematic review. Clin Oncol, 14（5）: 338-351.

Sherry CS, Diamond NG, Meyers TP, et al, 1986. Successful treatment of SVC syndrome by venous angioplasty. Am J Roentgenol, 147（10）: 834-835.

Slonim S, Dake M, Razavi M, et al, 1999. Mangement of misplaced or migrated endovascular stents. J Vasc Interv Radiol, 10（7）: 851-859.

Smayra T, Chabbert P, Chemla P, et al, 2001. Long-term results of endovascular stent placement in the superior caval venous system. Cardiovasc Intervent Radiol, 24（6）: 388-394.

Smayra T, Otal P, Chabbert V, et al, 2001. Long-term results of endovascular stent placement in the superior caval venous systerm. Cardiovasc Intervent Radiol, 24（6）: 388-394.

Srinathan S，Mccafferty I，Wilson I，2005. Radiological management of superior vena cava stent migration and infection. Cardiovasc Intervent Radiol，28（1）：127-130.

Tanigawa N，Sawada S，Mishima K，et al，1998. Clinical outcome of stenting in superior versa cava syndrome associated with malignant tumors. Comparison with conventional treatment. Acxa Hadiol，39（6）：669-674.

Taylor JD，Lehmann ED，Belli AM，et al，2007. Strategies for the management of SVC stent migration into the right atrium. Cardiovasc Intervent Radiol，30（5）：1003-1009.

Uberoi R，2006. Quality assurance guidelines for superior vena cava stenting in malignant disease. Cardiovasc Intervent Radiol，29（3）：319-322.

Urruticoechea A，Mesia R，Dominguez J，et al，2004. Treatment of malignant superior vena cava syndrome by endovascular stent insertion，experience on 52 patients with lung cancer. Lung Cancer，43（2）：209-214.

Verstandig A，Bloom A，Sasson T，et al，2003. Shortening andmigration of wallstents after stenting of central venous stenoses in hemodialysis patients. Cardiovasc Intervent Radiol，26（1）：58-64.

Warshauer DM，Archer RK，Selzman CH，et al，2007. Aortic pseudoaneurysm from penetrating superior vena cava stent. Radiology，243（3）：901- 904.

Yamagami T，Nakamura T，Kato T，et al，2002. Hemodynamic changes after self-expandable metallic stent therapy for vena cava syndrome. Am J Roentgenol，178（3）：635-639.

Yang RJ，Yamada R，Sato M，et al，1991. A study of new retrievable expandable metallic stent. Nippon Igaku Hoshasen Gakkai Zasshi，51（8）：970-972.

Yim CD，Sane SS，Bjarnason H，et al，2000. Superior vena cava stenting. Radiol Clin North Am，38（2）：409-424.

第二节　肿瘤并发下腔静脉梗阻的介入治疗

　　下腔静脉作为腹盆部及下肢血液回流的主要血管，容易受到周围病变压迫或侵犯而变窄，甚至闭塞，从而引起静脉回流障碍，导致阻塞远端淤血、水肿和侧支循环形成。如果合并肝静脉阻塞则称为布加综合征。肿瘤继发的下腔静脉梗阻多发生于中晚期肿瘤患者，患者往往一般情况差，不适合手术或放化疗等方法治疗。近年来由于介入治疗的发展，球囊扩张或支架置入成为这类患者的首选治疗方法，其具有创伤小、恢复快的优点，取得了满意的疗效。

一、肿瘤继发下腔静脉梗阻的病因及病理生理

（一）病因

　　肿瘤继发下腔静脉梗阻的病因主要包括肝脏肿瘤、肾脏肿瘤或转移性肿瘤压迫或侵犯下腔静脉，或者肝癌沿肝静脉蔓延引起瘤栓或继发血栓阻塞下腔静脉。

（二）病理生理

　　恶性肿瘤导致下腔静脉阻塞是肿瘤急症，肿瘤压迫和（或）侵犯下腔静脉，使下腔静脉完全性或不完全性梗阻，血液回流障碍，造成引流区脏器淤血，可引起一系列临床症状群，称之为下腔静脉阻塞综合征。

　　下腔静脉阻塞造成下腔静脉回流障碍，阻塞远端腔静脉扩张，血流淤滞，腹膜后的腰静脉、肾静脉、肾上腺静脉和腰升静脉显著扩张，互相交通形成侧支循环，血流经半奇静脉和奇静脉回流到上腔静脉。胸、腹壁两侧浅静脉迂曲扩张，血流自下而上。双下肢及会阴部肿胀，浅静脉曲张，足踝部皮肤色素沉着，甚至发生营养性溃疡。

二、下腔静脉梗阻的临床表现及诊断

（一）临床表现

临床表现与阻塞部位有关，肝静脉段阻塞主要表现为腹痛、肝脏肿大、腹腔积液及肝功能不全；肾静脉水平阻塞主要表现为水肿、蛋白尿、低蛋白血症、高胆固醇血症，伴有肾衰竭，还可出现腰痛、肾脏肿大、血尿等；下段下腔静脉阻塞主要表现为双下肢水肿、下腹壁表浅静脉曲张，部分患者伴有下肢溃疡、色素沉着、下肢静脉曲张，如图 2-12 所示。

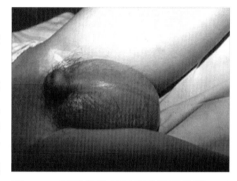

图 2-12 下腔静脉梗阻导致阴囊肿胀、双下肢水肿

（二）下腔静脉梗阻的诊断要点

（1）恶性肿瘤病史。

（2）下腔静脉阻塞的临床表现：腹胀、腹腔积液、腹壁静脉曲张、会阴部肿胀、下肢水肿等。

（3）腹部 CT 或 MRI 可见肿瘤压迫及下腔静脉受压变窄或瘤栓形成。

（4）下腔静脉造影显示下腔静脉梗阻、狭窄、受压及侧支循环形成等。

三、下腔静脉梗阻的实验室及影像学检查

（一）实验室检查

1. 肝功能 上段下腔静脉梗阻往往出现转氨酶升高、胆红素升高、低蛋白血症等肝功能损害的表现。

2. 肾功能 肾静脉受累的患者可出现肾功能异常。

3. 尿常规 可有蛋白尿、血尿。

（二）影像学检查

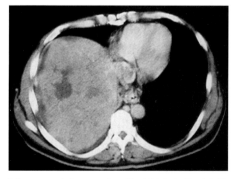

图 2-13 腹部 CT 示巨块型肝癌合并下腔静脉瘤栓，下腔静脉明显变窄

1. 超声检查 可以直观、实时地显示下腔静脉梗阻的原因、部位、梗阻程度及血流动力学改变，对治疗方案的选择有重要价值。

2. CT 或 MRI 检查 采用 CT 或 MRI 检查可明确阻塞的平面范围，对病变性质也能大致做出诊断。增强扫描可清楚地显示不同平面的血管管腔，精确地诊断腔静脉阻塞部位、程度和可能的原因、侧支循环通路、静脉扩张度等，如图 2-13 所示。

3. 血管造影 下腔静脉造影是最可靠的诊断方

法，对下腔静脉阻塞的部位、范围、腔内或腔外阻塞及侧支循环形成的情况可以做出较明确的诊断，同时可以完成支架置入，如图 2-14、图 2-15 所示。

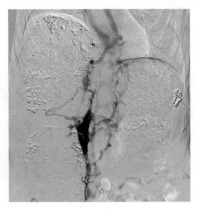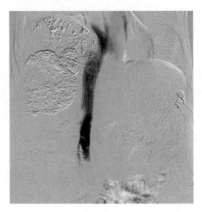

图 2-14　下腔静脉造影示下腔静脉　　图 2-15　下腔静脉支架置入后造影
　　　　梗阻伴侧支循环形成　　　　　　　　示静脉回流通畅

四、下腔静脉梗阻的介入治疗

针对肿瘤所致的下腔静脉阻塞，介入性治疗（经皮腔静脉球囊成形术＋血管内支架置入术）可缓解患者的临床症状，为进一步治疗原发病创造条件，明显提高患者的生活质量。

（一）适应证和禁忌证

1. 适应证

（1）阻塞症状发展快、静脉回流障碍明显、大量腹腔积液、下肢水肿明显、阴囊水肿症状严重者。

（2）对放疗、化疗不敏感的恶性肿瘤及经正规治疗后肿瘤复发者。

2. 禁忌证

（1）一般情况极差，体质十分虚弱。

（2）严重的心肺功能受损，急性心肌梗死或不稳定心绞痛，严重的高血压。

（3）严重的肝、肾功能损害。

（4）下腔静脉内瘤栓或血栓蔓延至右心房内。

（5）出、凝血机制障碍。

（二）器材要求及术前准备

1. 主要器械　包括亲水超硬超滑型交换导丝、导管、血管鞘、溶栓导管、球囊导管、支架、导引器与推送器等。

2. 支架　目前临床应用的支架有以下几种：

（1）Gianturco Z 支架。

（2）Wallstent 支架。

（3）Angiomed 支架。

（4）Opinmed 支架。

其中以 Gianturco Z 支架最常用。

（三）操作技术及注意事项

常规介入治疗术前准备。采用 Seldinger 技术经皮穿刺股静脉或右侧颈内静脉并置入导管鞘，经导管鞘置入 5F Pigtail 导管行下腔静脉造影，必要时选用 5F Cobra 导管进入肝静脉，行肝静脉造影。随后，分别于梗阻部位的上下段测压，了解梗阻段的部位、形态、长度、程度及梗阻部位的上下段压差，在体表给予标志定位或根据骨性标志定位，沿导丝置入球囊导管逐渐扩张狭窄段（每次 15 ～ 30 秒，扩张 3 ～ 4 次），之后沿导丝置入支架释放系统，定位准确后，释放下腔静脉自膨式支架，支架的长度应覆盖狭窄近、远端各10mm，如图 2-16 ～图 2-18 所示。若支架膨胀不满意，可再用球囊导管进行扩张。最后，分别于原梗阻部位的上下段测压，并置导管于原梗阻段远端造影，了解支架的部位、膨胀情况及对比剂通过情况。术毕，压迫止血 5 分钟，包扎穿刺点。手术中给予全身肝素化，术后抗感染治疗 1 周、口服血小板抑制剂 2 个月，术后 1 周复查腹平片、Doppler 超声，了解支架位置、膨胀情况及支架内血流情况。

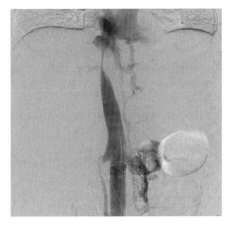

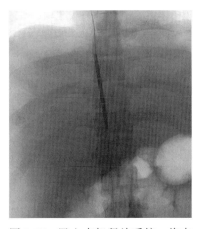

图 2-16 下腔静脉造影示下腔静脉上段呈细线样变窄，侧支循环形成

图 2-17 置入支架释放系统，将支架推送至下腔静脉狭窄位置

（四）疗效判断

国外学者用支架治疗下腔静脉狭窄的有效率达 86% ～ 100%。支架置入后，再次造影均可见原梗阻段远段侧支循环明显减少或完全消失。术毕，患者下肢肿胀感明显好转。术后 2 ～ 14 天组织水肿完全消退。如果症状消失减慢或加重应考虑到下腔静脉开通不完全或新血栓形成造成再狭窄。

（五）并发症及处理

1. 疼痛或不适 有的患者术后出现不同

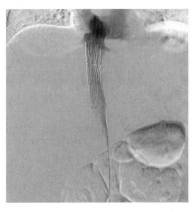

图 2-18 释放支架后再次行下腔静脉造影示对比剂通过顺畅，侧支循环消失

程度的腹背部疼痛或不适，主要由支架的径向张力所致，多在 1 周内自行缓解，一般不需特殊处理。

2. 支架移位　支架轻度移位不需处理，移位严重或脱入右心房者，需介入处理或外科会诊手术取出。

3. 血栓或瘤栓脱落导致肺栓塞　若患者出现咳嗽、呼吸困难，应疑为小血栓脱落，栓塞肺动脉所致，可经导管注入尿激酶进行有效的抗凝和溶栓治疗。有文献报道肺栓塞、肺水肿、静脉破裂、支架移位、支架梗阻、暂时性右膈神经麻痹等发生率约为 20%。

4. 穿刺点假性动脉瘤形成、动静脉瘘　术中仔细操作，避免损伤动脉。

5. 再狭窄　治疗原发病，抗凝治疗。

6. 抗凝治疗　为了防止血栓形成，术中要求肝素化。支架置入下腔静脉 1 ～ 2 个月后可被新生的内膜完全覆盖，这就保证了管腔内壁光滑、管腔通畅。为了防止附壁血栓的出现，通常在术中及术后 3 ～ 5 天静脉滴注肝素及低分子右旋糖酐，随后口服阿司匹林、双嘧达莫及华法林 3 ～ 6 个月。

（郭建海）

参 考 文 献

刘清欣，王建华，罗剑均，等，2007. 肝癌致下腔静脉梗阻的内支架治疗 . 介入放射学杂志，16：168-170.

刘清欣，颜志平，王建华，等，2006. 下腔静脉恶性梗阻的姑息性内支架治疗 . 中国临床医学，13（2）：177-178.

王超，佟小强，王健，等，2006. 血管内支架在肿瘤所致下腔静脉梗阻中的应用 . 中国介入影像学与治疗学，3（4）：245-247.

杨清慧，张雯，刘清欣，等，2017. 肝癌伴下腔静脉癌栓行 TACE 联合下腔静脉放射性支架或裸支架治疗的对照研究 . 介入放射学杂志，26（7）：607-612.

Brountzos EN，Binkert CA，Panagiotou IE，et al，2004. Clinical outcome after intrahepatic venous stent placement for malignant inferior vena cava syndrome. Cardiovasc Intervent Radiol，27（2）：129-136.

Kudo H，Yata Y，Orihara T，et al，2006. Malignant inferior vena cava syndrome. Intern Med，45：219-220.

Kuetting D，Thomas D，Wilhem K，et al，2017. Endovascular management of maligment inferior vena cave syndromes. Cardiovasc Intervent Radiol，40（12）：1873-1881.

第三节　肿瘤并发血栓的介入治疗

1865 年，Armand Trousseau 报道癌症患者发生血栓是血液系统继发的特殊改变，表现为自发性血管内凝血。1878 年，Billroth 发现在这类血栓中存在肿瘤细胞，从而认为血栓与肿瘤转移有关。临床以腺癌最易继发血栓，肺癌、胰腺癌、胃肠道肿瘤较乳腺癌、肾肿瘤更易出现高凝状态。

一、肿瘤并发血栓的病因及病理生理

（一）病因

高凝状态普遍见于恶性肿瘤患者，是恶性肿瘤细胞及其产物与宿主细胞相互作用的结果，可引起机体防御血栓形成的功能减低，其发病机制复杂，涉及多种可变因素的相互作用，导致打破了促凝与抗凝之间的平衡。肿瘤细胞可以直接激活凝血通路，诱导促凝物质产生，抑制血管内皮细胞、血小板、单核细胞、巨噬细胞的抗凝活性等。

（二）病理生理

Virchow 等提出引起的高凝状态可分为：①血流异常；②血液成分的异常；③血管壁的异常。

1.血流异常　长期卧床、活动减少或血管被巨大肿块压迫在肿瘤患者中是非常常见的，这些原因常导致静脉血流减缓、停滞。缓慢、停滞的血流可活化凝血因子、延迟清除凝血因子，使内皮细胞缺氧受损而易形成血栓，发生血栓栓塞。

2.血液成分的异常　肿瘤细胞膜可表达促凝活性物质，直接引起凝血酶的产生。它可分为两大类即组织因子（tissue factor，TF）和癌促凝物质。组织因子是一种跨膜蛋白，在绝大部分肉瘤、腺癌、黑色素瘤、神经母细胞瘤及白血病、淋巴瘤中均表达组织因子。它可以作为凝血因子Ⅶa 和因子X 的激动剂。腺癌分泌的黏蛋白可以不经过酶的作用而直接促使因子X 变成因子X a，所以腺癌发生血栓栓塞很多见。癌促凝物质（cancer procoagulant，CP）是半胱氨酸蛋白酶，可直接活化因子X 而不依赖 TF/Ⅶa 复合物的催化。它在结肠癌、乳腺癌、肺癌、肾癌、黑色素瘤等的浸出液中被发现。通过酶联免疫吸附实验（ELISA）法检测，在大约85% 的肿瘤患者中有 CP 水平的升高。研究发现 CP 的存在与疾病的活动密切相关，体外用全反式维甲酸（ATRA）诱导早幼粒细胞成熟的过程中发现 CP 活性同时降低。

Pineo 等从黏蛋白中纯化出一种唾液酸可以直接活化因子X，将此物质注射给兔引起与弥散性血管内凝血（DIC）一致的血液学异常，这种物质还可参与腺癌产生黏液引发血栓栓塞的过程。其他研究提示 MHC Ⅱ 类抗原 DR 也有促凝活性。肿瘤细胞的膜囊泡为凝血因子的组装提供了有利的磷脂表面。一些肿瘤细胞可合成 V 因子或表达 V 因子受体或二者均有，也能表达X a 的结合部位。肿瘤细胞可分泌多肽、血管通透因子（VPF）、血管内皮生长因子（VEGF）。VPF 可加强微血管通透性，导致血管外纤维蛋白原的沉积。VEGF 可以促进血管生成，VEGF 与 TF 互相协同，对凝血反应、炎性因子的激活、肿瘤的生长和转移有利。

宿主组织对肿瘤反应而产生的物质也有促凝活性。单核细胞本身不表达促凝活性，但通过肿瘤特异抗原、肿瘤抗原免疫复合物、肿瘤相关蛋白酶的刺激，或通过肿瘤相关抗原刺激免疫细胞分泌的细胞因子的间接作用，单核 / 巨噬细胞可以产生促凝活性，这对激活血管内凝血起重要作用。虽然血小板增多见于 30% ～ 60% 的肿瘤患者，但数目的增加并不增加血栓的危险，而继发于骨髓增殖性疾病（MPD）和阵发性睡眠性血红蛋白尿症（PNH），或肿瘤细胞与血小板的相互作用可导致高凝。肿瘤细胞分泌腺苷二磷酸（ADP）、诱导凝血酶产生能引起血小板的激活，肿瘤细胞膜囊泡可促进血小板的聚集和分泌。另外，肿瘤急性期血清假性血友病因子（vWF）的明显升高也引起血小板的高反应性。在炎症因子的影响下或在宿主对肿瘤反应产生的多肽物质的作用下，内皮细胞表现出促凝活性，特别是激活的单核细胞、天然杀伤细胞和经抗原刺激的 T 细胞产生的 TNF、IL-1 可使内皮细胞产生白细胞黏附分子、血小板活化因子、转移因子（TF）、血浆酶原激活酶抑制因子（PAI）等。TNF 可以促进内皮细胞表达 IL-1，减少血栓调节素的表达。肿瘤细胞的分泌物可增强内皮细胞的促凝活性。

3. 血管壁的异常　正常血管内皮防御血栓形成的功能在肿瘤侵犯血管壁时会受到破坏。肿瘤细胞可分泌一种血管通透因子使微血管通透性增加，导致血管外纤维蛋白原和血浆凝血蛋白的沉积，并在肿瘤细胞促凝物质的作用下很快凝固。研究还表明，纤维蛋白沉积或包围肿瘤病灶可以使之免受免疫系统破坏，血小板微血栓有利于肿瘤细胞生长，纤维蛋白能促进血管形成从而利于肿瘤生长和扩散。动物模型发现抗凝治疗可以影响肿瘤的生长和扩散转移。

肿瘤患者住院期间长期卧床、感染，以及中心静脉插管、动脉导管化疗的使用均会促进血栓栓塞的发生。手术可激活凝血系统，加之卧床不动，较非手术的癌症患者发生栓塞的危险性增加 2 ～ 3 倍。化疗引起的血栓栓塞临床表现变化很大，从无症状到致命的血栓性血小板减少性紫癜（TTP）、肺血管闭塞病（VOD）等。一些化疗药物单剂使用或联合化疗可加重高凝状态引发血栓形成，如肺 VOD（博来霉素、丝裂霉素）、布加综合征（盐酸丙卡巴肼、6-TG+MTX/Ara-C）、雷诺现象（博来霉素、长春花碱 + 顺铂）、心肌缺血 /心肌梗死（VCR、5-FU、顺铂）、脑卒中（顺铂、左旋门冬酰胺酶）、血栓性微血管病（丝裂霉素、顺铂）等。比较突出的是左旋门冬酰胺酶可引起深静脉血栓（DVT）、硬脑膜窦静脉血栓。用药后出现的高凝状态，过去认为是抗凝血酶Ⅲ的减少不成比例从而导致促凝与抗凝失衡。新近发现治疗中血浆 vWF 短暂的明显升高可引起血小板的聚集而出现血栓。化疗在乳腺癌合并血栓疾病中起重要作用。他莫昔芬（tamoxifen）是雌激素拮抗剂，但有弱的拟雌激素作用。雌激素很久以来就被认为与栓塞有关，它可使抗凝血酶Ⅲ活性减低，但他莫昔芬的促凝活性在临床上无明显意义。ECOG 的研究表明化疗 + 他莫昔芬比单纯化疗和单用他莫昔芬发生血栓疾病的危险性高得多，原因在于化疗中凝血因子的激活、抗凝蛋白的减少和血管内皮损伤。另外，放疗、激素治疗、骨髓移植均可导致高凝状态。干细胞生长因子的使用增加了栓塞的危险，粒细胞集落刺激因子（G-CSF）、粒细胞 - 巨噬细胞集落刺激因子（GM-CSF）均有可能发生，但 GM-CSF 更为明显，原因可能是加强了中性粒细胞表达黏附分子，导致中性粒细胞聚集并与血管壁结合从而引起栓塞。

二、肿瘤并发血栓的临床表现及诊断

许多恶性肿瘤患者在病程中出现血栓性疾病，也有许多患者先出现血栓栓塞，后发现原发肿瘤。25% 的原发性 DVT 患者中发现肿瘤，而在继发性 DVT 中只有 4% 为肿瘤患者，故 DVT 合并肿瘤的几率明显升高。对于年龄大于 50 岁，多发性静脉血栓、动 - 静脉血栓、华法林耐药的患者中出现血栓栓塞、反复发作的 DVT、迁徙性血栓、在表浅静脉或相对不常见的部位出现血栓的病例和凝血机制本身有障碍，如抗凝血酶缺乏、蛋白 C/S 缺乏、对激活的蛋白 C 抵抗及抗磷脂综合征的患者，尤其应高度怀疑恶性肿瘤的可能。肿瘤患者的血栓病变常有一些特殊的临床表现：

1. 静脉血栓 / 肺栓塞　据报道，静脉血栓在肿瘤患者中的发生率可达到 15%，尸检时更高。下肢 DVT 是最常见的栓塞并发症。血栓栓塞在各种肿瘤中的发生率不同，在胃肠道可产生黏蛋白的腺癌中尤其容易合并，其他易发生血栓栓塞的肿瘤包括肺癌、乳腺癌、卵巢癌、原发性脑肿瘤、前列腺癌、胰腺癌、膀胱癌等。由于肺癌具有很高的发病率，临床上它是最常见的发生血栓栓塞的肿瘤。上肢静脉血栓的发生率也很高，其发病原因多为静脉血流的堵塞，如见于巨大肿块或肿大淋巴结的压迫，但很多与静脉插管治疗有关。因此，选择合适的插管、适当的穿刺部位、静脉输液时使用肝素和糖皮质激素可以减少静脉炎和栓塞的发生。肿瘤患者 DVT 的诊断以非侵入性检查为首选，多普勒超声、B 型超声是诊断近端 DVT 高度敏感的方法，磁共振扫描也准确有效。

肺栓塞（PE）在胸片、心电图、动脉血气的变化是非特异的，肺动脉造影检查很敏感，但有一定的危险性，严重的心肺疾患患者不适合，因此推荐肺通气和灌注显像。肺通气和灌注不匹配只见于 25%～40% 的 PE 患者，因此不能因未出现肺通气和灌注不匹配而否认 PE 的存在。血管造影时 70% 的近端 DVT 患者出现 PE，说明 PE 非常多见。如果无创检查 PE 或 DVT 都无法明确，则应考虑肺动脉造影检查以明确诊断。

2. 肝 / 门 / 脾 / 肠系膜静脉栓塞 肝静脉血栓（布加综合征）常见于 MPD，特别是真性红细胞增多症（PV）和一些 PNH 患者，也可见于肝细胞癌、肾上腺和肾肿瘤等。局部因素如脾大、门脉血流增加、肝脾髓外造血可导致上述静脉栓塞的形成。全身因素特别是血小板功能异常也起重要的作用。

3. 非细菌性栓塞性心内膜炎、弥散性血管内凝血（DIC）及小动脉栓塞 非细菌性栓塞性心内膜炎的发生与腺癌产生的黏蛋白有关，能导致急性脏器如脑、心、肾、脾、骨骼肌等功能衰竭。在肿瘤患者中出现栓塞性休克应考虑此合并症的可能。DIC 的早期常因多发微血栓而出现脏器功能衰竭。脑或肢体小动脉栓塞多见于 MPD，常出现头晕、头痛、短暂性脑缺血发作（TIA）、视物不清、肢端缺血坏死、红斑、红肿、红斑性肢痛病等。

4. 高黏滞综合征 外周血中出现异常蛋白或血液有形成分异常增加时伴发高黏滞综合征，可影响脑血流，导致头晕、眩晕、记忆力下降、嗜睡。见于华氏巨球蛋白血症、骨髓瘤、白血病、PV 等。

三、肿瘤继发血栓的实验室及影像学检查

（一）实验室检查

90% 以上的肿瘤患者会出现凝血系统相关实验室检查的异常，远高于临床症状发生的概率，包括凝血系统和纤溶系统的激活，损伤的内皮细胞，活化的单核细胞、血小板的相应表现。凝血系统异常表现为凝血酶原片段 1+2（F1+2）、血浆纤维蛋白肽 A（FPA）、D- 二聚体的升高。纤溶系统异常表现为尿激酶型纤维蛋白溶酶原活化因子（uPA）、纤维蛋白降解产物（FDP）、纤维蛋白肽 Bβ1～42 和（或）Bβ15～42、D- 二聚体的升高，以及优球蛋白溶解时间延长、纤溶酶原激活物抑制因子 -1（PAI-1）增高。化疗期间多见的 vWF、血栓调节素蛋白（TM）、t-PA、PAI-1 升高说明出现了内皮的损伤。

高纤维蛋白原血症可见于 50%～80% 的患者，在肿瘤的终末期尤为明显。因为纤维蛋白原转换加快，血浆纤维蛋白原存活时间常缩短，凝血因子如 V、Ⅷ、Ⅸ、Ⅺ 水平升高。凝血时间、全血凝滞度的检测具有一定意义，FPA 可以敏感地反映凝血活性，肿瘤部位纤维蛋白的形成可使其水平升高，提示肿瘤负荷，在晚期肿瘤患者中其持续明显增高，提示肿瘤进展、治疗反应差、预后差。凝血酶 - 抗凝血酶Ⅲ（TAT）复合物与其意义相同。纤

维蛋白溶酶原水平下降,纤维蛋白溶酶－抗纤维蛋白溶酶复合物水平增加。纤溶酶原 -α_2-抗纤溶酶原复合物(PAP)可作为肿瘤时纤溶活跃的标志,疾病活动时可达正常范围的 50 倍以上,化疗后明显下降而至正常水平,对乳腺癌、肺癌的预后估计有帮助。放免方法是敏感特异的检查,可用于上述多种因子的检测。深入的研究还包括血小板功能的检测,如血小板存活时间,聚集功能,血小板因子 4 水平,活化血小板 CD62、CD63 的表达。PT、APTT 水平对高凝状态的诊断意义不大。

目前,找到预测血栓发生的标志,决定何时开始预防性抗凝治疗特别是对于需手术或化疗的患者,将有极大的帮助。

(二)影像学检查

1. 多普勒超声检查　灵敏度、准确性均较高,是 DVT 诊断的首选方法,适用于对患者的筛查和监测。

2. 螺旋 CT 成像　准确性较高,可显示肺动脉血栓的位置及程度(图 2-19),可同时检查腹部、盆腔和下肢深静脉的情况。

3. MRI 静脉成像　能准确显示髂、股、腘静脉血栓,但不能满意地显示小腿静脉血栓。无需使用对比剂。

4. 静脉造影　准确性高,不仅可以有效判断有无血栓、血栓部位、范围、形成时间和侧支循环情况,而且常被用来鉴定其他方法的诊断价值。

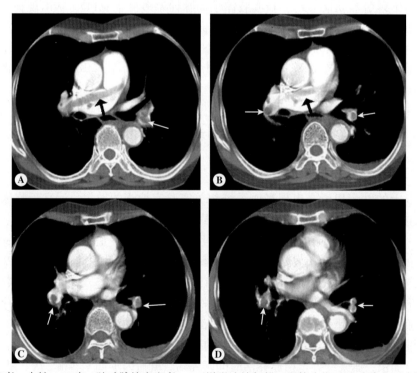

图 2-19　患者,女性,72 岁,肺动脉栓塞患者,CT 增强连续扫描。黑箭头指示肺动脉主干内漂浮栓子,白箭头指示左右肺动脉分支内血栓

四、肿瘤继发血栓的介入治疗

（一）肿瘤继发血栓的常见药物

预防血栓策略的主要障碍之一是对出血并发症的顾虑。然而，大量荟萃分析及安慰剂对照、双盲、随机临床研究已证实，预防剂量的低剂量普通肝素（LDUH）、低分子量肝素（LMWH），或维生素 K 拮抗剂（VKA）几乎不增加有临床意义的出血并发症的危险，新的抗凝药物如戊糖的证据也越来越多。有很好的证据表明，采取正确预防策略能够达到理想的危险/获益和费用/效益。预防血栓策略不仅能改善患者预后，而且还能降低住院总费用。

1. 抗血小板药物 阿司匹林等抗血小板药物对减少动脉粥样硬化和高危人群的主要血管事件非常有效。有证据表明抗血小板药物对合并静脉血栓（VTE）危险的住院患者有保护作用，但目前不建议单独使用阿司匹林预防血栓，主要原因是支持抗血小板药物的临床研究规模小、设计有缺陷、结果不一致，其疗效较其他预防方法差，如低分子肝素。

2. 抗凝治疗

（1）普通肝素：在静脉血栓的预防中，有大量研究证实了皮下注射普通肝素的疗效，但皮下注射普通肝素较静脉用药的生物利用度低。皮下注射低剂量的普通肝素适合中、高危的患者，如普通外科手术患者、内科住院患者、妇产科和泌尿外科手术患者。但对于极高危的患者，不适于单独应用，如髋和膝关节置换术的预防，以及其他外科手术伴有多重危险因素的患者等。

根据患者的危险级别不同，推荐两种剂量，无需监测 APTT。

中危剂量：5000U，每天 2 次，皮下注射。

高危剂量：5000U，每天 3 次，皮下注射。

（2）低分子肝素：尽管不同 LMWH 的药理特性有显著区别，而且每种 LMWH 都应被当作一种独立的药物，但研究结果表明不同 LMWH 的疗效没有显著差别。目前还没有直接比较不同 LMWH 在外科手术患者中疗效的研究，不同制剂需要参照产品说明书中的推荐（表 2-1）。

中危剂量：LMWH ≤ 3400U/ 天，每天 1 次。

高危剂量：LMWH > 3400U/ 天，每天 1 次。

表 2-1 不同低分子肝素预防性抗凝治疗的剂量

药物	中危剂量	高危剂量	用法
依诺肝素	20mg	40mg	每天 1 次，皮下注射
那屈肝素	2850U（0.3ml）	38U/kg	每天 1 次，皮下注射
达肝素	2500U	5000U	每天 1 次，皮下注射

（3）磺达肝癸钠（fondaparinux sodium）：是一种人工合成的戊糖，能选择性地抑制凝血因子 X a。至少有两项大规模临床研究已证实使用磺达肝癸钠能有效预防全髋关节置换术（THR）患者发生 DVT，两项研究均表明与 LMWH 相比磺达肝癸钠没有增加出血危

险，也有关于高危腹部外科手术的一项研究，但尚难以推荐。

（4）直接凝血酶抑制剂：多项研究对直接凝血酶抑制剂的作用进行了评价，此类药物有水蛭素、美拉加群（melagatran）和口服制剂如希美加群（ximelagatran）。三项随机临床研究证明，THR 患者术前使用重组复合物水蛭素（15mg 皮下注射，每日 2 次）比 LDUH 或 LMWH 更有效，而出血发生率没有明显差别。Ⅱ期研究证实，术前皮下注射 melagatran 然后改为口服 ximelagatran 或术后单独口服 ximelagatran 预防静脉血栓的疗效及安全性与 LMWH 相似。三项双盲临床研究对 ximelagatran 与合适剂量华法林的预防效果进行了比较，ximelagatran 组于术后次日清晨开始口服 ximelagatran 24mg，每日 2 次，与调整剂量华法林相比疗效和安全性相似，死亡率可能更优。至今 melagatran/ ximelagatran 预防方案在北美仍未获批准。

（5）维生素 K 拮抗剂（VKA）：口服 VKA 是有效预防血栓的措施之一。由于 VKA 是长期治疗的主要药物，起效慢，因此在急性期往往与肝素合用。与 VKA 比较，LMWH 和 fondaparinux 的有效性更高但出血危险增加，这可能与其抗凝作用较快有关。对于择期行 THR 或全膝关节置换术（TKA）、HFS 的患者，术前或术后当晚应用合适剂量的 VKA，一般术后 3 天 INR 能达到目标值。THR 或 TKA 术后需延长预防时间者，可以采用 VKA。对处于脊髓损伤后康复阶段的患者，推荐继续使用 LMWH 预防或改用口服 VKA 预防，开始长期使用口服全剂量 VKA 抗凝应至少在损伤 1 周后。华法林的剂量：INR 目标值 2.5；INR 范围 2.0 ～ 3.0。

1）抗凝治疗开始的时间：内科，没有抗凝禁忌证即可开始用药。外科，大多数预防研究术前 1 ～ 2 小时给予 LDUH 5000U 皮下注射，术后开始用药的时间：术后 12 ～ 24 小时，给予 5000U 每日 2 次或每日 3 次皮下注射。

2）抗凝治疗持续时间：对于绝大多数患者包括手术和内科住院患者，预防性抗凝治疗的最佳疗程还并不明确，总的原则为：中危和高危患者用药直至患者恢复活动或出院即可。极高危患者需要出院后继续应用 2 ～ 4 周，根据情况可能需要更长的时间。内科患者血栓预防的理想时限尚不清楚，有证据的给药时间一般为 2 周。

3）抗凝延长治疗：①普通外科手术的肿瘤患者，出院后继续使用 LMWH 2 ～ 3 周可以降低无症状 DVT 的发生率。②接受妇科大手术的高危患者，如接受恶性肿瘤手术、年龄＞ 60 岁或既往有 VTE 病史等，建议出院后继续抗凝 2 ～ 4 周。③ THR 或 HFS 患者，建议延长预防时间至 28 ～ 35 天。

矫形外科大手术的患者如有以下因素则易发生 VTE：有 VTE 史或肥胖、活动较少、高龄或癌症等。其他具有重要临床意义的危险因素有充血性心力衰竭或慢性阻塞性肺病（COPD）病史及女性等。出院后可选择 VKA（INR 目标值为 2.5，范围：2.0 ～ 3.0）代替 LMWH 进行预防。

急性脊髓损伤期后，建议在康复阶段继续用 LMWH 预防或改用口服全剂量 VKA。

（二）溶栓治疗

抗凝治疗能明显降低 VTE 患者的死亡率和复发率。理论上，溶栓药物可以溶解血栓，使阻塞的血管开通，与抗凝比较，溶栓能更加迅速地改善影像学和血流动力学异常，但这些获益是短暂的，对大多数 VTE 患者溶栓和抗凝治疗的临床预后如死亡率或症状缓解并没有差异。因此，对 VTE 尤其是急性肺栓塞究竟哪些选择溶栓，哪些选择抗凝治疗，一直存在争议。DVT 溶栓治疗的主要争议是能否预防血栓形成后综合征（PTS）的发生。评价抗凝和溶栓治疗的获益同时要兼顾治疗的风险，如出血。

1. 适应证

（1）新发生的大面积髂股血管 DVT 患者，尽管经足量肝素治疗仍存在因静脉闭塞继发肢体坏疽危险的患者。

（2）急性大面积 PE、血流动力学不稳定、无出血倾向的患者。

（3）对于超声证实存在右心室功能不全且血流动力学稳定的患者，需要进一步研究证实溶栓治疗是否优于抗凝。

（4）某些急性上肢 DVT 患者，如出血危险低和最近新出现症状，建议给予短程溶栓治疗，但目前还没有随机对照试验（RCT）评估溶栓治疗上肢 DVT 的有效性和安全性。

2. 禁忌证

（1）近期（2 个月内）脑血管疾病发作，或颅内、脊柱创伤或手术。

（2）活动性颅内出血（动脉瘤、血管畸形或肿瘤）。

（3）严重内脏出血（6 个月内）。

（4）未控制的高血压。

（5）出血倾向，包括严重的肾衰竭和肝脏疾病。

（6）近期（10 天）大手术，不可压迫的穿刺、器官活检或分娩。

（7）近期严重或轻微的创伤，包括心肺复苏。

（8）感染性心内膜炎。

（9）妊娠。

（10）出血性视网膜病变。

（11）心包炎。

（12）动脉瘤。

3. 溶栓的时间窗　早期研究显示，早期溶栓获益增加。在 UPET 研究中，症状发作小于 2 天的患者的尿激酶疗效要优于症状发作 2 ～ 5 天的患者。随后溶栓的时间窗扩大到 14 天，并显示在 PE 发作后相对较长的时间内溶栓治疗均可获益。总之，随着时间的延长溶栓的疗效逐渐降低。因此，PE 发作后立即溶栓的患者最佳，但 14 天仍可获益，越早越好。

4. 溶栓药物及其用法

（1）建议使用短期静滴溶栓，其效果优于长时间静滴。

（2）链激酶首先给予负荷量 250 000U，继以 100 000U/h 滴注 24 小时。

（3）尿激酶负荷量为 4400U/kg，继以 2200U/kg 滴注 12 小时。

（4）tPA100mg 滴注 2 小时，同时合用肝素。

（5）Reteplase 治疗 VTE 显示了其迅速溶解血栓的前景，用法：间断 30 分钟分 2 次静脉推注 10U，但目前尚未获得批准。

（三）肿瘤继发静脉血栓的介入治疗

1. 腔静脉滤器（vena cava filter，VCF）　是为预防腔静脉系统栓子脱落引起肺动脉栓塞而设计的一种装置。肺动脉栓塞通常发生于体循环静脉血栓形成之后，血栓脱落，随回心血流迁徙至肺动脉，导致肺动脉栓塞，并可因缺氧、坏死而形成肺梗死。肺动脉栓塞的临床表现为突发胸痛、呼吸困难与发绀，严重病例可出现休克，其病死率为30%。肺动脉栓塞在临床上易误诊为急性心肌梗死。肺动脉栓塞并非少见，据统计美国每年发生的肺动脉栓塞数达57万～63万，其中15万～20万导致死亡。在我国，随着血栓性疾病和心血管疾病发病的迅速增加，肺动脉栓塞的发病率亦不断上升。在香港的一组3446例成人尸检中约有3.77%具有明显的肺血栓形成性梗死症状。最近的一次香港和英国威尔士地区关于致死性肺梗死的对比研究中，两地显示出相近的发生率。

栓塞肺动脉的栓子75%～90%来源于下肢深静脉和盆腔静脉丛内的血栓。为了预防或减少肺动脉栓塞的发生，人们设计了多种在下腔静脉内置入的能阻挡血栓的特殊装置。最初真正能用于临床的滤器是1967年首次报道的Mobin-Uddin伞形滤器系统。

近年来滤器的设计经过不断改进，已达到既能截获栓子，又能保持下腔静脉通畅的效果，降低了并发症的发生率。

2. 下腔静脉应用解剖及变异 两侧髂总静脉在第5腰椎前方偏右汇合成下腔静脉，上升于脊柱前方略偏右，降主动脉右侧。下腔静脉达肝脏平面后，上行于肝脏后方，穿过膈肌腱膜部中、右1/3交界部，继续上行与右心房连接。下腔静脉直径为13～30mm，平均直径为20mm。下腔静脉没有静脉瓣，除接受下肢和盆壁的静脉回流外，它在沿途从下至上接受各支腰静脉、右精索内静脉或卵巢静脉、双侧肾静脉、右肾上腺静脉、膈下静脉和肝静脉的血液回流。

下腔静脉的解剖变异主要有：

（1）双下腔静脉（重复下腔静脉），发生率为0.2%～0.3%。两侧下腔静脉直径可以相同，但通常左侧较右侧稍细。左下腔静脉在左肾静脉汇入后，横跨腹主动脉前方汇入右侧下腔静脉。

（2）左位下腔静脉，发生率为0.2%～0.5%。下腔静脉先沿脊柱到右侧正常位置上行。

（3）环状左肾静脉，发生率为1.5%～8.7%。左肾静脉前支于正常水平汇入下腔静脉，其后支绕过腹主动脉后方汇入下腔静脉，汇入口通常较前支低。

3. 适应证

（1）绝对适应证

1）肺动脉栓塞或下腔、髂、股、腘静脉血栓形成的患者有下述情况之一者：①禁忌抗凝治疗；②出现抗凝治疗的并发症；③抗凝治疗失败（充分的抗凝治疗仍复发肺栓塞和不能达到充分抗凝者）。

2）肺动脉栓塞，同时存在下肢深静脉血栓形成者。

3）髂、股静脉或下腔静脉内有游离的血栓或大量血栓。

4）严重心肺疾病（肺心病并肺动脉高压）合并下肢深静脉血栓形成者。

5）急性下肢深静脉血栓形成，欲行介入性溶栓和血栓清除者。

（2）相对适应证

1）严重创伤，伴有或可能发生下肢深静脉血栓形成，包括：①闭合性颅脑损伤；②脊髓损伤；③下肢多发长骨或骨盆骨折等。

2）临界性心肺功能储备伴有下肢深静脉血栓形成。

3）慢性肺动脉高压伴高凝血状态。

4）高危险因素患者，如肢体长期制动、重症监护患者。

5）老龄、长期卧床伴高凝血状态。

4. 禁忌证

（1）绝对禁忌证：完全的、慢性的下腔静脉血栓，下腔静脉重度狭窄者。

（2）相对禁忌证

1）广泛或严重的肺栓塞，病情凶险，已生命垂危者。

2）伴有不能纠正的凝血障碍。

3）伴有菌血症或毒血症。

一旦置入滤器即应恢复抗凝治疗，因为单用滤器不能有效治疗 DVT。有关腔静脉滤器的多数研究无对照设计，其中有不少结果不完整，可信度较低。静脉滤器发展的新方向是可拔除的腔静脉滤器。

5. 术前准备（患者准备）

（1）全面体格检查，记录双下肢肤色、皮温，足踝、小腿、膝及大腿周径，检测小腿及大腿软组织张力，并作 Homans 试验（腓肠肌挤压和足过伸时小腿后部疼痛称Homans 征阳性，提示小腿肌群静脉窦内存在血栓），膝及髋关节运动幅度。

（2）凝血机能测定，包括凝血酶原时间（PT）、纤维蛋白原（FIB）、活化部分凝血活酶时间（APTT）、D-二聚体（DDI）含量。肝、肾功能生化检测。

（3）碘过敏试验。

（4）穿刺部位备皮。

（5）向患者和家属介绍滤器置入术的指征、操作过程、并发症及其处理，签手术知情同意书。

（6）术前 30 分钟肌内注射地西泮 10 mg。

6. 器械和药品准备

（1）介入手术包 1 个。

（2）4F/5F 猪尾导管、溶栓导管、标准导丝及交换导丝各 1 根。

（3）4F/5F 导管鞘 1 套。

（4）下腔静脉滤过器及输送装置。

（5）心电监护仪、氧气、吸引器调试备用。

（6）肝素钠注射液（12 500U/ 支）1 ～ 2 支，对比剂 50 ～ 100ml，溶栓剂如尿激酶25 万～ 100 万 U。

（7）各种急救药品、鱼精蛋白等。

7. 入路选择和滤器选择 腔静脉滤器一般经由健侧股静脉置入，但在双侧髂股静脉均有血栓或下腔静脉内存在血栓时，可从一侧颈内静脉或肘前静脉置入。滤器的选择宜根据下腔静脉形态、病程、血栓大小及游离程度而定。新鲜和较短的血栓可选用临时性滤器或可取出滤器；较长及全下肢深静脉血栓可选用可取出滤器或永久性滤器。

8. 操作技术 任何一种下腔静脉滤器置入前均须做下腔静脉造影，以了解下腔静脉形态、有无解剖变异、下腔静脉管径、有无弯曲、有无血栓，并确定双肾静脉开口的位置，做好标记。滤器一般放置于肾静脉开口下缘以下的下腔静脉内，但造影时肾静脉水平或其下 4cm 下腔静脉内存在血栓时，滤器则应放置在肾静脉水平之上。常用的下腔静脉滤器介绍如下。

（1）临时性下腔静脉滤过器

1）Antheor Temporal Filter（ATF）：ATF 由 6 根 Phynox 合金条弓形对称排列制作而成，释放后呈橄榄形，俯视及仰视呈六角星形。长 50mm，直径 31mm。ATF 外鞘管外径 9F，推送杆外径 7F。经肘前静脉置入的 ATF 外鞘管长 81.5cm，推送杆长 84.5cm；经颈内静脉和股静脉置入的 ATF 外鞘管长 65cm，推送杆长 68cm。ATF 一般于置入后 1 周内取出，最长不得超过 2 周。适用于急性下肢深静脉血栓、血栓长度不超过 5cm，以及经介入溶栓治疗估计在 1 周左右可完全溶解的病例。为减少溶栓后的并发症，多选用股静脉为入路。

2）LGT Tempofiher Ⅱ（LGT-TF Ⅱ）：Tempofilter Ⅱ 是 Braun 公司新的临时滤器，替代原 Tempofiher Ⅰ。由 Phynox 合金材料制成，由 8 条不锈钢片（4 长 4 短）构成锥形结构。设计置入时间长达 6 周，适用于腔静脉直径＜ 28mm 者。导入鞘直径 12F，并配有独特的留置导管及固定锚索附件，后者埋入皮下，使体外不留器具，方便了患者的活动。LGT-TF Ⅱ 通常经右颈内静脉置入。

（2）永久性下腔静脉滤过器

1）Greenfield Filter（GF）：新一代的 GF 有两种，一种为 Titanium Greenfield Hher（TGF），由 6 条带钩脚的钛合金丝制作而成；另一种为 Stainlessteel Greenfield Hher（SGF），由 6 条带钩脚的不锈钢丝制作而成。两者的外观、形态相同，均为锥形，锥顶至锥底的高度 TGF 为 47mm，SGF 为 44mm，锥底支角间的最大跨距 TGF 为 38mm，SGF 为 30mm。外鞘管外径为 15F，输送装置口径 12F，TGF 无导引导丝孔，SGF 则保留导引导丝孔。

TGF 和 SGF 均适用于下腔静脉直径＜ 28mm、下腔静脉无弯曲者。两者的置入方法相似，均可以经两侧股静脉、右侧颈内静脉入路。由于输送系统较粗，如股静脉穿刺处、穿刺侧髂静脉或下腔静脉内有血栓，在置入滤器输送系统时，有血栓脱落引发栓塞的危险，因此，在释放滤器前必须对上述部位行超声多普勒和血管造影检查。经颈和经股置入的滤过器预装时方向不同，在外包装上有明确标示，不可混用，否则将导致滤器在下腔静脉内方向错误。

在输送滤器时，应尽量牵直外鞘管，避免滤器输送装置推入时阻力过大。外鞘管和输送装置尽可能与下腔静脉保持平行，以减小滤器置入后的倾斜角。SGF 由于能通过 0.035in 超硬导丝，释放滤器过程中外鞘管和输送装置的稳定性较好，释放后滤器倾斜角较小。一般认为，倾斜角应＜ 15°。倾斜角过大会影响滤器的作用。GF 一旦释放，滤器的钩脚将立即固定在腔静脉壁上，任何试图移动或调整 GF 的操作均是十分危险的，锐利的钩脚可能会导致腔静脉壁及周围组织的严重损伤。

2）Bird's Nest Filter（BNF）：BNF 即鸟巢式滤过器，由 4 条细不锈钢丝构成，每条不锈钢丝的两端分别固定在 2 个 V 型金属支脚上，释放时自由塑形成鸟巢状。BNF 外鞘管外径为 14.5F，内径为 12F，置入途径同 GF，常经一侧股静脉置入。由于鸟巢的可塑性，除用于正常形态的下腔静脉外，在下腔静脉直径大于 28mm、小于 40mm 或下腔静脉明显弯曲时，作为永久性滤器的 BNF 是目前较佳的选择。患者体形瘦小、肾静脉下缘以下下腔静脉较短时，则不宜选用 BNF，以避免滤器下 V 型支脚进入髂总静脉而造成不良后果。

3）Simon Nitinol Filter（SNF）：SNF 由镍钛合金丝制作而成，分上下两层。上层为 7 个花瓣环组成的伞形结构，下层为类似于 GF、由 6 条镍钛合金丝形成的锥形结构。SNF 外鞘管外径为 9F，输送装置口径为 7F，可由两侧股静脉、颈内、颈外、锁骨下静脉或肘前静脉置入，外鞘管的长度分别为 48cm（经股静脉）、83cm（经颈或锁骨下静脉）和 103cm（经肘前静脉）。经股与经颈、经锁骨下和肘前静脉置入的滤器不可混用。SNF 在低温下柔顺性较好，在输送、释放滤器过程中，宜从鞘管旁路持续输入 5～10℃生理盐水，如不输入低温盐水，则输送阻力较大，上层伞形结构复张动作幅度较大。

4）Trap Ease Filter（TEF）：TEF 由镍钛合金管经激光镌刻而成，侧面成梭形，俯视及仰视呈六角星形。TEF 外鞘管外径为 8F，推送杆为 6F，在目前使用的永久性下腔静脉滤器中外径最细，释放方法亦简便。下腔静脉直径在 18～30mm 或下腔静脉有轻度弯曲时，均可选用 TEF。TEF 可经双侧股静脉、颈静脉和肘前静脉置入，外鞘管长度根据置入途径不同分为 2 种：55cm 长的外鞘管可用于经股静脉和颈静脉置入；90cm 长的外鞘管可用于经肘前静脉置入，亦可用于经股和颈静脉置入。TEF 在复张不全时支撑力较弱，不宜用于下腔静脉内已有血栓、下腔静脉管径变细的病例。

5）LGM-Vena Tech Filter（LGM-VTF）：LGM-VTF 由医用不锈钢制作而成。6 个支脚形成锥形，在每个支脚的下端，均连接一反折向上的不锈钢条，6 根不锈钢条互相平行，每根不锈钢条的头端均有倒刺，以防止滤器移位。LGM-VTF 外鞘管外径为 12F，通常经右股静脉或右颈内静脉途径安置。从左股静脉途径置入时，要防止外鞘管扭曲穿孔。LGM-VTF 释放出鞘管时速度宜缓慢，以减少滤器弹跳。

6）LP-Vena Tech Filter（LP-VTF）：LP-VTF 大体形状与 LGM-VTF 相似。由 Phynox 合金丝制成，4 根合金丝反折成为 8 根支脚，每根支脚中部均有倒刺，以防止滤器移位。LP-VTF 外鞘管外径为 9F，适用于下腔静脉直径＜35mm、下腔静脉无明显弯曲者。LP-VTF 可经右侧或左侧股静脉途径置入，也可经右侧颈内静脉、右侧或左侧锁骨下静脉置入。

（3）可取出下腔静脉滤过器（临时、永久两用下腔静脉滤过器）

1）Gunther Tulip Filter（GTF）：GTF 由不锈钢丝制成，滤器释放后呈"带钩的郁金香"，外鞘管为 10F，可经股静脉或颈内静脉置入。作为临时性滤过器，置入后 10 天内可经颈静脉由专用回收器（gunther tulip retrieval set）取出。不取出则成为永久性滤过器。

2）OptEase Filter（OEF）：OEF 的外形和 TEF 相似，所不同的是固定倒刺改为一排，一端制作了 2 个小钩脚，以便于取出。OEF 的置入方法同 TEF，要特别注意有小钩脚的一端应位于远心端，不可颠倒，否则可能会导致滤器移位和取出困难。

3）国产 ZQL 型可取出腔静脉滤器：国产 ZQL 型可取出滤器由两部分组成，底部为支架部，形似单节 Z 形支架，上部为滤过部（伞部），其顶端有一直径 3mm 的挂钩。本款滤器由 316L 改进型医用不锈钢丝制作而成，长度为 50mm，根据支架部直径大小分为 4 种规格：24mm、26mm、28mm 和 30mm，以适用于不同直径的下腔静脉。本滤器可经右颈内静脉或健侧股静脉置入，2 周内可经右颈内静脉取出，不取出则成为永久性滤器。

9. 并发症及处理

（1）腔静脉滤器置入术的并发症及其发生率：①死亡，0.12%；②肺栓塞复发率，0.5%～6%；③下腔静脉闭塞，2%～30%；④滤器栓塞，2%～5%；⑤穿刺部位血栓，0～6%；⑥下腔静脉穿孔，0～41%；⑦滤器移位，0～18%；⑧滤器折断，2%～10%。

（2）常见并发症处理

1）下腔静脉阻塞：常发生在大量血栓脱落陷入滤器时，下腔静脉血流回流受阻。采取经导管机械性血栓清除术和（或）经导管接触性溶栓术可使下腔静脉血流恢复。经导管机械性血栓清除的方法包括用大腔导管抽吸和机械性血栓消融术。经导管接触性溶栓术可使用多侧孔溶栓导管、猪尾导管或普通端孔导管。

2）肺栓塞和肺栓塞复发：常见于滤过效果不佳时，如 OF 倾斜角过大、BNF 构巢钢丝疏密不匀。也可见于下腔静脉滤器置入时，其上方下腔静脉内已存在血栓。除积极处理肺栓塞外，必要时可考虑置入第 2 枚滤器。

3）滤器变形：常见于下腔静脉形态变异，腔内有血栓导致管腔狭窄时。根据下腔静脉形态，选择不同形状的滤器，可减少或避免滤器置入后变形。滤器变形也可见于置入滤器数月或数年后。滤器变形若不影响下腔静脉血流或滤过效果，可不作特殊处理。

4）滤器移位、迁徙至右心和肺动脉：大多数滤器向足侧移位一般无临床意义，向头侧移位可导致肾静脉血流受阻。滤器迁徙至右心房、右心室、肺动脉可引起心律失常、肺动脉栓塞。可以介入法将滤器取出，如不奏效，则需经外科手术取出。

5）滤器支脚穿透血管壁：常因腹主动脉搏动所致。慢性下腔静脉壁穿孔一般不会引起大出血，常需处理。滤器支脚穿破血管壁伴腹膜后出血时，可视出血程度和临床表现，分别予以保守或外科手术治疗。

6）滤器折断：罕见，与滤器质量有关。应视具体情况选择处理方法。

7）穿刺点出血：有些滤器鞘管较粗，加之患者多接受抗凝及溶栓治疗，可导致穿刺点出血或周围血肿形成。延长压迫止血的时间，可避免或减少穿刺点出血。有时可考虑于术后 4～6 小时拔去外鞘管。

8）穿刺点血管血栓形成：常与操作过程较长、患者呈高凝状态等有关。可作局部溶栓治疗使血流恢复。

9）感染：术后常规使用抗生素 3～5 天，以防治感染。

10. 肾上（或上腔）VCF 适应证　　DVT 是 PE 栓子的主要来源，多数 VCF 置于肾下下腔静脉。但有时因某种原因需将 VCF 置于肾上下腔静脉，或上腔静脉。具备 VCF 适应证，又有以下情况的患者，可考虑行上腔静脉滤器置入。

（1）上腔静脉血栓。

（2）肾下下腔静脉狭窄。

（3）先天性下腔静脉异常。

（4）肾脏和（或）性腺静脉血栓。

（5）盆腔肿物。

（6）妊娠。

（7）上肢 DVT。

（8）原下腔 VCF 充满血栓或失败。

11. VCF 术后的抗凝问题 永久性 VCF 术后要不要长期抗凝一直存在争议。Kinney 认为滤器属腔静脉内异物，可导致高达 8% ～ 32% 的腔静脉血栓形成，需终身抗凝。但从 VCF 的适应证分析，一个最公认的指征是抗凝禁忌，既然有抗凝禁忌，VCF 置入后就不可能进行抗凝。Ray 等在研究了大量的文献资料后认为，VCF 置入后没有支持或反对抗凝的证据，到目前为止还缺乏随机研究结果，还没有一致的抗凝指征，但对于那些已知高凝状态且有 VTE 的患者，VCF 置入后应考虑长期抗凝。Athanasoulis 等和曹满瑞等也有类似的临床研究结果，VCF 术后抗凝都是针对 DVT 和预防 DVT 复发，而不是预防 VCF 的血栓形成。目前各种滤器的使用说明均未要求长期抗凝。

总之，VCF 是预防致死性 PE 的有效措施，但应严格掌握适应证。在实施 VCF 前应充分认识到，虽然 VCF 可有效预防 PE，但 VCF 本身也有并发症，有的并发症甚至是致命的。如果可能，应进行多中心随机研究，特别是针对目前争议较大的问题，如 VCF 置入后的抗凝是否对腔静脉通畅率有影响？哪种滤器置入后的并发症更少？ VCF 的适应证是否应该扩大？等等。VCF 是预防致死性 PE 的有效措施，但目前置放 VCF 存在很大的盲目性。人们还没有找到可靠的判断方法来预测，哪些 DVT 或 VET 患者更容易发生致死性 PE，而哪些患者不会发生，因此，VCF 的置放针对性不强。虽然 50% ～ 70% 的 DVT 患者可能发生 PE，但致死性 PE 在 DVT 患者中并不超过 10%。也就是说，虽然并非是经管医师的故意行为，大部分患者不需置入 VCF 却置入了。

以上指征都是针对已发生 DVT 或 PE 的患者，但对于尚未出现 DVT 却有 DVT 危险因素的患者，有的作者也把它作为 VCF 的适应证，如广泛创伤、脊髓损伤伴四肢固定或麻痹、多发性长骨或复杂性骨盆骨折、病态肥胖和（或）不动患者、DVT 高危患者将经历脊椎手术前、治疗肥胖的手术前等，但这些指征尚未被广泛接受。对于 VCF 的使用目前呈扩大趋势，不管怎样，不能把 VCF 作为治疗 DVT 的常规措施，应严格掌握其适应证。

12. 导管接触性溶栓（catheter-directed thrombolysis，CDT）**治疗** 近年来，随着血管腔内治疗技术的不断发展，介入腔内治疗下肢血管栓塞已成为主流，其中导管接触性溶栓治疗具有药物作用直接、用药量少、全身副作用小等优势，但也存在一些问题值得探讨。

（1）CDT 治疗的适应证：CDT 的基本适应证是闭塞血管内含有血栓成分，常见于以下临床情况。

1）急性动脉血栓形成：这类疾病往往是在慢性动脉硬化狭窄的基础上继发血栓形成的。临床上常先有慢性下肢缺血症状如下肢发凉、间歇性跛行，再出现下肢缺血加重的病史，临床上可表现为急性动脉闭塞的特点。这类情况是动脉 CDT 的主要适应证之一。相对球囊导管取栓而言，CDT 缓慢复通血流，可减轻术后缺血再灌注损伤，对血管内皮损伤小（图 2-20）。

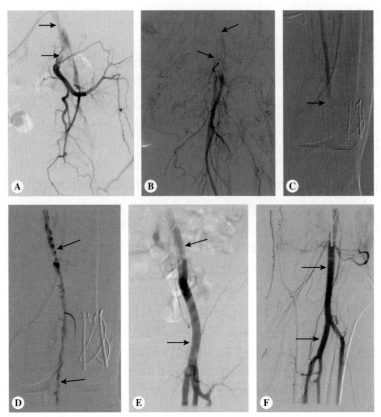

图 2-20　患者，男性，67 岁，胃癌术后 3 个月，左髌骨骨折术后 2 周，突发左下肢 5P 征 1 天余，有房颤病史。
经导管以尿激酶溶栓

A. 髂动脉至股动脉广泛血栓形成；B. 股动脉及其主干分支内血栓；C. 腘动脉完全闭塞；D. 带侧孔灌注导管置入血栓管腔
内造影；E. 经过接触性溶栓后髂动脉、股动脉及其分支内血栓消失；F. 腘动脉及其分支内血栓溶解消失。患者 5P 征消失，
随访 4 年余无异常

2）移植物或支架闭塞：吻合口再狭窄继发血栓形成是动脉旁路及支架置入术后闭塞的主要原因。CDT 可溶解部分血栓，可作为治疗此类病变的初始方法，结合其他药物可提高远期通畅率。因其相对微创，可局麻、经皮穿刺完成，尤其适于无法耐受麻醉、手术的高危患者。

3）急性动脉栓塞：肿瘤患者可能合并发生栓子脱落导致的下肢动脉栓塞，如果下肢缺血严重、进展快，需要快速缓解下肢血供者应首选切开取栓，不建议导管溶栓。但是对于下肢缺血程度较轻、短时间内不威胁肢体存活的动脉栓塞而言，CDT 可溶解动脉栓塞后的继发血栓，残余的无法溶解的栓子可通过 PTA 或支架等方法解决。

4）慢性动脉硬化闭塞症：老年肿瘤患者可合并此症。这是在动脉硬化狭窄的基础上血栓缓慢形成纤维化导致的血管闭塞。由于血栓形成时间久，单纯的导管溶栓效果不佳，往往需要配合 PTA 及支架置入术开通闭塞段。但是导管溶栓可清除相对新鲜的血栓，显露病变程度，降低疾病分级，有利于提高真腔开通率，减少因术中血栓脱落导致的垃圾脚的发生（图 2-21）。

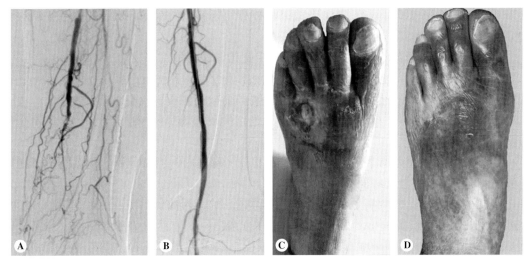

图 2-21　A. 下肢动脉造影提示左股浅动脉中下段闭塞；B. 左股浅动脉支架置入后，动脉重建，血流通畅，患肢末端动脉搏动再现，皮温恢复；C. 动脉重建前足背溃疡，经久不愈；D. 动脉重建后足背溃疡愈合

5）下肢 DVT：对闭塞性髂股 DVT、需要挽救肢体的患者，考虑迅速去除血栓，恢复静脉血流。最常用的溶栓药是尿激酶和 rt-PA，但并没有设计良好的研究为依据。

（2）血栓的类型：导致血管闭塞的成分有两种，一种以血栓成分为主，一种以斑块成分为主，前者置管溶栓的效果更好。术前可通过超声、CT 和 MRI 等无创检查手段判断闭塞动脉段有无血栓，术中可根据导丝通过闭塞段的难易程度来判断，如果导丝很容易通过表示闭塞段以血栓成分为主，反之则以硬化斑块为主。有研究表明导丝能通过闭塞段的导管溶栓成功率可达 90%～100%，相反则只有 10%～16% 的通畅率。溶栓剂可通过导管直接注入血栓内部。

溶解血栓是导管溶栓的目标，而术中及时发现并处理导致血栓的原因是保证远期通畅率的关键。血栓溶解后大部分病变通过造影可直接看到，但是有些病变并不容易发现，需要调整不同角度及时发现，如髂内外动脉分叉处左侧病变：右前斜位 30°；髂内外动脉分叉处右侧病变：左前斜位 30°，股深浅动脉分叉处：同侧斜位 30°～45°。

（3）给药方式：主要有匀速滴注和脉冲喷射灌注两种给药方式，两种方法目前尚无统一的使用标准。脉冲式给药可缩短药物的作用时间，降低并发症的发生率，同时可增加药物与血栓的接触，增加血栓溶解率。但是，高压注射可能挤压栓子而导致远端小动脉的阻塞。笔者的经验是在匀速滴注的基础上配合脉冲喷射给药，有利于提高疗效。采用何种给药方式应根据血管病变特点、医生的经验、对设备仪器的熟悉程度等综合因素选择。

（4）CDT 入路的选择：下肢动脉导管溶栓入路方式有同侧股动脉、对侧股动脉及腘动脉等，要根据病变特点及范围来选择入路方式。对侧股动脉入路适用于对侧髂股动脉病变者，此入路操作比较方便，穿刺部位并发症率较低、而且便于造影评估腹主-髂动脉情况。同侧股动脉顺行穿刺用于同侧股动脉正常、膝关节下动脉病变的腔内治疗。其优点是操作方便，可获得更好的支撑力，有助于导丝及导管进入病变部位。顺行穿刺的主要缺点是穿刺点血肿并发症发生率相对较高，特别是较易发生隐匿的血肿。对于股动脉狭窄无法穿刺者或腹主动脉病变者，建议选择腘动脉作为入路，一般首选左侧，该入路对下肢制动要求不高，适于需较长时间行 CDT 者或因腰椎等问题不能长时间卧床者。但是肱动脉纤细穿刺难度大，容易误伤神经。

（5）导管的选择：一般分为端孔导管、带侧孔导管两种。

1）端孔导管是将导管的头端放置于动脉闭塞段近端。其优点是操作简单，不需要导管通过闭塞段。缺点是导管未进入血栓内，药物与血栓接触面积较小，溶栓效率低。适用于短段血栓、膝关节以下小动脉内血栓或导丝通过失败的病变，有时也可作为长段闭塞开通前的预处理。

2）应用带侧孔灌注导管，需将导管插入动脉闭塞段内，侧裂导管的优点是多个侧孔药液喷射均匀，与血栓接触面积大，溶栓效果较好。

（6）常用药物：尿激酶是 CDT 治疗最常用的药物，目前仍无统一使用剂量和方法的标准，在我国使用剂量偏小。目前临床经验性方案是：术中推注 20 万 U，泵入 30 ～ 50 万 U/d，每日尽量控制在 100 万 U 以内，总量控制在 300 万 U 左右。用药过程中注意监测凝血功能变化，纤维蛋白原应控制 > 1g/L。导管溶栓过程中注意有无出血征象，如有应及时更改剂量或停药。

阿替普酶（rt-PA）可与纤维蛋白结合，选择性地激活纤溶酶原，具有局部溶栓作用强的特点，在已沉积的纤维蛋白内的活性较流动血液内的活性高 1000 倍，因而全身性纤溶状态的副作用弱，出血并发症的发生率仅为链激酶的 1/2。rt-PA 比已知的大多数溶栓剂具有更多的溶纤维蛋白特性，对新鲜血栓和相对陈旧性血栓都具有较明确的溶栓作用，与链激酶和尿激酶相比，rt-PA 起效更快、疗效更好。rt-PA 的缺点是不能长时间应用，如果没有达到预期的溶栓效果不能再追加剂量。

导管溶栓作为一种微创技术是治疗下肢栓塞缺血的安全有效的治疗方法，但是临床应用中应保证正确操作，严格把握手术指征，术后严密监测。同时辅以其他的介入治疗手段（如球囊扩张、支架置入等），才能提高救治成功率。

13. 导管取栓治疗　Fogarty 球囊导管取栓术用于动脉栓塞的治疗。动脉栓塞是由脱落的栓子堵塞与其口径相近的动脉造成的急症。绝大多数栓子来源于心脏，常见于风湿性心脏病或动脉硬化性心脏病伴发心房纤颤，绝大多数栓子嵌塞于腹主动脉末端及其下方的下肢动脉。发病突然，栓塞部位远端的肢体因急性缺血发生剧烈疼痛，病情进展迅速，可很快出现肢体坏疽，预后严重，因此需要紧急处理。

自 1911 年首次施行取栓治疗急性动脉栓塞以来，取栓术已有 100 多年历史。以往采用动脉切开取栓，总有效率约 77.6%。1963 年后 Fogarty 球囊导管的应用，简化了手术操作，扩大了手术适应证，提高了有效率（可达 94.6%）。

（1）导管取栓治疗治疗的适应证：

1）股青肿或股白肿，或者深静脉血栓形成所引起的坏疽性溃疡。

2）血栓形成在 72 小时以内。

3）有抗凝或溶栓禁忌证者。

4）保守治疗过程中肢体肿胀进一步加剧。

原则上动脉栓塞除肢体已发生严重坏疽者，或栓塞的动脉支较小、远端已建立良好的侧支、不影响血供者外，只要患者全身情况许可均应积极施行取栓术。

发病时间的长短与栓子摘取术效果有密切的关系，手术施行越早，效果越好，一般认为最好争取在发病后 6～8 小时内施行，但也有对发病数天或更长时间的患者施行取栓术而取得良好效果的。因此只要肢体还存活或濒于坏疽，仍应施行后期取栓，争取挽救肢体。

（2）导管取栓治疗的禁忌证：

1）血栓形成继发感染者。

2）病程超过 7 天、血栓已机化者。

3）全身情况差、不能耐受手术者。

4）血栓性静脉炎后，再发深静脉血栓形成。

施行取栓术切忌栓塞时间过长，尤其肢体已经发生大范围的坏疽。对一些全身情况不良，特别是一些心律失常、心脏功能较差的患者，取栓术当然有一定危险性，但栓塞本身能促使心脏病进一步恶化，因此除一些处于濒危状态不能经受任何打击者外，应该积极改善全身情况，做好手术前准备，进行手术取栓。

（3）导管取栓治疗术前准备

1）采用各项措施，改善患者的全身情况，特别是改善患者的心脏功能。

2）采用肝素抗凝治疗。术前给予 50mg，术中根据情况可再给予 50mg。术前应给予右旋糖酐-40 静脉滴注。

（4）导管取栓治疗手术步骤：Fogarty 球囊导管长约 80cm，管径为 F2～F7。远端装置一小乳胶橡皮囊并有一小孔与导管相通，可从导管末端注入少许稀释对比剂使囊袋充盈（图 2-22）。

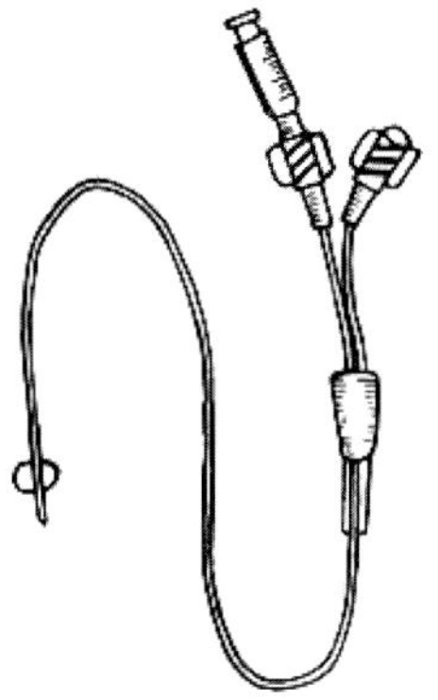

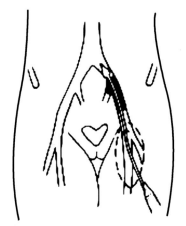

1）股动脉及其远端栓子取出术：腹股沟切口显露股总、股浅、股深动脉，分别绕过橡皮带，先中等度收紧但不完全阻断血流。在股总动脉上做一长 1～1.5cm 的纵切口，将 F3～F4 Fogarty 管插入股浅动脉或股深动脉，导管尽量插向远端，然后一手按管壁标明的容量注入生理盐水，另一手在体表按扪导管并逐渐拉出导管（图 2-23），栓子即能从动脉切开处取出。也可插入近端取除髂动脉栓子（图 2-24）。Fogarty 导管不可能进入每一个动脉分支，因此取栓后若在远侧动脉内注入 5 万～6 万 U 尿激酶，阻断 10 分钟，效果可能更好。连续缝合关闭动脉切口，彻底止血，不放引流。

图 2-22 Fogarty 球囊导管

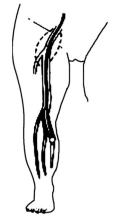

图 2-23 Fogarty 管通过股
浅动脉插向血栓远端

图 2-24 Fogarty 管通过股动脉
插入近端取除髂动脉栓子

2）经腘动脉取栓术：经股动脉取栓后应有血流自远端涌出，如流出不畅或经 X 线动脉造影怀疑远端有栓子残存时可经腘动脉取栓。膝关节内侧切口，显露腘动脉及其分叉，分别绕过橡皮带，切开腘动脉插入 F3 ～ F2 Fogarty 管，插至远端后注入少许生理盐水并向上拉出，如有血栓可在切口处取出。

3）经双侧股动脉、腹主动脉分叉处血栓取出术：如栓子嵌塞在腹主动脉分叉处，则需经双侧股动脉取栓。双侧腹股沟切口，显露双侧股总动脉，游离 5 ～ 6cm，每侧分别绕过两道橡皮带（图 2-25）。先用无损伤阻断钳阻断右侧股动脉，收紧左侧股动脉的两根橡皮带，在两道之间切一 1 ～ 1.5cm 小口，向上插入 F5 ～ F6 Fogarty 管，至分叉以上水平，导管囊内注生理盐水后慢慢拉出，取出栓子（图 2-26、图 2-27）。用同样方法取出对侧栓子，直至两侧股动脉搏动恢复（图 2-28）。

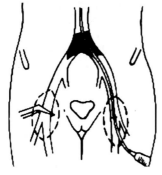

图 2-25　Fogarty 管通过股动脉插入近端取除腹主动脉分叉处栓子

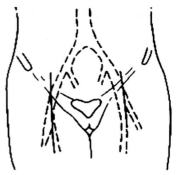

图 2-26　Fogarty 管经股动脉进口示意图

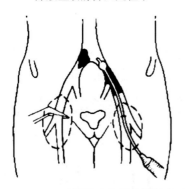

图 2-27　Fogarty 管通过左股动脉插入近端取除腹主动脉分叉至左髂动脉处栓子

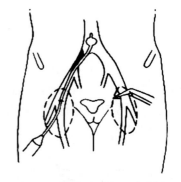

图 2-28　Fogarty 管通过右股动脉插入近端取除腹主动脉分叉至右髂动脉处栓子

（5）术后处理

1）全身应用抗生素预防感染。

2）500ml 右旋糖酐-40 每日 1 次静脉滴注。手术后第 1 天起继续抗凝治疗，给予肝素皮下注射，肝素用量以使用试管法测定的凝血时间维持在 15 ～ 20 分钟为宜。

3）密切观察切口有无出血。如有渗血应妥善处理。

4）观察肢体血供情况，必要时进行多普勒 B 超检查或动脉造影了解血管通畅情况。

14. 其他治疗

（1）外科血栓切除术治疗：当药物治疗失败且具备经验丰富的心脏外科团队时，紧急情况下可采用肺动脉血栓切除术。其适应证为：①大块血栓；②经过肝素和复苏等措施，血流动力学仍不稳定；③溶栓失败或溶栓禁忌；④某些急性上肢 DVT 患者，如抗凝或溶栓治疗失败但症状持续存在，建议采用外科血栓切除术或导管抽吸术。

（2）制动：传统上 DVT 患者在抗凝治疗的同时建议卧床休息几天，以避免栓子脱落造成 PE。两个小样本随机研究显示：在抗凝治疗基础上，卧床休息不能降低无症状 PE 的发生，而早期活动和下肢压迫的患者疼痛和肿胀的缓解更快。因此建议能活动的 DVT 患者不需卧床休息，在积极有效地抗凝治疗下，患者在能耐受的情况下推荐离床活动。

（3）弹力加压袜或弹力绷带：DVT 发作后 2 年内，推荐使用踝部压力达到 30 ～ 40mmHg 的弹力加压袜。上肢 DVT 伴有持续水肿和疼痛的患者，建议使用弹力绷带以缓解症状。

（徐家华　刘玉金）

参 考 文 献

李麟荪、贺能树、邹英华，2005. 介入放射学 - 基础与方法 . 北京：人民卫生出版社，376-386.

徐克、邹英华、欧阳墉，2004. 管腔内支架治疗学 . 北京：科学出版社，398-405.

中华医学会介入放射学分会介入学组，2011. 下肢深静脉血栓形成介入治疗规范的专家共识 . 介入放射学杂志，20（7）：505-509.

中华医学会血液学分会血栓与止血学组，2012. 易栓症诊断中国专家共识（2012 年版）. 中华血液学杂志，11：982.

Abu-Rustum NR，Richard S，Wilton A，et al，2005. Transfusion utilization during adnexal or peritoneal cancer surgery：effects on symptomatic venous thromboembolism and survival. Gynecol Oncol，99：320-326.

Anderson FA，Wheeler HB，Goldberg RJ，et al，1992. The prevalence of risk factors for venous thromboembolism among hospital patients. Arch Intern Med，152：1660-1664.

Belch JJ，Lowe GD，Pollock JG，et al，1979. Low dose heparin inthe prevention of deep-vein thrombosis after aortic bifurcation graft surgery. Thromb Haemost，42：1429-1433.

Capdevila X，Pirat P，Bringuier S，et al，2005. Continuous peripheral nerve blocks in hospital wards after orthopedic surgery：a multicenter prospective analysis of the quality of postoperative analgesia and complications in 1，416 patients. Anesthesiology，103：1035-1045.

Clarke-Pearson DL，Dodge RK，Synan I，et al，2003. Venous thromboembolism prophylaxis：patients at high risk to fail intermittent pneumatic compression. Obstet Gynecol，101：157-163.

Eliasson A，Bergqvist D，Bjorck M，et al，2006. Incidence and risk of venous thromboembolism in patients with verified arterial thrombosis：a population study based on 23，796 consecutive autopsies. J Thromb Haemost，4：1897-1902.

Geerts WH，Pineo GF，Heit JA，et al，2004. Prevention of venous thromboembolism：the seventh ACCP conference on antithrombotic and thrombolytic therapy. Chest，126：338-400.

Heit JA，O'Fallon WM，Petterson TM，et al，2002. Relative impact of risk factors for deep vein thrombosis and pulmonary embolism：a population-based study. Arch Intern Med，162：1245-1248.

Hollyoak M，Woodruff P，Muller M，et al，2001. Deep venous thrombosis in postoperative vascular surgical patients：a frequent finding without prophylaxis. J Vasc Surg，34：656-660.

Killewich LA，Aswad MA，Sandager GP，et al，1997. A randomized prospective trial of deep venous thrombosis prophylaxis in aortic surgery. Arch Surg，132：499-504.

National Institute for Health and Clinical Excellence，2008. Reducing the risk of venous thromboembolism（deep vein thrombosis and pulmonary embolism）in inpatients having surgery. Bmj，334（7602）：1053.

Prandoni P，Bilora F，Marchiori A，et al，2003. An association between atherosclerosis and venous thrombosis. N Engl J Med，348：1435-1441.

Richman JM，Liu SS，Courpas G，et al，2006. Does continuous peripheral nerve block provide superior pain control to opioids?. A meta-analysis. Anesth Analg，102：248-257.

Spebar MJ, Collins GJ, Rich NM, et al, 1981. Perioperativeheparin prophylaxis of deep venous thrombosis in patients with peripheral vascular disease. Am J Surg, 142: 649-650.

The Urokinase-Pulmonary Embolism Trail, 1973. An angiographic severity index for pulmonary embolism. Circulation, 47 (suppl2): Ⅱ -101- Ⅱ -108.

第四节　肿瘤并发门静脉系统癌栓的介入治疗

继发门静脉系统癌栓最常见的肿瘤为肝细胞癌（以下简称"肝癌"），肝癌在全球恶性肿瘤发病率中列第 6 位，每年新发的肝癌及其死亡病例有 50% 以上发生在中国。我国有肿瘤登记地区的最新数据表明，肝癌发病率居恶性肿瘤第 4 位，病死率居恶性肿瘤第 3 位。随着现代医学科技的发展，肝癌的治疗取得了巨大进步。但是，因为早期肝癌临床症状并不明显，70% ～ 80% 的患者就诊时病情已为进展期。目前，肝癌治疗的总体预后仍不理想。

由于肝癌的生物学特性和肝脏解剖学特点，肝癌细胞易侵犯肝内的脉管系统尤其是门静脉系统，形成门静脉癌栓（portal vein tumor thrombus，PVTT），文献报道其发生率达 44% ～ 62.2%，即使是小肝癌，在手术切除标本中 PVTT 仍可达 12.5% ～ 39.7%。肝癌患者一旦出现 PVTT，病情发展迅速，短时间内即可发生肝内外转移、门静脉高压、黄疸、腹腔积液，平均中位生存时间仅为 2.7 个月。PVTT 是肝癌预后的主要不良因素之一，在肝癌的临床分期系统中占有重要的权重影响。

一、PVTT 的形成机制

PVTT 的形成是一个多因素、多环节参与的过程，目前认为，PVTT 的形成与解剖学、血流动力学和生物学等多种机制相关。

（一）解剖学及病理生理基础

肝脏拥有肝动脉和门静脉双重血供，而门脉系统具有独特性，其两端为毛细血管网，起源于腹腔消化器官、脾等的毛细血管，经逐级汇集最后形成，是肝脏血液的主要来源（约占 70%），入肝后再反复分支最后汇入肝血窦。肝血窦内有肝动脉和门静脉双重血供并由肝静脉回心，肝动脉和门静脉在伴行途中有广泛的动静脉吻合，这种吻合是微小的，最终以动静脉混合血的形式进入血窦从而使其内压力保持平衡。在研究门脉癌栓形成与肝脏供血特性的关系时发现，肝脏的特殊血供是肝动脉－门静脉瘘形成的基础，瘤内肝动脉－门静脉瘘是门静脉从肿瘤供应血管之一变为出瘤血管从而形成门脉癌栓的重要原因，而肝硬化严重者常伴明显瘤外动静脉瘘，与无肝硬化相比肝内转移率高，而肝外转移率低。结合病理和放射学的研究发现，肿瘤的出瘤血管为门静脉的细小分支，在肝硬化的基础上，这一现象更为明显，而且在门静脉作为肿瘤出瘤血管基础上，肿瘤细胞更易于在门静脉内成活并形成癌栓。癌栓细胞脱落可经门静脉播散导致之后的转移和复发。

（二）继发性门静脉血流紊乱

既往的研究表明，PVTT 与门静脉反流有关。门静脉反流产生的机制主要有：①肝癌患者的动静脉瘘和肝硬化肝小叶的重建都导致门静脉压明显增高；②肝小叶中央静脉缺乏结缔组织鞘，易受癌结节和肝硬化结节压迫而闭塞，中央静脉作为输出血管的作用不能充分发挥，继发出现门静脉血反流增加；③肿瘤的供血动脉与其周围的门脉小分支和肝窦相交通，高压力的肿瘤动脉阻断门静脉灌注，形成区域性门静脉高压，使瘤内门静脉成为引流血管，这些血流到达周围正常肝组织时，门静脉压力降低，恢复肝静脉回流的正常状态，这样癌灶周围就容易出现沿门静脉系统的微癌栓。在癌灶内，门静脉成为血流的主要通路，脱落的癌细胞可以沿着输出血管向门静脉反流，在其内生长成癌栓。同时，由于门静脉自身缺乏静脉瓣，血流较慢，易产生反流，而回流血液富含消化吸收的营养物质，门静脉内微环境为癌细胞增殖提供了营养丰富的环境。因此，门静脉血流紊乱是癌栓形成的解剖学和血流动力学基础。

二、PVTT 的诊断及分型

（一）PVTT 的诊断

PVTT 是肝癌发生发展的过程之一，对 PVTT 的诊断必须结合肝癌的诊断。若肝癌诊断明确，又有 PVTT 的征象（各期门静脉内出现实性占位性病变，动脉期部分可见强化，门静脉期充盈缺损），则诊断成立。临床上，PVTT 需与门静脉血栓相鉴别，要点如下：

（1）门静脉血栓多由肝外门静脉向肝内门静脉分支发展，而 PVTT 多为从肝内门静脉末梢向肝外蔓延。

（2）无肝癌病史，近期有脾脏切除和门奇静脉断流手术史，影像学显示门静脉内充盈缺损，一般考虑为门静脉血栓。

（3）有肝癌或合并 PVTT 病史，术后出现门静脉内占位性病变，一般考虑为PVTT，需按复发进行积极治疗。

（4）少数肝癌患者仅表现为门静脉内广泛充盈缺损，而原发灶不明显，可结合病史及肿瘤标志物协助诊断，必要时需行穿刺活检明确。

超声检查为非侵入性检查，其操作简单、直观准确、费用低廉、方便无创，用于检出PVTT 具有较高的敏感性、特异性和方便性，为首选的影像学手段。超声检查不仅能顺着门静脉及其分支走向，清晰地显示门静脉管腔和血流情况，而且可以辨别其内有无异常组织的回声及其血供状态和性质，从而与基础肝病（肝硬化）引起的门静脉内血栓相鉴别。彩色多普勒血流成像如果能够检测出栓子内存在搏动性血流，也有助于鉴别诊断癌栓，如图 2-29、图 2-30。

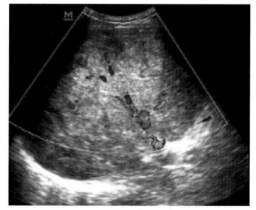

图 2-29　血栓内显示血流

扫一扫见
彩图 2-29

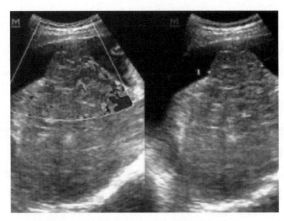

图 2-30　血栓内显示大量混杂血流信号　　　　扫一扫见彩图 2-30

　　CT 特别是动态增强螺旋 CT 具有较高的分辨率，图像清晰而稳定，能够对 PVTT 作出准确的定位诊断。门静脉栓子在 CT 中多直接表现为门静脉管腔增粗、腔内低密度充盈缺损和强化，如图 2-31 ～图 2-34；间接征象有门静脉管壁强化、侧支循环形成及门静脉海绵样改变。

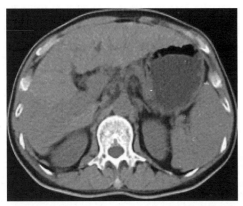

图 2-31　肝脏 CT 平扫显示门静脉右支及主干增粗

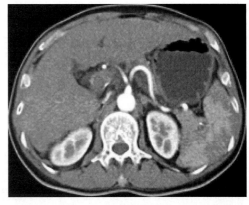

图 2-32　肝脏 CT 扫描动脉期，显示门静脉主干增粗，可疑栓子

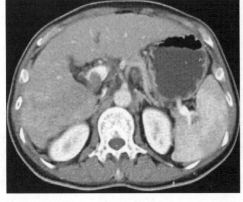

图 2-33　肝脏 CT 扫描门静脉期，显示门静脉主干及右支栓子

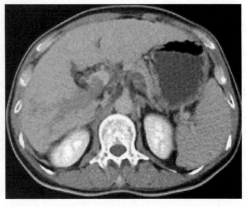

图 2-34　肝脏 CT 扫描延迟期，显示门静脉主干及右支栓子

MRI具有组织分辨率高、多参数、多方位成像等特点，对于PVTT也有一定的诊断价值。通常癌栓在T_1WI像上呈等信号或低信号，在T_2WI像上为高信号，与肝癌肿块的信号极为相似，Gd-DTPA增强后信号强度无明显变化。MRI门静脉造影对于PVTT具有很高的敏感性和特异性。三维动态增强磁共振血管能清楚地显示门静脉癌栓、门静脉海绵样变、肝动静脉瘘，如图2-35、图2-36。

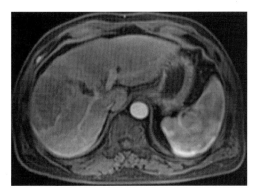 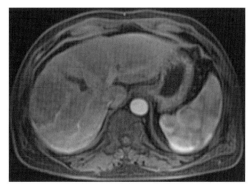

图2-35　肝脏MRI显示门静脉右支癌栓　　　图2-36　与图2-35相邻层面显示门静脉
　　　　　　　　　　　　　　　　　　　　　　　　　　　　右支癌栓

数字减影血管造影技术（DSA）属于侵入性检查，多经股动脉途径选择性插管至肝动脉和肠系膜上动脉行肝动脉造影和间接门静脉造影（图2-37）。肠系膜上动脉间接法门静脉造影时PVTT可表现为：①充盈缺损，可以是向心性的，也可以是偏心性或门静脉腔内的充盈缺损，向心性充盈缺损多为肿瘤侵蚀血管壁并沿门静脉壁浸润性生长所致；②门静脉完全中断，当门静脉完全被癌栓阻塞可表现为门静脉中断，呈杯口样截断，门静脉分支显影缺如；③门静脉增宽，即癌栓段门静脉管径增宽；

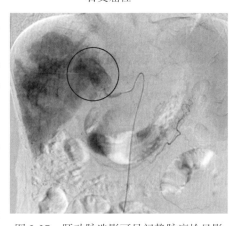

图2-37　肝动脉造影可见门静脉瘤栓显影

④门静脉不显影；⑤不完全阻塞者，可见"线条征"。由于DSA是一种有创性的检查，目前已不作为PVTT的常规检查。一般在行肝动脉栓塞治疗（TACE）时同时进行DSA观察PVTT的表现。

（二）PVTT分型

PVTT发生的部位、范围与预后密切相关。国际上常用的肝癌分期如TNM分期、巴塞罗那肝癌分期（BCLC）、日本综合分期（JIS）等都认可PVTT的重要性，但均未进一步细化分型。目前，针对PVTT的分型标准有日本的Vp分型和我国程树群提出的程氏分型。程氏分型依据PVTT侵犯门静脉的范围分为：Ⅰ型，癌栓侵犯至肝叶或肝段的门静脉分支；Ⅱ型，癌栓侵犯至门静脉左支或右支；Ⅲ型，癌栓侵犯至门静脉主干；Ⅳ型，癌栓侵犯至肠系膜上静脉；术后病理学诊断微血管癌栓为I_0型。我国学者的研究表明，程氏分型较日本 Vp 分型更适于中国 PVTT 患者的病情评估、治疗选择和预后判断。因此，2016 年版的《肝细胞癌合并门静脉癌栓多学科诊治中国专家共识》推荐程氏分型作为 PVTT 的中国分型标准。

三、PVTT 的介入治疗

针对合并门脉癌栓的肝癌患者，外科取栓创伤过大，身体基础条件及肝功储备较差的晚期患者无法耐受，并且术中难以彻底清除残留癌栓和微小栓子，极易导致癌栓的肝内播散和复发。就内科保守治疗而言，患者易出现食管静脉曲张破裂出血、肝功能衰竭、顽固性腹腔积液或肿瘤自发性破裂，使病情短时间内急剧恶化或死亡。近年来，介入技术在门脉癌栓治疗方面已得到国内外多数学者的认可，其可有效降低门静脉高压，恢复腔内血流通畅，改善肝脏功能，并辅助影像导引提高了操作的安全性和精确性。

（一）经导管介入灌注化疗 / 栓塞术

对于无法手术的肝癌合并门脉癌栓患者，常伴有不同程度肝硬化且肝功能较差，介入治疗是行之有效的治疗方法。在技术方面，主要包括经动脉灌注化疗（transarterial infusion，TAI）、经肝动脉化疗栓塞（TACE）、选择性门静脉栓塞术（selective portal vein embolization，SPVE），以及双插管灌注化疗栓塞术。以往将门脉主干癌栓作为 TACE 的绝对禁忌，认为癌栓的存在会减少并阻断门静脉对肝组织的血供，再行 TACE 会加重肝脏的缺血而导致肝功能损害加剧。但长期临床实践发现，肝癌并发癌栓的形成大多相对缓慢，机体能代偿形成侧支循环，门静脉周围小静脉扩张，配合超选择性插管技术的应用能够阶段性地进行栓塞，TACE 减少对肝功能影响的同时也提高了该技术的安全性及疗效。

研究表明，癌栓的血供主要来自肝动脉和胆管周围的毛细血管丛及门静脉分支，在 TACE 阻断肝动脉血流后，门静脉对癌结节血供代偿性增加，导致其对合并癌栓者疗效不够理想。双插管灌注化疗栓塞术不仅可使由动脉供血的癌栓中心缺血坏死，而且对由门静脉供血的癌周区域也有显著的抑制作用，对微小癌灶肝内播散起到预防性作用，其效果优于单纯 TACE。

TACE 治疗 PVTT 的疗效差异较大，完全缓解率（CR）为 0，部分缓解率（PR）为 19.5% ~ 26.3%，稳定率（SD）为 42.5% ~ 62.7%。对 TACE 有应答的患者中位生存期为 13 个月，无应答的患者中位生存期为 5 个月；肝功能 Child-Pugh A 级的患者中位生存期为 15 个月，Child-Pugh B 级的仅为 5 个月。因此，2016 年版的《肝细胞癌合并门静脉癌栓多学科诊治中国专家共识》建议 TACE 与其他治疗方法联合应用。国内常用的栓塞剂为碘油加明胶海绵。文献显示，使用栓塞剂很重要，TACE 疗效优于仅行 TAI 或内科治疗者，栓塞剂直径越小对 PVTT 治疗效果越好、患者不良反应越小，术中超选可提高疗效并减少肝脏损伤。

1. TACE 适应证

（1）原发性或转移性肝癌，各种原因认为不能手术切除或者不愿手术者，无肝肾功能严重障碍，无门静脉主干完全栓塞，肿瘤占据率＜ 70%。

（2）作为手术的术前准备，化疗栓塞术可使肿瘤体积缩小、血供减少，有利于肿瘤切除，同时能明确病灶数目，减少术中播散。

（3）小肝癌。

（4）外科手术失败或术后复发。

（5）控制疼痛、出血及动-静脉瘘。

（6）肝癌切除术后的预防性肝动脉化疗栓塞术。

2. TACE 禁忌证

（1）严重的肝肾功能不全，如严重黄疸：胆红素＞51μmol/L，丙氨酸氨基转移酶（ALT）＞120μ/L（视肿瘤大小）、凝血功能减退等，大量腹腔积液或重度肝硬化，肝功能属 Child C 级。

（2）门静脉高压伴逆向血流及门静脉主干完全阻塞为绝对禁忌证，以及下腔静脉癌栓、胆管癌栓、出现梗阻性黄疸者。

（3）感染，如肝脓肿。

（4）肿瘤体积占全肝 70% 及 70% 以上者。

（5）白细胞＜3000/mm^3。

（6）全身已发生广泛转移。

（7）全身情况衰竭者。

3. TACE 手术过程　经股动脉穿刺入路，使用 RH 或 Cobra 导管插管至肝总动脉，明确肝内肿瘤位置及供血血管。使用微导管超选择插管至肿瘤供血动脉，注射化疗药物，部分化疗药物（如表阿霉素）与超液化碘油充分混合形成混悬液，缓慢注入肿瘤供血动脉内。再依据供血动脉直径选择不同大小的栓塞剂（如明胶海绵颗粒）对肿瘤供血动脉栓塞。对合并肝动脉-门静脉瘘患者，先用明胶海绵颗粒或其他栓塞剂栓塞。在栓塞完成后进行血管造影观察病灶的情况，术后给予保护肝脏功能、免疫治疗等方案。

（二）门脉支架置入术

经皮门静脉支架置入（PTPVS）是以改善门脉癌栓引起的血流动力学变化为目的的治疗手段，包括经皮肝穿刺门静脉及穿刺脾静脉两种通道建立方法。通过置入金属支架的机械支撑作用使狭窄的门静脉管腔得到扩张，重建腔内血流，起到恢复肝脏血流灌注并降低门脉压力的作用，提高患者的生活质量，为后续综合治疗提供必备的条件。但该技术本身无法针对癌栓进行有效治疗，支架的通畅性无法保证，其远期疗效与癌栓的进展程度及配合的其他治疗方式具有一定相关性。在适应证方面，门脉支架置入对于肝癌合并门静脉一级分支和（或）门静脉主干不完全闭塞的Ⅱ、Ⅲ型癌栓患者有较好的安全性及临床疗效。TACE 与门脉支架置入的联合应用实现了相互增进的效果，并达到患者生存获益。

1.适应证　肝细胞癌合并门脉癌栓患者，癌栓经一侧侵入并向肝门部延伸，累及门脉主干，可同时累及对侧门脉Ⅰ级分支但不能完全累及Ⅱ级分支。

2.手术过程　对所有患者均详细询问病史及治疗史。进行全面的实验室检查，根据 Child-Pugh 分级评价肝功能。完善肝脏增强 CT 或肝脏增强 MR 检查，明确肿瘤的位置及从哪一级分支侵入门脉、是否侵入门脉主干及对侧支等。

手术方案：①穿刺点的选择。选择非癌栓侵入一侧的通畅门脉分支作为穿刺点，当两侧均有癌栓侵入时，选择仍保留的通畅门脉分支作为穿刺点，尽量选择较深的门脉分支。可选择单穿刺点也可选择双穿刺点。②穿刺针道的栓塞。为避免术后出血，需将穿刺针道完全栓塞，一般使用弹簧圈栓塞，如图 2-38、图 2-39 所示。

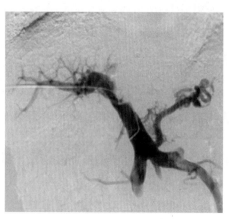
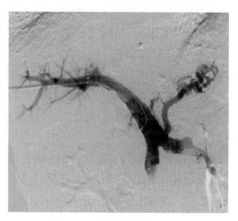

图 2-38　门静脉主干及右支可见充盈缺损　　　　　图 2-39　门静脉支架置入后

3. 术后随访　术后给予保肝、抗炎、抑酸、补液治疗，并给予低分子肝素抗凝治疗。3～7 天复查血常规、肝肾功能、凝血功能等，无并发症即可出院。若无消化道出血倾向，出院后建议患者口服华法林抗凝。出院后第 1、3 个月及之后每 3 个月行肝脏增强 CT 检查评价门静脉支架位置、形态及通畅性。肝内病灶转归情况可根据后续治疗情况酌情评估，后续治疗方案根据即时病情需要进行选择。

经颈静脉肝内门腔静脉分流术（transjugular intrahepatic portosystemic stent-shunt，TIPS），已成功应用于肝癌或肝硬化伴门静脉高压引起的上消化道大出血和顽固性腹腔积液的治疗，并取得了良好的近期疗效。近年来国内外学者对 TIPS 在门脉癌栓性高压中的应用也进行了有益的探索，通过 TIPS 联合癌栓内覆膜支架置入技术能有效控制门脉压力，消化道出血及腹腔积液症状得以缓解。尽管该方式是有效的，但术后易并发肝性脑病且远期疗效不佳，因此难以于临床广泛应用。

手术过程：①常规行右颈内静脉入路，引入导丝，进入下腔静脉，置入 RUPS100，导丝超选入肝中静脉或肝右静脉内作标记；②另取右股动脉穿刺，导管超选入肠系膜上动脉，行间接门静脉造影，了解肝静脉及门静脉空间位置关系；③调整 RUPS100 的穿刺角度，穿刺门静脉（左支较常见），缓慢退针并回抽有血时注入对比剂显示门静脉，引入导丝进入门静脉主干直至肠系膜上静脉；④球囊导管扩张穿刺道及门静脉狭窄段后，置入支架覆盖癌栓全程，维持门静脉通畅，造影部分血流进入下腔静脉（图 2-40，图 2-41）。术后常规行肝动脉造影，如有明显肝动脉出血则进行肝动脉栓塞止血。

（三）局部介入消融治疗

局部介入消融治疗是在影像技术导引下利用适当消融方法对癌栓靶区的肿瘤细胞行原位灭活，治疗范围精确且安全有效。包括以下几种消融技术：

1. 经皮肝穿刺无水乙醇注射（percutaneous ethanol injection，PEI）　是在超声或 CT 引导下直接穿刺至癌栓内并注射无水乙醇，使肿瘤细胞及血管内皮细胞迅速脱水、蛋白凝固、变性坏死，继而引起纤维化和小血管血栓形成，癌周血管完全闭塞，促使癌栓的坏死。

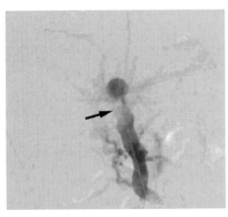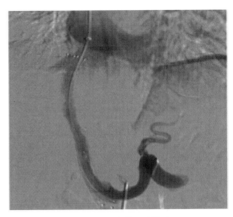

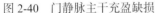

图 2-40　门静脉主干充盈缺损　　　　图 2-41　支架覆盖后

手术方法：首先行超声检查确定肿瘤位置及进针路径，常规消毒铺巾、局麻，在超声引导下将穿刺针准确刺入 PVTT 内，根据癌栓大小缓慢注射无水乙醇，超声显示高回声无水乙醇沿癌栓扩散至弥散后，缓慢退出穿刺针并用无菌纱布覆盖、胶布固定，嘱患者平卧休息 30 分钟，监测其生命体征，再次行腹部超声检查，明确无腹腔内出血等后可准其离开。

2. 激光消融（laser ablation，LA）　是通过高功率半导体激光仪在光纤头端释放较高能量，产生爆破、气化的作用而使癌组织热凝固性坏死。由于消融范围可通过激光仪功率大小、发射时间长短来调节，且激光本身又具有杀伤分界性好的特点，此外正常组织的热耐受性高于肿瘤细胞，所以激光消融既可杀灭癌栓中的肿瘤细胞、缩小癌栓，使阻塞的门静脉通畅，又可保障周边的正常血管、肝脏组织免受损伤。

3. 射频消融（radio-frequency ablation，RFA）　是利用置入肿瘤内的射频电极产生的高频交变电流引起组织内的极性离子高速振动并相互摩擦产生热能，使局部靶区温度增高并发生凝固性坏死以消融癌栓。

手术方法：患者平卧于 DSA 手术床上，行腹部超声检查，确定穿刺入路。常规消毒铺巾，穿刺点以 2% 盐酸利多卡因局部麻醉后，在超声引导下，穿刺未受累肝段的门静脉分支成功后，拔出针芯，将超滑软导丝置入门静脉，沿着导丝置入 6F 导管鞘，沿着导丝将 Cobra 导管插入脾静脉或肠系膜上静脉并造影，以明确癌栓位置和累及范围。在 DSA引导下，导丝超选穿过门静脉癌栓，将 Cobra 导管沿导丝导入癌栓，撤出导丝，将导管电极部位送至癌栓位置，连接射频发生器，进行消融治疗。消融完毕，撤出消融导管，沿导丝将球囊导管送至癌栓狭窄位置进行球囊扩张成形术，撤出球囊导管。最后缓慢拔出导管并用弹簧圈封堵穿刺道，用无菌敷料加压覆盖穿刺部位。

4. 高强度聚焦超声（high intensity focused ultrasound，HIFU）　是一种体外非侵入性治疗的新技术，其基本原理是利用超声波在组织内尚佳的穿透性、方向性及可聚焦性，将高强度超声波在肿瘤靶区聚焦，使该聚焦区域内产生较高的能量叠加并瞬间增温，靶区内肿瘤细胞迅速出现凝固性坏死，而聚焦区域外温度无明显变化，从而达到精确治疗的目的。研究证实，HIFU 作用于癌细胞的过程中可产生一系列的生物学效应，如细胞膜通透性改变、细胞形态功能变化，甚至溶解，以及 DNA 断裂、染色体畸变等，有利于凝固性坏死组织吸收缩小直至消失。动物实验及临床应用的结果证明了该技术的有效性和安全性。

（四）放射治疗

1. 内放射治疗 近距离放射治疗属于内放疗方式，是通过血管介入方法或经皮肝穿刺技术将放射性核素置放于癌栓内以进行近距离靶向放疗，放射源可于局部持续作用于肿瘤细胞以达到最大限度灭活，并对瘤周正常组织的放射损伤少，从而实现了"适形切除"的效果。常用的放射性核素有 ^{125}I、^{133}I、^{131}I、^{90}Y、^{32}P 等。目前国内报道最多的为 ^{125}I 粒子，PVTT 患者门静脉植入 ^{125}I 粒子条及支架联合 TACE 的疗效优于单独 TACE，并可显著增加门静脉再通率，如图 2-42、图 2-43。国外有应用 ^{90}Y 微球治疗 PVTT 患者的报道，其既可栓塞肿瘤血管又可通过定向放疗杀死肿瘤，总体疗效优于 TACE。

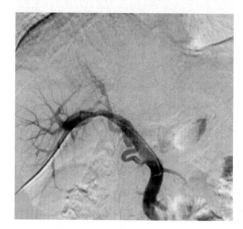 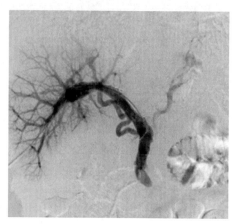

图 2-42　门静脉右支瘤栓　　　　　　图 2-43　门静脉支架及粒子植入

^{125}I 粒子条及支架联合方法与门静脉支架置入类似，需注意两点：

（1）双导丝技术：若选择单穿刺点操作需掌握双导丝交换技术，若选择两个穿刺点操作则分别引入一根导丝即可。一根导丝用于引导支架的置入，另一根导丝用于引导粒子条的植入。

（2）预置粒子条释放鞘：粒子条需经长鞘植入，由于粒子条需要释放在支架与门脉壁之间，因此需在支架释放之前预置好长鞘的位置。待支架释放完毕后再回撤长鞘、释放粒子条。

2. 外放射治疗 随着放疗技术的进步，三维适形放疗（3D-CRT）、调强放疗（IMRT）和立体定向放疗（SBRT）的发展可以在提高靶区剂量的同时，最大限度地保护正常组织，可适用于肝癌合并所有类型 PVTT 患者。2016 年版的《肝细胞癌合并门静脉癌栓多学科诊治中国专家共识》中推荐：

治疗方案一：原发灶不能切除，PVTT Ⅰ / Ⅱ / Ⅲ / Ⅳ型、肝功能 Child-Pugh A 级或 B 级的患者可行放射治疗。放疗技术和剂量：①靶区包括原发灶和 PVTT；②三维适形放疗（3D-CRT）/ 调强放疗（IMRT）95% 计划靶区（PTV）40～60Gy，每次 2～3Gy；③立体定向放疗（SBRT）36～40Gy/（5～6）Gy。

治疗方案二：肝功能 Child-Pugh A 级、PVTT Ⅰ / Ⅱ / Ⅲ 型的患者，建议放疗联合 TACE，放疗靶区可包括原发灶和 PVTT 或仅为 PVTT。

　　靶区定位建议采用 CT 和 MRI 图像融合技术，或结合 TACE 后的碘油沉积来确定肝癌大体肿瘤（GTV）的范围。临床肿瘤体积（CTV）为 GTV 外加 5 ～ 10mm。计划靶区应结合内靶区移动度、各中心摆位误差及随机误差确定。放疗的范围目前尚存争议，应视情况决定靶区。对于原发灶小且紧邻 PVTT，放疗应包括原发灶和 PVTT，总有效率可达 45.5% ～ 50.0%。如果原发灶体积大或远离 PVTT，则考虑单独进行 PVTT 放疗。

　　与放疗相关的重要损伤为放射性肝病（RILD）。避免 RILD 发生的关键是在设计放疗计划时，把正常肝脏受照剂量限制在耐受范围内。因为我国肝癌患者多数伴有肝硬化基础，肝脏的放射耐受剂量显著低于国外。肝脏耐受剂量（全肝平均剂量）：肝功能 Child-Pugh A 级患者为 23Gy，Child-Pugh B 级患者仅为 6Gy。发生 RILD 的高危因素包括：原有的肝脏功能差；正常肝脏的受照体积大、剂量高；患者同时伴发血管的癌栓等。目前，临床上多支持 3D-CRT 联合 TACE 治疗，其疗效优于单独 TACE 或放疗，并建议 TACE 和放疗的间隔时间不超过 1 个月。放疗联合 TACE 时，目前认为何者为先并不影响治疗效果，但先放疗对肝功能的影响小于先行 TACE。

（于长路　程永德）

参 考 文 献

陈大朝，王艺辉，纪荣佳，等，2017. TACE 联合放疗治疗原发性肝癌合并门静脉癌栓改善患者生存质量. 现代肿瘤医学，1：96-99.

程树群，吴孟超，陈汉，等，2004. 肝癌门静脉癌栓分型的影像学意义. 中华普通外科杂志，19（4）：200-201.

程树群，杨甲梅，沈锋，等，2015. 肝细胞癌合并门静脉癌栓多学科诊治 - 东方肝胆外科医院专家共识. 中华肝胆外科杂志，21（9）：582-589.

广东省抗癌协会肝癌专业委员会，广东省医学会外科学分会肝胆胰外科学分会，2015. 肝细胞肝癌合并门静脉癌栓多学科团队综合治疗广东专家共识（2015 版）. 中华消化外科杂志，14（9）：694-701.

黄文薮，蔡明岳，曾昭吝，等，2015. TACE 联合 -（125）I 放射性粒子植入治疗肝细胞癌门静脉癌栓. 介入放射学杂志，6：488-493.

李彬，李晓光，2015. 肝癌合并门静脉癌栓的微创介入治疗现状与应用. 中华介入放射学杂志：电子版，3（3）：164-167.

毛晓楠，卢再鸣，郭启勇，2016. 门静脉支架联合 -（125）I 粒子条植入治疗门脉癌栓 12 例. 介入放射学杂志，12：1058-1064.

孙居仙，郭荣平，毕新宇，2016. 肝细胞癌合并门静脉癌栓多学科诊治中国专家共识（2016 年版）. 中国实用外科杂志，15（5）：411-416.

童林燕，陈志奎，何以牧，等，2016. 超声介导聚桂醇联合无水乙醇治疗门静脉癌栓的探讨. 中国超声医学杂志，12：1107-1110.

吴孟超，汤钊猷，刘允怡，等，2016. 肝细胞癌合并门静脉癌栓多学科诊治中国专家共识（2016 年版）. 消化肿瘤杂志（电子版），8（3）：130-135.

伍路，杨业发，申淑群，等，2016. 门静脉癌栓微波消融及射频消融治疗 80 例分析. 介入放射学杂志，6：510-514.

谢正元，熊恺，郭武华，2016. 经颈静脉肝内门体分流术在肝癌伴门脉癌栓中的临床应用. 放射学实践，11：1089-1092.

中国医疗保健国际交流促进会肝脏肿瘤分会，2015. 肝细胞癌合并血管侵犯专家共识（讨论稿）. 肝癌电子杂志，2（3）：1-11.

中华医学会外科学分会门静脉高压症学组，2015. 肝硬化门静脉高压症食管、胃底静脉曲张破裂出血诊治专家共识（2015）. 中国实用外科杂志，35（10）：1086-1090.

Chen W，Zheng R，Baade PD，et al，2016. Cancer statistics in China，2015. CA Cancer J Clin，66（2）：115-132.

Chern MC，Chuang VP，Liang CT，et al，2014. Transcatheter arterial chemoembolization for advanced hepatocellular carcinoma with portal vein invasion：safety，efficacy，and prognostic factors. J Vasc Interv Radiol，25（1）：32-40.

Chung GE，Lee JH，Kim HY，et al，2011. Transarterial chemoembolization can be safely performed in patients with hepatocellular carcinoma invading the main portal vein and may improve the overall survival. Radiology，258（2）：627-634.

Li N，Wei XB，Feng S，et al，2016. Hepatocellular carcinoma with portal vein tumor thrombus：a comparative study comparing hepatectomy with or without neoadjuvant radiotherapy. HPB（Oxford），18：549-556.

Torre LA，Bray F，Siegel RL，et al，2015. Global cancer statistics，2012. CA Cancer J Clin，65（2）：87-108.

Yoshidome H，Takeuchi D，Kimura F，et al，2011. Treatment strategy for hepatocellular carcinoma with major portal vein or inferior vena cava invasion：a single institution experience. J Am Coll Surg，212（5）：796-803.

Zhang ZM，Lai EC，Zhang C，et al，2015. The strategies for treating primary hepatocellular carcinoma with portal vein tumorthrombus. Int J Surg，20（1）：8-16.

第三章 肝癌并发动静脉瘘的介入治疗

一、前 言

经肝动脉化疗栓塞术（transarterial chemoembolization，TACE）是治疗肝细胞性肝癌（hepatocellular carcinoma，HCC）有效的姑息性手段。TACE 能够栓塞肿瘤供血动脉，达到控制肿瘤进展、延长患者生存期的目的。

然而，当 HCC 患者合并有动静脉瘘时，介入栓塞治疗就变得困难且疗效欠佳。在发生的肝动静脉瘘中，以肝动脉门静脉瘘（arterioportal shunt，APS）最为常见，且 HCC 合并肝动静脉瘘的栓塞在技术上与 APS 相似 [只是在栓塞材料上以聚乙烯醇（polyvinyl alcohol，PVA）颗粒或无水乙醇混合明胶海绵颗粒为宜]。因此本章着重叙述 HCC 合并 APS 的处理方法。

HCC 患者中出现 APS 的情况并不少见。Okuda 等报道 HCC 患者中导致门静脉主干或左右支显影的重度 APS 的发生率可达 30%。Ngan 和 Peh 统计得出国内 HCC 患者中合并累及门静脉主干的重度 APS 的发生率达 19.5%。严重的 APS 会加重门静脉高压而导致肝功能不全，甚至引起一系列严重的并发症，如食管胃底静脉曲张破裂出血、顽固性腹腔积液或肝性脑病等，影响患者的生存期。Shyr 等报道不能手术切除的肝癌合并有 APS 的患者的平均生存期为 2.7 个月，明显低于无 APS 患者的 5.1 个月。对于有中重度 APS 的 HCC 患者，APS 的栓塞是首要且关键的治疗措施，因为治疗后能降低门静脉压力，且使得能够延长患者生存期的常规 TACE 术变为可能。

因此，如何栓塞 APS 是多年来临床关注的重点和难点。常规的栓塞剂如碘油不能用于栓塞合并有重度 APS 的 HCC 患者，因为其容易通过瘘口进入门静脉分支，导致正常肝组织栓塞而引起肝缺血，并由于门静脉分支堵塞而加重门静脉压力。虽然其他一些栓塞材料被尝试用于栓塞 APS，如弹簧圈和明胶海绵等，但都存在一些不足之处，如弹簧圈由于其直径的限制只能栓塞供瘘动脉的较近端，会重新出现细小的侧支供瘘血管且影响进一步的介入栓塞治疗；而明胶海绵只能起到短暂栓塞作用，血管容易再通。近来有文献报道采用医用无水乙醇明胶海绵颗粒混合物（ethanol-soaked gelatin sponge，ESG）、PVA 颗粒和氰基丙烯酸异丁酯（NBCA）胶栓塞 APS 取得了较好的疗效。

APS 是肝内肝动脉系统和门静脉系统之间的异常交通。HCC 患者并发 APS 的原因可能有：

（1）肿瘤直接侵犯肝动脉和门静脉，形成瘘。

（2）肝动脉和门静脉伴行并有多重交通支，在正常情况下不开放，但肿瘤压迫或门静脉瘤栓的形成会引起门静脉回流受阻，导致交通支开放，从而形成动静脉短路。

（3）由于肿瘤血管内皮生长因子的作用，肝动脉和静脉间新生血管网形成。

欧阳墉教授等将由于肝动脉和门静脉血流的功能性重新分配而形成的肝内动脉－门静脉分流（intrahepatic arterial-portal venous shunt，IHAPVS），皆定义为功能性肝内动脉－门静脉分流（functional IHAPVS 或 F-IHAPVS），以此从概念上区别于由于肝内动脉－门静脉瘘或直接交通而形成的器质性肝内动脉－门静脉分流（organic IHAPVS 或 O-IHAPVS），如伴发于进展期肝细胞癌和其他恶性肝脏肿瘤的 O-IHAPVS，以及伴发于先天性肝脏血管畸形、遗传性出血性毛细血管扩张症和肝脏外伤（包括医源性损伤）等的 O-IHAPVS。

二、临床及诊断

HCC 并发 APS 的临床表现与瘘的严重程度有关。轻度的 APS 患者可以没有临床症状；而重度的 APS 可因为明显增加的门静脉压力，导致患者出现门静脉高压相关症状，如表现为呕血、黑便的上消化道出血，表现为腹胀、少尿的顽固性腹腔积液。但 HCC 并发的 APS 不能仅从临床表现得出诊断，必须进行影像学检查。肝癌并发肝动脉门静脉瘘的影像学检查方法有以下几种。

1. CT 运用 CT 进行 APS 的诊断需要采用增强 CT。在增强 CT 图像上，动脉期时，表现为外周门静脉分支早于中央门静脉强化和一过性肝动脉密度差异（transient hepatic attenuation difference，THAD）。THAD 是指在动脉期时，外周肝脏实质一过性强化，其边缘通常为直线型。这是由于高压的混有对比剂的动脉血流经过瘘口流至低压门静脉区，从而造成局部肝组织的强化，而当门静脉期时强化的肝组织回归至正常或接近正常密度。

由于 APS 的程度不同，CT 图像上的表现也不尽一致。轻度的 APS 可能只表现为 THAD，而重度的 APS 可见有不同程度的门静脉离肝血流，甚至可反流至对侧肝叶、门静脉主干和侧支静脉（图 3-1）。CT 诊断 APS 的敏感性要低于 DSA 肝动脉造影，因为 CT 对门静脉小分支的分辨率有限。

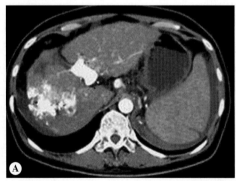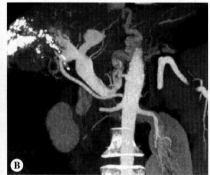

图 3-1　1 例肝癌合并重度 APS 患者

A. 门静脉主干及分支在动脉期明显强化，门静脉主干血流呈离肝血流；B. 重建图像，显示 APS 及食管胃底曲张静脉

2. MRI APS 在 MRI 上的表现和 CT 基本相似。一是外周门静脉分支的早期强化显影，二是肝动脉期部分肝组织呈楔形强化。在大多数 APS 患者中，增强 MRI 肝动脉期显示的楔形肝组织在平扫的 T_1 和 T_2 加权图像上并没有信号强度异常。

3. DSA　DSA 采用的方法为应用 Seldinger 穿刺技术穿刺一侧股动脉置入导管鞘，经鞘插入导管至腹腔动脉、肠系膜上动脉，先行解剖造影以了解有无肝动脉的变异或异位。确定动脉的解剖后，插入导管至肠系膜上动脉行间接门静脉造影，导管的头端应当尽可能位于肠系膜上动脉的中远段，造影的方法为：对比剂的总量为 25～30ml，对比剂的流速为 2.5～3ml/s，曝光的时间延迟 8 秒。这样的目的在于减少患者的屏气时间。间接门静脉造影可以了解门静脉主干及其分支的显影情况，如有无充盈缺损、门静脉主干的血流方向是向肝还是离肝、有无胃底冠状静脉显影、门静脉有无形成海绵样变等。在完成间接门静脉造影后，再行肝动脉造影，肝动脉近端的造影往往只能显示瘘的大体位置和程度，通常需要采用微导管进入肝动脉分支行超选择造影来进一步明确瘘的供血动脉和引流的门静脉分支、肿瘤的供血动脉等。肝动脉造影时，APS 的典型表现为与动脉伴行的门静脉在动脉期早显；若门静脉内有瘤栓则表现为门静脉内有充盈缺损；若为重度瘘，则门静脉主干血流可表现为离肝血流。DSA 是诊断 APS 的黄金标准，其敏感性要高于 CT 和 MRI，但其主要缺点为有创性。

三、介入治疗适应证

在 HCC 合并 APS 的介入治疗上，需要考虑三个方面的因素：

（1）患者基础肝功能和体能情况。

（2）肝脏肿瘤负荷情况。

（3）APS 的严重程度。

单纯考虑 APS 的处理，而忽略其他两个因素，有可能会影响治疗效果，甚至可能带来严重的并发症。在肝功能和体能上的要求是肝功能 Child-Pugh A 或 B 级，体能 ECOG 评分≤ 2；肝脏的肿瘤负荷占肝脏的体积≤ 70%。

关于 APS 的严重程度分级，国内外尚无公认的标准。笔者参照 Kim 等的分级方法并结合自己的临床经验，提出了一套改良分级方法：

1 级，肝动脉血经瘘口使得肝段以下的末梢门静脉分支显影；

2 级，肝动脉血经瘘口使得肝段门静脉显影；

3 级，肝动脉血经瘘口使得同侧肝叶门静脉显影；

4 级，肝动脉血经瘘口使得门静脉主干和（或）对侧肝叶门静脉显影；

5 级，肝动脉血经瘘口使得门静脉主干显影，且门静脉呈离肝血流。

2～3 级定义为中度 APS，而 4～5 级则定义为重度 APS。介入治疗的瘘为中重度瘘即 2～5 级的瘘。

四、介入治疗禁忌证

肝功能 Child-Pugh C 级、体能 ECOG 评分＞ 2、肝脏的肿瘤负荷占肝脏的体积＞ 70%、门静脉主干完全闭塞、不能纠正的严重凝血功能障碍（INR ＞ 1.5 或血小板计数＜ 50×10^9/L）。

五、术 前 准 备

（1）与患者或家属签订手术知情同意书。

（2）术前有近期上腹部 CT 或 MR 平扫加增强的影像资料。

（3）术前 4 小时需禁食。

（4）保留静脉通道。

（5）常规不需要应用预防性抗生素。

（6）APS 的栓塞材料。

栓塞材料建议应用 NBCA 胶、ESG 和 PVA 颗粒。不建议使用弹簧圈和明胶海绵栓塞重度 APS，弹簧圈为近段栓塞，明胶海绵栓塞后血管容易再通。Furuse 等和 Murata 等已证明此类材料栓塞的患者生存时间和生存率均较低。PVA 颗粒被认为是永久性栓塞材料，有文献证实其栓塞 HCC 合并有重度 APS 安全有效，不足之处在于应用大颗粒时如直径 700 ～ 1000μm 时容易堵塞微导管。NBCA 胶是一种永久性液态栓塞剂，其浓度可以通过加入超液化碘油进行调配，调配的浓度依据瘘的严重程度和栓塞微导管头端与瘘口的距离；与注射医用无水乙醇相比，NBCA 胶在注射时一般不会引起剧烈疼痛。NBCA 胶混合物的聚合时间可以通过调整 NBCA 胶和碘油的比例来控制。有研究显示 NBCA 胶混合物在体内的聚合时间与 NBCA 和碘油的比例关系为：NBCA 和碘油比例为 1 ∶ 1 时，聚合时间为 1 秒；NBCA 和碘油比例为 1 ∶ 4 时，聚合时间为 4 秒，两者的比例与聚合时间呈线性关系。医用无水乙醇现已被广泛应用于血管畸形、食管静脉曲张和肾癌的治疗。当注射入血管后，无水乙醇会使血内蛋白质变性、血管内皮细胞脱水、细胞质被破坏，导致血管壁损伤至内弹力膜层。单纯采用无水乙醇对重度 APS 效果不佳。因为重度 APS 时，血流量很大，乙醇在没有栓塞 APS 前就已经被瘘血流冲走。笔者将明胶海绵颗粒和无水乙醇进行混合，采用它们的混合物进行栓塞有如下优点：

（1）明胶海绵颗粒和无水乙醇混合后，无水乙醇会浸润入明胶海绵颗粒内，在明胶海绵颗粒减缓血流时，颗粒内的无水乙醇可以充分地与血管壁发生作用。

（2）由于无水乙醇的液态特性，其可以渗透至瘘口的末梢毛细血管。

（3）无水乙醇对于瘘邻近的肿瘤也有破坏作用。

（4）无水乙醇和明胶海绵颗粒费用低廉且易于操作。

不同栓塞材料对患者的预后存在一定差异（表 3-1）。

表 3-1　文献报道采用不同材料栓塞 APS 后患者生存期的比较

作者	栓塞材料	患者例数	APS 等级	累积生存率（%）				中位生存期（天）
				0.5 年	1 年	2 年	3 年	
Furuse 等	弹簧圈和明胶海绵	10	4，5	45	12			129
Huang 等	无水乙醇	64	4，5	78	49	25		330
	明胶海绵	33	/	58	23	15		210
Izaki 等	明胶海绵和抗肿瘤药物伴 / 不伴放疗	15	3 ～ 5		15.6	7.8		261

续表

作者	栓塞材料	患者例数	APS 等级	累积生存率（%）				中位生存期（天）
				0.5 年	1 年	2 年	3 年	
Kim 等	PVA	10	4，5（9 例）		/	/		256
Murata 等	弹簧圈和（或）明胶海绵	7	/		29	0		/
	门静脉临时性堵塞加 TACE	14	/		85.7	64	63	/
Shi 等	NBCA 胶（浓度 20%～40%）	12	5	67	33	8		275
Shi 等	ESG	61	2～5	79	50	12		382

六、操 作 方 法

1. 插管及造影 应用 Seldinger 穿刺技术穿刺一侧股动脉置入导管鞘，经鞘插入导管至腹腔动脉、肠系膜上动脉，先行解剖造影了解有无肝动脉的变异或异位。确定动脉的解剖后，插入导管至肠系膜上动脉行间接门静脉造影，在完成间接门静脉造影后，再行肝动脉造影。肝动脉近端的造影往往只能显示瘘的大体位置和程度，通常需要采用 3F 微导管进入肝动脉分支行超选择造影来进一步明确瘘的供血动脉和引流的门静脉分支、肿瘤的供血动脉等。

2. APS 栓塞

（1）NBCA 胶栓塞：经造影导管插入 3F 的微导管至供瘘动脉，应尽可能先插入至主要供瘘动脉的近瘘口处。微导管预先用 5% 葡萄糖液进行冲洗，以避免胶粘管。然后采用浓度为 20%～40% 的 NBCA 胶在透视下栓塞，直到血流非常缓慢或停滞以达到堵塞瘘口的目的。在栓塞后拔除微导管再次进行肝动脉造影以评估瘘的改善情况。如果还有其他的供瘘动脉，则采用上述方法再进行栓塞。在完成全部栓塞后，行肝动脉和间接门静脉造影以评估栓塞的效果。若成功栓塞 APS 后仍存有肿瘤染色，则采用微导管超选至肿瘤供血动脉，用碘油（≤10ml）与 1～2 种化疗药物制成的乳剂进行栓塞，如血流量大则最后加入适量明胶海绵颗粒栓塞肿瘤供血动脉。典型病例见图 3-2。

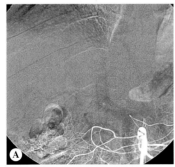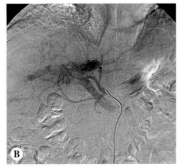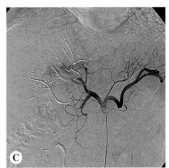

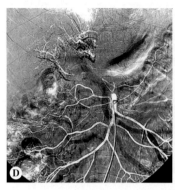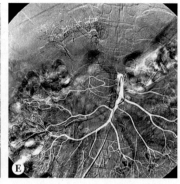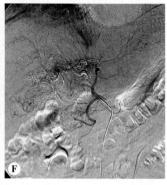

图 3-2　肝硬化、HCC 合并 APS 患者

A. 采用经肠系膜上动脉的间接门静脉造影未见门静脉主干远段和其分支显影；B. 肝动脉造影显示门静脉呈离肝血流的重度 APS；C. 采用浓度为 29% 的胶 3ml 栓塞后，瘘完全闭塞；D. 栓塞后的间接门静脉造影显示门静脉血流呈向肝血流；E、F. 2 个月后，间接门静脉造影显示门静脉血流依然为向肝性，APS 的严重程度明显改善

（2）ESG 栓塞。ESG 的制备：取两片明胶海绵块剪成 1 ～ 1.5mm 大小的颗粒，将颗粒置入无菌杯中，并以 10ml 的对比剂和 10ml 的医用无水乙醇与明胶海绵颗粒混合。需要注射时，将上述混合物充分混匀并抽至 5ml 针筒内。

肝动脉插管和造影方法同上述。将微导管超选至供瘘动脉并尽可能使微导管头端靠近瘘口，而且在可行的情况下先超选至主要的供瘘动脉。在透视下通过微导管注射 ESG 栓塞剂直至血流变得很慢或停滞。然后进行肝动脉造影评价 APS 的改善情况。同样，在栓塞 APS 后，如果还有其他肿瘤供血动脉，则进行常规肝动脉化疗栓塞术。对于一些中度 APS（程度 2 ～ 3 级）的患者，如果在栓塞瘘前能避开瘘超选至肿瘤供血动脉，则先进行肿瘤的化疗栓塞。典型病例见图 3-3。

（3）PVA 颗粒栓塞：采用 PVA 颗粒栓塞 APS 的操作方法与 ESG 类似。PVA 颗粒的大小选择应当依据瘘的严重程度。建议中度的瘘选用直径 355 ～ 500μm 的 PVA 颗粒，重度的瘘选用直径 500 ～ 710μm 的 PVA 颗粒。

七、术后观察及注意事项

术后的常规处理按照肝动脉化疗栓塞术进行。需要强调的是，栓塞后的肝区可能会出现明显疼痛，应采用强效镇痛药对症处理。对于肝脏基础功能较差或术中栓塞的血管为主要分支者，术后应当注意加强保肝处理，防止肝性脑病甚至肝功能衰竭的发生。术后 3 ～ 5 天复查肝功能以判断患者肝功能恢复情况，若有发热、畏寒表现需复查血常规，有感染迹象需加用抗生素。出院时间一般在术后 5 ～ 7 日。

患者出院后通过门诊进行规律随访。在介入术后 6 ～ 8 周，安排患者进行上腹部 CT 或 MR 平扫加增强扫描检查。如果发现有肿瘤复发，则再次行经动脉造影和介入治疗。如果造影发现瘘有复发，且其程度≥ 2 级，则再次对瘘进行栓塞。如果除肿瘤外没有瘘或只有微小的 APS，则只进行动脉化疗栓塞术。如果复查 CT 未发现肿瘤，则随访间隔延至 3 ～ 4 个月。后续的介入栓塞治疗依据患者的肿瘤情况、肝功能情况和体能情况来决定。

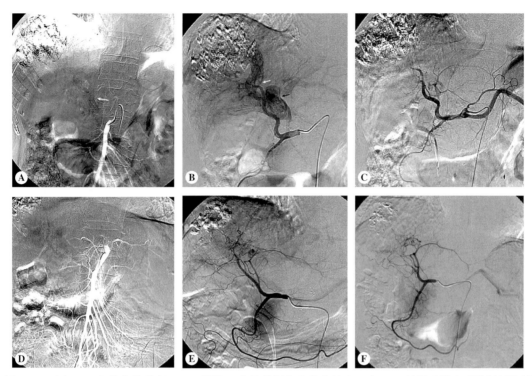

图 3-3　1 例 HCC 患者合并重度 APS，既往 2 个月前行化疗栓塞治疗 1 次。A. 经肠系膜上动脉行间接门静脉造影，只有门静脉主干近端显影（白箭头）；B. 肝动脉造影显示门静脉主干呈离肝血流的重度 APS（白箭头）且门静脉主干见瘤栓（黑箭头）；C. 采用 ESG 栓塞后，APS 消失；D、E. 治疗 2 个月后，间接门静脉造影显示门静脉依然是向肝血流，肝动脉造影显示无明显 APS；F. 6 个月后，肝动脉造影未见有新的 APS

八、并发症及处理

并发症的发生类型与传统的 TACE 类似。

1. 肝性脑病、肝功能衰竭　这些情况的发生与患者肝功能储备差有关，多见于术前肝功能 Child-Pugh B 级评分较高的患者，此类患者术后应当积极加强保肝和支持治疗。

2. 肝脓肿　少见。肝切除后行胆肠吻合术是栓塞术后发生肝脓肿的危险因素。发生肝脓肿后需积极进行抗感染治疗并在脓肿液化后行脓肿穿刺引流。

3. 异位栓塞　应用栓塞剂前，需明确该血管有无供应胃肠道等其他脏器，如异位可起自胃左动脉的肝左动脉。栓塞时应注意尽可能避免栓塞剂反流。在应用 NBCA 胶栓塞时，应注意避免发生胶粘管而导致微导管拔出时将胶拖至其他血管而引起异位栓塞。

4. 胆道损伤　以急性胆囊炎多见，常由于胆囊动脉受到了栓塞影响，一般应用消炎利胆片和清淡饮食，多能自行恢复。此外，还有胆道梗阻、胆汁瘤等。胆道梗阻和胆汁瘤发生的机制主要考虑为胆管的营养血管被栓塞而没有及时建立起有效的侧支循环，胆管缺血导致炎性增生引起上级胆管梗阻性扩张，若胆管壁坏死，胆汁外溢即可形成胆汁瘤。形成胆汁瘤后，若胆汁瘤较小且无明显临床症状，可进行保肝、利胆和抗炎治疗。若有临床症状或胆汁瘤较大，可行经皮肝穿刺胆汁瘤引流术，并配合内科治疗。

5. 栓塞后综合征　是栓塞后最常见的并发症。临床表现为发热、恶心呕吐、上腹部疼痛、食欲缺乏等。在进行对症处理后，多在 1 周内自行缓解。

九、疗效评价及预后

目前尚无针对 APS 栓塞效果的公认评价标准。依据笔者经验，将即时造影 APS 的改善定义为栓塞后 APS 的瘘的分级变为 1 级或 0 级，即瘘大部分或完全闭塞。首次随访造影 APS 改善定义为在第二次经动脉介入治疗造影时，APS 的分级较首次介入治疗造影时降低至少两个级别。相反，如果瘘的级别较首次提高了，则提示瘘较前有进展。此外，如果瘘的级别没有改善或降低的幅度小于两个级别，则提示瘘没有改善。

Huang 等比较了医用无水乙醇和明胶海绵栓塞 APS 的疗效，他们发现采用无水乙醇栓塞后 APS 侧支不易形成，长期随访发现 APS 的闭塞率达到 83%，中位生存时间为 330 天，明显优于明胶海绵颗粒。但该项研究未对瘘的严重程度进行量化分级。

笔者采用 ESG 进行栓塞，结果显示 APS 即时改善率为 97%，首次随访造影 APS 的改善率为 54%。首次随访改善率低于即时改善率的原因可能为残存肿瘤可增生并诱发新的 APS。但是，对于未出现新瘘的患者，其肿瘤可以得到更好的栓塞治疗。同时还发现，肿瘤 > 5cm 和首次造影随访 APS 无改善是这些患者的独立预后危险因素。

Kim 等采用 PVA 栓塞治疗晚期 HCC 合并有重度 APS 的患者，证明其安全有效，其中位生存期为 256 天，长期的 APS 改善率达到 80%。

笔者采用 NBCA 胶栓塞 5 级的 APS，发现术后 APS 即刻改善率为 100%，随访持续改善率为 80%，患者的中位生存期为 275 天，优于 Shyr 等报道的未处理 APS 的 2.7 个月和笔者研究的非栓塞组的 107 天。

总之，对于中重度的 APS，应用合适的栓塞剂进行栓塞，能够有效治疗 APS，使得进行 TACE 成为可能，并能够提高患者的生存期。

（施海彬　周卫忠　程永德）

参 考 文 献

季玉峰，程永德，2006. 肝动脉化疗栓塞治疗难治性肝癌的若干问题. 介入放射学杂志，15：705 -706.

罗鹏飞，陈晓明，张良明，等，2002. 肝癌合并动静脉瘘的处理方法探讨. 中华放射学杂志，36：114-117.

欧阳墉，欧阳雪晖，张学军，等，2015. 肝内动脉 - 门静脉分流：功能性分流的诠释. 介入放射学杂志，24：557-563.

肖景坤，吕维富，周春泽，等，2014. 原发性肝癌伴动静脉瘘介入栓塞治疗 62 例回顾性分析. 介入放射学杂志，23：683-687.

周兵，花迎雪，程永德，2006. 肝动静脉分流. 介入放射学杂志，15：188-191.

Buchta K，Sands J，Rosenkrantz H，et al，1982. Early mechanism of action of arterially infused alcohol U.S.P. in renal devitalization. Radiology，145：45-48.

Chern MC，Chuang VP，Liang CT，et al，2014. Transcatheter arterial chemoembolization for advanced hepatocellular carcinoma with portal vein invasion：safety，efficacy，and prognostic factors. J Vasc Interv Radiol，25：32-40.

Choi BI，Lee KH，Han JK，et al，2002. Hepatic arterioportal shunts：dynamic CT and MR features. Korean J Radiol，3：1-15.

Do YS，Yakes WF，Shin SW，et al，2005. Ethanol embolization of arteriovenous malformations：interim results. Radiology，235：674-682.

Furuse J，Iwasaki M，Yoshino M，et al，1997. Hepatocellular carcinoma with portal vein tumor thrombus：embolization of arterioportal shunts. Radiology，204：787-790.

Hammer FD，Boon LM，Mathurin P，et al，2001. Ethanol sclerotherapy of venous malformations：evaluation of systemic ethanol contamination. J Vasc Interv Radiol，12：595-600.

Huang MS，Lin Q，Jiang ZB，et al，2004. Comparison of long term effects between intra-arterially delivered ethanol and Gelfoam for the treatment of severe arterioportal shunt in patients with hepatocellular carcinoma. World J Gastroenterol，10：825-829.

Iñarrairaegui M，Thurston KG，Bilbao JI，et al，2010. Radioembolization with use of yttrium-90 resin microspheres in patients with hepatocellular carcinoma and portal vein thrombosis. J Vasc Interv Radiol，21：1205-1212.

Izaki K，Sugimoto K，Sugimura K，et al，2004. Transcatheter arterial embolization for advanced tumor thrombus with marked arterioportal or arteriovenous shunt complicating hepatocellular carcinoma. Radiat Med，22：155-162.

Kim YJ，Lee HG，Park JM，et al，2007. Polyvinyl alcohol embolization adjuvant to oily chemoembolization in advanced hepatocellular carcinoma with arterioportal shunts. Korean J Radiol，8：311-319.

Lazaridis KN，Kamath PS，1998. Images in hepatology. Arterio-portal fistula causing recurrent variceal bleeding. J Hepatol，29：142.

Lencioni R，Llovet JM，2010. Modified RECIST（mRECIST）assessment for hepatocellular carcinoma. Semin Liver Dis，30：52-60.

Luo J，Guo RP，Lai EC，et al，2011.Transarterial chemoembolization for unresectable hepatocellular carcinoma with portal vein tumor thrombosis：a prospective comparative study. Ann Surg Oncol，18：413-420.

Mukund A，Gamanagatti S，2010. Ethanol ablation of renal cell carcinoma for palliation of symptoms in advanced disease. J Palliat Med，13：117-120.

Ngan H，Peh WC，1997. Arteriovenous shunting in hepatocellular carcinoma：its prevalence and clinical significance. Clin Radiol，52：36-40.

Okano H，Shiraki K，Inoue H，et al，2003. Long-term follow-up of patients with liver cirrhosis after endoscopic esophageal varices ligation therapy：comparison with ethanol injection therapy. Hepatogastroenterology，50：2013-2016.

Okuda K，Musha H，Yamasaki T，et al，1977. Angiographic demonstration of intrahepatic arterio-portal anastomoses in hepatocellular carcinoma. Radiology，122：53-58.

Saitoh H，Hayakawa K，Nishimura K，et al，1997. Long-term results of ethanol embolization of renal cell carcinoma. Radiat Med，15：99-102.

Saxena A，Meteling B，Kapoor J，et al，2014. Yttrium-90 radioembolization is a safe and effective treatment for unresectable hepatocellular carcinoma：a single centre experience of 45 consecutive patients. Int J Surg，12（12）：1403-1408.

Shi HB，Yang ZQ，Liu S，et al，2013. Transarterial embolization with cyanoacrylate for severe arterioportal shunt complicated by hepatocellular carcinoma. Cardiovasc Intervent Radiol，36：412 -221.

Takebayashi S，Hosaka M，Kubota Y，et al，1998. Transarterial embolization and ablation of renal arteriovenous malformations：efficacy and damages in 30 patients with long-term follow-up. J Urol，159：696-701.

Tarazov PG，1993. Intrahepatic arterioportal fistulae：role of transcatheter embolization. Cardiovasc Intervent Radiol，16：368-373.

Velazquez RF，Rodriguez M，Navascues CA，et al，2003. Prospective analysis of risk factors for hepatocellular carcinoma in patients with liver cirrhosis. Hepatology，37：520-527.

Yu JS，Rofsky NM，2002. Magnetic resonance imaging of arterioportal shunts in the liver. Top Magn Reson Imaging，13：165-176.

Zhou WZ，Shi HB，Liu S，et al，2015. Arterioportal shunts in patients with hepatocellular carcinoma treated using ethanol-soaked gelatin sponge：therapeutic effects and prognostic factors. J Vasc Interv Radiol，26：223- 230.

第四章　肿瘤并发出血的介入治疗

第一节　头颈部肿瘤并发出血的介入治疗

由于血液循环丰富，瘤体组织血供具有多源、多系统的特点，且常与大血管关系密切，头颈部肿瘤并发出血的发生率较高。在栓塞瘤体供血动脉时，应在颈内、颈外动脉均造影后进行，以免遗漏供血动脉或受累动脉，从而影响栓塞效果。

一、头颈部良性肿瘤继发出血的介入治疗

青少年鼻咽纤维血管瘤（juvenile nasopharyngeal angiofibroma，JNA）是鼻咽部较为常见的高血供良性肿瘤，几乎仅发生于男性青少年，临床表现主要为鼻腔的反复出血及邻近器官受压所引起的相关症状。该病变起始于颅底蝶腭孔附近，常侵犯鼻腔、翼腭窝、蝶窦和海绵窦等部位，导致各种严重的并发症（图4-1、图4-2）。外科手术是治疗该病的根本方法，但因其生长部位及病理组织的特殊性，术中极易发生大出血，从而导致瘤体残留，或出现出血性休克等并发症。作为手术治疗的辅助性措施，上颌动脉的介入栓塞已越来越多地应用于 JNA 的治疗。

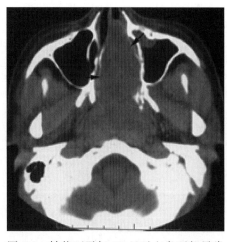 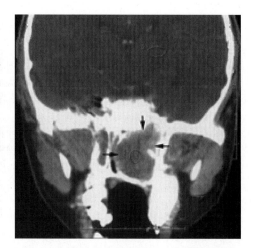

图 4-1　轴状面平扫 CT 显示左鼻咽部异常　　图 4-2　冠状面增强 CT 显示左鼻咽部异常软
　　　软组织占位（箭头）　　　　　　　　　　　　组织占位（箭头），注射对比剂后强化

外科手术治疗 JNA 时最可能的并发症是大出血，常规手术方法的出血量常常超过2000ml。JNA 本身由富含血管的腔窦组成，上颌动脉与其直接交通，局部直接穿刺造影时，

可见对比剂逆流至上颌动脉。Moulin 等对常规手术治疗与血管内栓塞加手术治疗的 JNA 患者进行了对比研究，结果前者出血量为 5380ml，而后者为 1037ml，两者具有显著差异，由此可以看到颈外动脉分支的术前辅助性栓塞是完全必要的。但是即使颈外动脉分支栓塞后，还有相当量的出血。这是因为大多数的 JNA 患者，尤其破坏颅底者，肿瘤除了颈外动脉供血外（图 4-3），还有颈内动脉分支参与供血。当 JNA 内的血窦未完全充盈时，单纯颈外动脉栓塞后，颈内动脉供血支会进一步开放供应病变，从而导致手术中的出血。因此，可以选用双重介入栓塞治疗，采用经皮穿刺瘤体内直接栓塞再配以上颌动脉栓塞。由于 JNA 的包膜完整、致密，当穿刺针位于肿瘤内进行栓塞时，不会引起栓塞剂的外溢。当 JNA 内部的血窦为液体组织胶完全充盈后，颈内动脉的分支则不会再行供血，这时再行上颌动脉的栓塞，可达到减少术中出血的效果（图 4-4 ～图 4-9）。

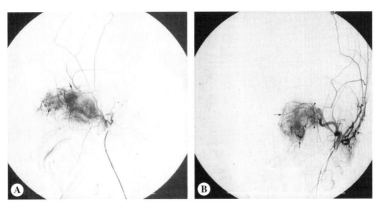

图 4-3　左颈外动脉正位（A）、侧位（B）DSA 显示鼻腔和翼腭窝内异常血管团（箭头），上颌动脉为主要供血动脉

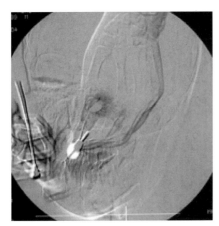

图 4-4　经鼻腔内行肿瘤穿刺，直接造影证明穿刺针位于肿瘤内

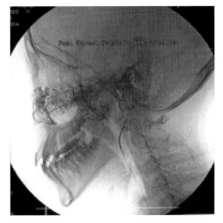

图 4-5　头颅侧位像显示栓塞组织胶位于肿瘤内，组织胶分布与术前造影肿瘤形态吻合

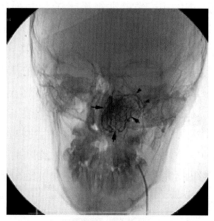

图 4-6　头颅正位像显示栓塞组织胶位于肿瘤内（箭头）及相连的上颌动脉远端（短箭头）

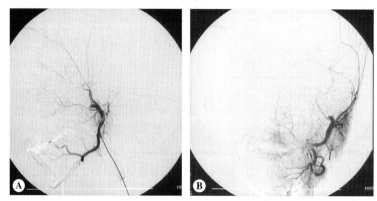

图 4-7　栓塞后的左颈外动脉的正位、侧位 DSA 显示鼻腔内异常血管团完全消失

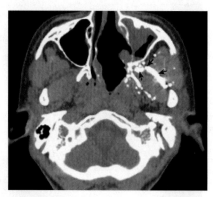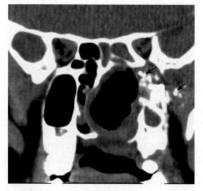

图 4-8　栓塞后的轴状面平扫 CT 显示原左鼻咽部异常软组织占位消失，上颌动脉内充以高密度组织胶（箭头）　　图 4-9　栓塞后的冠状面平扫 CT 显示原左鼻咽部异常软组织占位消失，翼腭窝和上颌动脉内充以高密度组织胶（箭头）

　　大部分的 JNA，一部分位于鼻后部，一部分横过狭窄的翼腭缝位于颞下窝，还有一部分向上突出至海绵窦。肿瘤的这种分布特点，常常要求术中分块摘除病灶。在常规肿瘤摘

除术中常发生部分间的断裂，使肿瘤内发生严重的出血，并常常导致部分肿瘤残留。双重介入栓塞后，术者可在不出血情况下自翼腭缝处断开肿瘤，然后分块摘除，既减少出血，又保证了肿瘤的完整摘除。

辅助性双重介入栓塞适应证为：①肿瘤既有颈外动脉供血，又有颈内动脉分支供血；②肿瘤不仅限于鼻后孔，还横跨翼腭缝至颞下窝或侵及颅内。对于病变仅限于鼻腔或仅侵入翼腭窝、无明显颈内动脉分支供血的患者，可以仅行颈外动脉的上颌动脉单纯栓塞。辅助性双重介入栓塞是一项极具挑战性的工作，应由具有一定经验的介入专科或神经介入专科医师在高分辨率的血管造影机下完成。国外有栓塞后致瘫或致死的报道，其主要原因是穿刺针穿破肿瘤至脑组织，从而导致栓塞时发生意外。因此，肿瘤内直接穿刺栓塞时，一定要在明确穿刺针位于肿瘤内时，方可进行栓塞。栓塞材料以 20% ～ 25%NBCA 胶为宜，如浓度过高，难以在肿瘤组织内充分扩散，并且推注组织胶的压力一定保持适中。在严格掌握适应证的情况下，辅助性双重介入栓塞后再进行手术治疗，对于 JNA 患者是一种行之有效的治疗方式。当局部穿刺瘤体组织难度较大、风险较高时，单纯行瘤体组织供血动脉栓塞，也可减少鼻出血的发生，降低手术时的出血量。

二、头颈部恶性肿瘤继发出血的介入治疗

（一）肿瘤渗血的介入治疗

头颈部肿瘤，尤其是恶性肿瘤，常可在口腔黏膜或体表皮肤见到菜花样的肿块，肿块表面常可见糜烂或火山口状溃疡，其中位于口腔黏膜的肿块，由于长期与牙列接触，表面反复摩擦刺激，易形成溃疡。当肿瘤恶性程度较高、发展较快或发展至晚期时，由于瘤体组织生长速度过快，瘤体中央组织细胞缺乏足够的营养供给，造成组织坏死，出现溃疡。糜烂、坏死的瘤体组织内受到肿瘤侵蚀的血管广泛暴露、受损，造成局部反复出血，轻者表现为少量渗血，重者累及主要动脉，可引发严重的出血。

这一类出血的治疗方式包括保守治疗、外科治疗及介入栓塞治疗。保守治疗主要为使用止血药物及局部压迫止血，这一治疗方法仅针对出血症状进行对症处理，不能解决引发出血的根本原因，因此需与其他治疗方法相互配合。外科治疗主要为颈外动脉结扎、瘤体组织供血动脉或累及动脉的结扎，在血管暴露但未受侵犯及破损的情况下可行手术治疗，于暴露血管处行组织瓣修复，保护血管组织。其中，颈外动脉结扎较为常用，但头颈部肿瘤的血供常存在双侧血供，甚至存在颈内、颈外动脉系统的交通，单侧颈外动脉的结扎往往不能有效止血，双侧颈外动脉或颈总动脉的结扎则存在较多并发症。此时，可选择介入栓塞治疗。

在进行介入治疗前需做好栓塞准备，明确责任血管后迅速进行栓塞。需合理设置对比剂的流速和流量，对比剂造影过少可致误判，过多则可能导致或加重出血。受肿瘤侵犯的局部血管及放疗后的血管薄弱、弹性丧失，术中需轻柔操作以避免损伤血管。除对常见血管进行造影外，对邻近血管也应造影，不可仅凭经验判断，以免延误治疗时机。栓塞前全面造影，寻找出血部位，对接受填塞治疗者行造影时可放松填塞物，以更好地显示出血点。头颈部血管间存在较多危险吻合，需避免异位栓塞，当 DSA 不能确定危险吻合存在时，可行利多卡因刺激试验，如发现不可避免的危险吻合，需权衡抢救生命与可能出现的并发

症，可采用弹簧圈或直径较大的颗粒栓塞剂进行栓塞。栓塞时，应将导管超选择插至接近出血点的位置，减少栓塞并发症，提高栓塞效果；栓塞剂应在透视下缓慢、脉冲式推注，避免出现反流。对于出血量大、病情严重的患者，如目标血管严重迂曲、狭窄，短时间内超选择插管存在困难时，在排除严重并发症可能后可选择主干栓塞。头颈部肿瘤多为双侧供血，应行双侧靶血管栓塞。造影无明确对比剂外溢征象，但患者出血症状明显时，可行诊断性动脉栓塞。栓塞完毕后，应再次造影确认栓塞效果，排除存在其他出血血管后，方可结束手术。栓塞术后需密切观察生命体征及神经系统症状，必要时行 CT 检查判断颅内情况。

对于病变进展较快、范围较广的患者，可在栓塞前进行动脉化疗，配合 PVA 颗粒等材料的栓塞，控制疾病的发展，以免栓塞后由于血管内通路丧失，无法进行动脉化疗，影响肿瘤的整体治疗效果。

（二）肿瘤侵及颈外动脉分支继发出血的介入治疗

头颈部恶性肿瘤经过手术、放射治疗后再次复发时，因其局部组织血供差、抗感染能力低下，易发生组织变性坏死，从而导致颈动脉破裂等严重并发症的发生。颈动脉破裂出血是头颈部肿瘤挽救性外科手术围手术期死亡的主要原因。

颈外动脉发生破裂出血时，要根据破裂的部位、救治现场的条件及救护人员的经验等全力抢救。在紧急行压迫止血、补足血容量、纠正休克的同时，应及时进行介入治疗。

绝大多数患者可以通过 DSA 造影发现引起大出血的主要供血动脉（图 4-10）。对于经造影明确的出血动脉，在确定颈内、颈外及椎动脉之间没有危险吻合之后，行超选择性插管进行栓塞是最为安全和有效的止血方法。在栓塞颈外动脉系统血管时，常用的栓塞材料包括弹簧圈、PVA 颗粒、明胶海绵颗粒等，必要时也可选用 2- 氰基丙烯酸异丁酯（n-BCA）、Onxy 等液态栓塞剂。

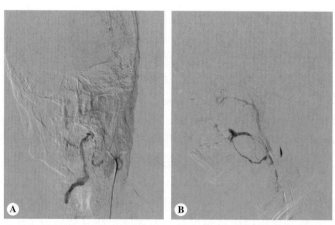

图 4-10　左舌动脉的正位（A）、侧位（B）DSA 显示肿瘤侵及舌动脉破裂出血

（三）肿瘤侵及颈内及颈总动脉继发出血的介入治疗

栓塞颈内动脉系统血管时，一般可置入覆膜支架修复血管破损；在无法进行支架置入

的情况下，可选择弹簧圈等材料进行颈内动脉的永久性栓塞。但是颈内动脉的永久性栓塞可能会并发严重的并发症，轻者出现栓塞侧眼球坏死、腔隙感染，重者引发患者瘫痪、死亡等，因此除非出现严重危及患者生命的紧急情况，并且患者及家属已取得充分理解、仍同意进行治疗的条件下使用，一般不推荐这一治疗方式。当血管破损处位于颈总动脉或颈外动脉接近颈动脉分叉处时，处理方式同颈内动脉，采用置入覆膜支架的方式进行治疗（图 4-11、图 4-12）。

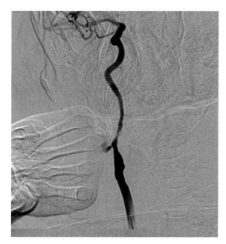 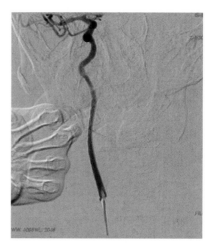

图 4-11　肿瘤侵及颈内动脉破裂出血　　　图 4-12　颈内动脉置入覆膜支架后

　　覆膜支架是由聚酯织物和金属导丝制成的弹簧支架，具有介入置入方便、顺应性好、置入后立刻形成良好的几何形状的优点，可以外封破裂口，内通血流。该支架具有良好的血管内皮生物组织相容性，又有一定的抗血小板黏附和纤维蛋白形成的功能，是可靠的大动脉破裂的救治方法。根据动脉破裂的位置、形态及局部血管的走行，可选择不同型号、不同规格的覆膜支架进行治疗。在导丝引导下，将支架置入颈动脉出血水平并覆盖动脉破口后释放，置入支架后造影复查。术后应行抗凝治疗，防止继发血栓及并发症的发生。

　　鼻咽癌（nasopharyngeal carcinoma，NPC）是鼻咽部最常见的恶性肿瘤之一。对于 NPC 患者，目前放疗仍是最有效的治疗方法，但放疗中由于肿瘤溃烂、坏死、脱落或黏膜充血均可致鼻出血，出血量少则数十毫升，多者达数千毫升，个别患者甚至可在数分钟内出血致失血性休克甚至死亡。因为肿瘤在鼻咽部，肿瘤越大、部位越深，在放疗中发生溃烂、坏死时被侵犯的血管开放就越多，出血量就越多，故 NPC 放疗中的鼻出血常见且较难处理。国内外最常用的方法是后鼻腔填塞，成功率为 48% ～ 87%，并发症包括鼻翼及鼻中隔坏死、静脉海绵窦炎、颅内感染、机体缺氧、二氧化碳蓄积，甚至心肌梗死、脑卒中等。采用介入治疗方法，选择性颈内、颈外动脉造影显示出血责任动脉及其受损程度，并根据造影结果栓塞出血靶动脉，该方法止血效果迅速、可靠，创伤小，尤其在大出血的危急情况下，是十分有效的救治方法。

　　NPC 发生部位接近颅底，常伴颈内动脉分支供血，因此单纯颈外动脉栓塞，有时难以奏效，因此行 DSA 造影时必须仔细观察是否有颈内动脉破裂。一旦发现颈内动脉破裂出血，需根据患者全身状态和出血情况，酌情对破裂的颈内动脉进行处理。

NPC 放疗后急性鼻出血的患者，首先行前、后鼻腔填塞进行紧急止血。如果造影过程中，发现颈内动脉破裂，首先选择颅内带膜支架封堵破口。对于颅内带膜支架不能成功封堵到颈内动脉破口的患者，则行 TBO（temporary balloon occlusion）检查，一旦通过该检查，即刻堵塞颈内动脉进行止血。堵塞的部位通常在眼动脉之下。堵塞材料可以选择可脱性球囊或弹簧圈。也有部分 NPC 放疗后反复大出血的患者，由于血压下降时出血速度减慢、血凝块形成，出血暂时可停止。行 DSA 造影时，注射对比剂时的压力，有可能引起再次出血，甚至是猛烈的致死性大出血，因此在造影前首先做好鼻腔填塞准备。一旦发生出血，首先进行鼻腔填塞进行止血。在鼻腔填塞无法奏效，且已经取得患者家属的充分理解及同意的情况下，可以紧急行颈内动脉堵塞进行救治性止血。

（范新东）

参 考 文 献

丁浩，2012.介入治疗在头颈部恶性肿瘤治疗中的应用.中国眼耳鼻喉科杂志，3：195-197.
范新东，石润杰，王德辉，等，2006.青少年鼻咽纤维血管瘤的辅助性介入栓塞.中华放射学杂志，11：1197-1199.
刘明波，2009.头颈部肿瘤术后大动脉破裂出血的救治.国际暨第十届全国头颈肿瘤大会论文集.中国抗癌协会头颈肿瘤外科专业委员会，3.
卢浩浩，熊斌，郑传胜，等，2014.介入栓塞术在头颈部肿瘤放疗后出血中的应用.中国介入影像与治疗学，11：701-704.
徐高峰，Dae Chul Suh，Ho Sung Kim，2012.应用覆膜支架介入救治颈动脉破裂及假性动脉瘤.介入放射学杂志，3：142-145.
杨秀军，彭仁罗，邵良，等，2000.头颈部肿瘤的血管内栓塞与化学治疗.介入放射学杂志，3：163-166.
朱军，倪才方，刘一之，等，2009.鼻咽癌放疗后大出血的急诊栓塞治疗.介入放射学杂志，1：26-28.

第二节　肿瘤继发咯血的介入治疗

咯血是肺癌等恶性肿瘤的常见症状之一，10%～30% 的肺癌患者会出现咯血症状，其中 10% 为大咯血。当肿瘤患者继发咯血时，在咯血没有危及生命安全、肿瘤可切除的情况下，外科手术切除肿瘤是最可靠的治疗方法。在外科手术禁忌或暂时没有条件进行时，介入治疗是临床可行的有效治疗措施之一。其他恶性肿瘤（包括肾癌、甲状腺癌、睾丸绒毛膜癌和黑色素瘤）肺转移引起咯血的情况比较少见，且发生机制、治疗原则与肺癌合并咯血基本一致，在此不再赘述。

肺癌继发咯血临床治疗的首要目标是降低咯血导致窒息的风险，挽救患者生命。介入治疗咯血多年来在临床工作中证实为微创、有效、安全的手段，已经被广泛接受，应用在肺癌继发咯血方面也积累了丰富的经验，可有效挽救患者生命、提高生存质量。

一、咯血的相关解剖和病理

掌握肺的血供特点和支气管动脉解剖对取得良好的介入治疗效果和避免并发症的发生具有重要意义。肿瘤继发咯血的病理基础都是由于肿瘤侵犯了气道和肺实质，常见的原因包括肿瘤新生血管、肿瘤侵犯肺实质和肿瘤血管浸润、肿瘤表面剥落暴露潜在血管、肿瘤坏死、咳嗽引起的损伤，以及医源性因素如支气管镜检查、血管到气道的瘘形成等。

肺有双套血供的特点，即支气管动脉和肺动脉双重供血，因此，针对咯血来源不同，介入治疗可分为支气管动脉（包括非支气管动脉的体循环动脉）和肺动脉栓塞术。90%的咯血患者的责任血管是支气管动脉，非支气管动脉的体循环动脉占到 5%，剩下 5% 来源为肺动脉。

支气管动脉起源于近段降主动脉。通常认为开口于 T_5 椎体上缘终板和 T_6 椎体下缘终板间的支气管动脉是原位支气管动脉，开口于其他部位的称为异位支气管动脉。来源于其他体循环动脉的参与咯血的称为非支气管动脉的体循环动脉，这些责任动脉开口部位包括远段降主动脉、膈动脉、胸廓内动脉、锁骨下动脉、头臂动脉，甚至是冠状动脉。左右侧支气管动脉通常直接起源于主动脉，但右侧支气管动脉常常与

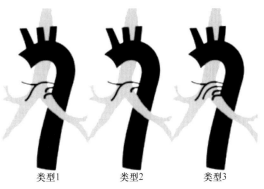

类型1 类型2 类型3
图 4-13 最常见的支气管动脉分布类型

右侧肋间动脉共干；左右支气管动脉也可共干发出。Walker CM 等总结报道的最常见的三种类型如图 4-13 所示。异常支气管动脉直径一般在 2mm 以上，其纵隔走行迂曲。关于左右支气管动脉的起源、分支和走行，国内江森教授基于大量的临床研究，也提出了新的见解，但临床工作中，有必要根据术前 CTA 或胸主动脉造影明确具体病例的情况，从而制订合适的介入治疗计划。

二、咯血的临床表现和诊断

咯血是指气管支气管树系统内血的咯出。一般定义在 24 小时内超过 300 ～ 600ml 的咯血为大咯血，文献中定义范围有所不同，有的定义为 100 ～ 1000ml。但咯血的首要威胁是窒息，因此无论多大的咯血量，只要威胁到了患者的呼吸安全，都需要积极治疗。诊断中首先要对患者进行总体评估，包括：

1. 咯血的确诊 根据患者描述和直接的观察，确定出血来源；咯血需与鼻咽部或消化道出血进行鉴别诊断，必要时需要用鼻咽喉镜、胃镜或支气管镜确定出血来源。

2. 严重程度评估 咯血可以表现为痰中带血、整口血痰或威胁生命的大咯血，需要根据情况决定介入治疗的时机。患者是否存在咯血窒息风险是首要的评估指标。

3. 咯血的定位 通常根据术前 CT 明确左侧或右侧来源的咯血，为介入治疗中确认靶动脉提供初步线索。

三、咯血的实验室和影像学检查

1. 实验室检查 包括血常规、生化肝肾功能、电解质、凝血功能、血气分析等。

2. 影像学检查

（1）胸片是最基本的影像学检查手段，在肺癌继发咯血中可以大致确定肿瘤部位，但提供的信息十分有限。

（2）CT/CTA：CT 检查对于咯血患者是必需的，平扫 CT 是最基本的术前检查，对于有条件的患者，增强 CT 或 CTA 是理想的术前检查，可以为介入治疗发现责任动脉、减少手术时间发挥重要作用。对于肺动脉是否受累、是否有肺动脉来源的咯血也大有帮助。增强 CT 或 CTA 还可以发现可能存在的异位支气管动脉或非支气管动脉的体循环责任动脉。异常支气管动脉在 CT 或 MR 上表现为结节状或线状增强结构，在三维容积成像或多角度重建上更容易显示。

（3）血管造影（DSA）：一般仅用于治疗前明确责任动脉，其诊断作用已被术前 CTA 代替。

3. 纤维支气管镜　在咯血的诊断中有着基本作用，从痰中带血到整口咯血都可以用纤维支气管镜检查。在 ICU 条件下甚至可以进行床旁快速的检查，纤维支气管镜不仅可以立即控制咯血，其出血来源的定位效率也很高。纤维支气管镜的作用：①确诊咯血；②定位出血来源；③诊断出血的病因。

四、介 入 治 疗

（一）适应证

（1）大咯血威胁患者生命。

（2）反复间断的咯血，药物治疗效果不佳或影响患者生活质量。

（二）介入治疗禁忌证

（1）严重的凝血功能障碍。

（2）大咯血状态，不能平卧耐受介入治疗。

（3）休克未能得到纠正者。

（三）术前准备

（1）患者气道和循环的维持至关重要，大咯血时可考虑气管插管保护气道，保持静脉通路，方便术中处理。

（2）完善必要的实验室检查和影像学检查。

（3）制订治疗方案，根据咯血来源，选择支气管动脉栓塞或肺动脉栓塞术。选择合适的入路（股动脉 / 桡动脉途径或股静脉途径）；准备合适的导管、微导管和栓塞材料。

（4）向患者和家属解释清楚后，签署知情同意书。

五、操 作 方 法

（一）穿刺方法

常规选择经股动脉穿刺入路，在股动脉入路困难或不允许的情况下，可以考虑经桡动脉途径。Seldinger 穿刺方法，局麻下操作。

（二）血管造影

1. 降主动脉造影　是传统的第一步，对于支气管动脉的定位具有重要意义，但随着近年术前增强 CT 的普及，有人提出异议，认为可以省去这一步骤；但对于临床急诊发生的大咯血没有条件完成术前 CTA 时，主动脉造影仍可作为定位支气管动脉的关键步骤，帮助发现支气管动脉，甚至直接确认咯血的责任动脉。通常采用猪尾巴导管，选择对比剂流速 15～20ml/s，总量 25～30ml，压力 300～500psi，可以获得良好的造影图像（图 4-14）。

2. 靶血管的选择性造影　采用胃左动脉导管、MIK 导管、Cobra 导管或其他合适的导管，选择至靶动脉开口或近端，根据血管管径，选择对比剂流速和流量（一般流速 2～4ml/s，总量 6～8ml，压力 300psi），或直接手推对比剂行造影。造影目的在于确认咯血责任动脉，发现相关的造影异常征象，发现脊髓动脉和确认是否存在动静脉瘘。

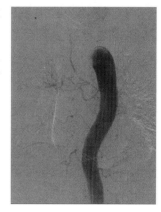

图 4-14　胸主动脉造影显示右侧支气管动脉增粗、纵隔内走行迂曲和远端紊乱血管及肺实质染色，帮助确认咯血责任动脉

血管造影上咯血责任动脉的征象包括：扩张的供血动脉（直径超过 2～3mm），纵隔走行迂曲，异常肿瘤染色，支气管动脉和肺动脉或肺静脉瘘，支气管动脉假性动脉瘤等；对比剂溢出虽然是直接征象，但很少出现（图 4-15）。

3. 超选择造影　通常采用微导管，目的在于避开肋间动脉和可能存在的脊髓动脉，选择至靶动脉，为末梢栓塞创造条件（图 4-16）。

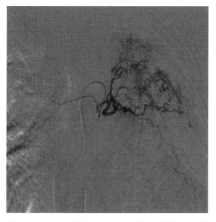

图 4-15　选择性支气管动脉造影显示左侧支气管动脉增粗、走行迂曲，血管增生、紊乱，并见支气管动脉-肺血管瘘形成

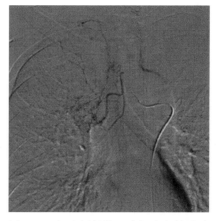

图 4-16　超选择插管至右侧支气管动脉造影，避开可能共干存在的肋间动脉（脊髓动脉）

（三）靶动脉栓塞

靶动脉栓塞一般选择颗粒性栓塞剂，多选择 300～500μm 的颗粒或微球，根据情况

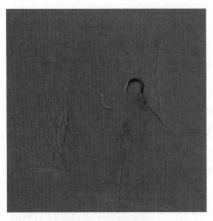

图 4-17 栓塞后（PVA 颗粒＋微圈）复查造影示支气管动脉完全闭塞

决定是否行靶动脉主干的金属微圈栓塞，巩固末梢栓塞的效果。文献中也有用液体栓塞剂（胶）的报道。明胶海绵颗粒也是常用栓塞剂之一。

（四）复查造影

确认栓塞的效果和是否存在侧支循环，对于参加病灶供血的侧支循环，在条件允许时要尽量彻底栓塞，减少复发率。但复查造影一定要注意避免压力过高，以防出现栓塞的颗粒反流造成异位栓塞（图 4-17）。

六、术后观察和注意事项

（1）术后穿刺点压迫止血、加压包扎，穿刺侧肢体制动 8 小时以上。加压包扎和制动过程中注意观察足背动脉搏动和适当活动足趾。肺癌患者有高凝血症的可能，需要行下肢静脉超声检查，积极防治下肢深静脉血栓的发生。

（2）咯血患者即使治疗成功，仍有肺内积血咯出，制动中加强化痰治疗和协助排痰的护理，防止窒息，或出现血栓或痰栓导致的肺不张的发生。

（3）部分患者术后可能出现胸背部疼痛和吞咽不适，要做好解释工作，克服恐惧心理，配合后期治疗。

（4）密切观察有无咯血复发，仍有新鲜的咯血需要考虑有无栓塞不完全、侧支循环出现的可能，评估再次介入治疗的必要性，部分患者还要考虑有无肺动脉导致的咯血，并做出相应处理。

七、并发症预防

脊髓动脉损伤致截瘫是支气管动脉栓塞最严重的并发症，据报道其发生率为 0.1%，但近年来随着以微导管为基础的超选择栓塞技术的广泛应用，此并发症发生的报道呈下降趋势。但脊髓损伤还是十分严重的并发症之一，一旦发生将造成不可逆的后果，严重影响患者的生活质量。对脊髓动脉的认识、高度警惕及坚持超选择栓塞技术是预防此并发症的最佳保障。

其他常见的并发症包括一过性发热、轻度胸痛、对比剂肾病、血管内膜损伤，甚至夹层形成、异位栓塞等，多为轻微或自限性并发症，无需特殊处理。

八、疗效评价

疗效评价包括技术成功和临床成功两方面。

1. 技术成功 定义为栓塞的完成。文献报道的技术成功率多在 90% 以上，引起技术失败的因素包括选择性或超选择性插管失败、发现脊髓动脉又不能超选择插管避开等。

2. 临床成功 定义为一定时间内咯血的完全或接近完全缓解。一般定义时间在 24 小时到 30 天不等。

（黄　强　王志军）

参 考 文 献

Cordovilla R，Bollo de Miguel E，Nuñez Ares A，et al，2016. Diagnosis and treatment of hemoptysis. Arch Bronconeumol，52（7）：368-377.

Fujita T，Tanabe M，Moritani K，et al，2014. Immediate and late outcomes of bronchial and systemic artery embolization for palliative treatment of patients with nonsmall-cell lung cancer having hemoptysis. Am J Hosp Palliat Care，31（6）：602-607.

Mehta AS，Ahmed O，Jilani D，et al，2015. Bronchial artery embolization for malignant hemoptysis：a single institutional experience. J Thorac Dis，7（8）：1406-1413.

Park HS，Kim YI，Kim HY，et al，2007. Bronchial artery and systemic artery embolization in the management of primary lung cancer patients with hemoptysis. Cardiovasc Intervent Radiol，30：638-643.

Rad MP，Davoudi Y，Basiri R，et al，2014. Bronchial artery embolization as a treatment of hemoptysis induced by pulmonary metastasis from malignant melanoma. Tanaffos，13（1）：61-66.

Walker CM，Rosadodechristenson M L，Martínez-Jiménez S，et al，2015. Bronchial arteries：anatomy，function，hypertrophy，and anomalies. Radiographics，35（1）：32-49.

第三节　肿瘤并发消化道出血的介入治疗

消化道出血（gastrointestinal bleeding）以屈氏韧带为界分为上消化道出血和下消化道出血，屈氏韧带以上的食管、胃、十二指肠和胰胆等病变引起的出血为上消化道出血，包括胃空肠吻合术后的空肠上段病变所致出血。下消化道出血是指屈氏韧带以下部位的出血，包括小肠、结肠、直肠、阑尾病变的出血，肛门部位的直肠和肛裂出血不属于此范畴。消化道出血是临床常见危急重症，尤其在大出血情况下，如果处理不及时，死亡率较高。

一、肿瘤继发消化道出血的病因

上消化道出血分为非静脉曲张性出血和静脉曲张性出血两大类，非静脉曲张性出血占80%～90%，最常见的病因包括胃十二指肠消化性溃疡（20%～50%）、胃十二指肠糜烂（8%～15%）、糜烂性食管炎（5%～15%）、贲门黏膜撕裂（8%～15%）、动静脉畸形/移植动静脉内瘘（GAVE）（5%）。肿瘤继发性出血占全部上消化道出血的5%，79%的肿瘤患者的首发症状表现为出血，其中75%在出血时已有转移病灶。

下消化道出血好发于老年人，由于老年人下消化道肿瘤、动脉硬化、结肠憩室等基础疾病较多，并且常服用抗血小板或抗凝药物，从而增加了出血风险。据流行病学分析，我国下消化道出血病因与西方有一定差异，我国下消化道出血的病因主要包括结直肠癌（24.4%）、息肉（24.1%）、结肠炎（16.8%）、肛门直肠疾病（9.8%）及炎症性肠病（9.5%）等。而西方国家常见原因依次为结肠憩室、结直肠癌/息肉、结肠炎/溃疡、血管畸形、缺血性肠病等。

消化道出血是消化道恶性肿瘤的主要临床表现或首发症状，肿瘤的局部缺血坏死、直接浸润、转移、手术、放化疗、应激等易引起消化道大出血，加重病情，甚至加速患者死亡。恶性肿瘤患者消化道出血后 30 天内病死率高达 44.9%，因此，消化道出血患者应积极筛查消化道恶性肿瘤，对伴有消化道出血的恶性肿瘤患者应高度重视，积极诊疗。

二、肿瘤继发消化道出血的临床表现及诊断

（一）消化道出血的临床表现

消化道出血的临床表现取决于出血部位、出血量与速度，与患者的年龄、心肾功能等全身状况也有关。上消化道出血患者多以呕血、黑便为主要临床表现，也有头晕、乏力、晕厥等不典型症状者，10% ～ 15% 的急性上消化道出血患者出血速度快时，也可表现为鲜血便，此时多伴有血流动力学不稳定。左半结肠急性出血往往导致鲜红色血便；而右半结肠出血其颜色更暗，少数患者甚至为黑便；直肠或肛门出血可表现为鲜血便、便中带血或便后滴血。

多数成年人可耐受 500ml 以内的出血而无明显不适，短时间内出血大于 700ml，往往会出现晕厥、肢体冷感、血压下降、心率增快、皮肤黏膜苍白等，出血量超过 1000ml 会导致休克。

（二）消化道出血的诊断

1. 临床表现　一般情况下呕血和黑便常提示有消化道出血，但应注意与鼻出血、咯血等鉴别，食用禽兽血液、铋剂、骨炭和某些中药也可引起大便发黑，应注意询问病史。少数消化道出血患者未出现呕血、黑便，而有周围循环衰竭表现，若有消化道出血高危因素应高度警惕，注意排查。

2. 内镜检查　是消化道出血定位、定性诊断的首选方法，诊断准确率达80% ～ 90%，可明确 90% 以上消化道出血的病因诊断。

3. 放射性核素扫描　当放射性核素到达出血部位，其一小部分即会渗漏出血管，可检出出血速率仅 0.1ml/min 的动脉及静脉出血，其敏感性为 45% ～ 90%，可大致判断出血的部位，但准确定位困难。经导管在靶动脉内注入放射性核素可明显提高诊断的敏感性和准确性。

4. X 线钡餐检查　仅适用于出血已停止和病情稳定的患者，阳性率明显低于内镜检查。

5. 血管造影　见下述。

三、肿瘤继发消化道出血的血管造影表现

血管造影对消化道出血具有诊断和治疗的双重价值，根据原发病行选择性或超选择性腹腔动脉或肠系膜动脉造影，当出血量达到 0.5ml/min 以上时才可能出现对比剂外溢征象，诊断阳性率为 58% ～ 100%，诊断阳性率与出血速率、血管活性药物及患者的血压状态等因素有关。消化道出血的直接征象为：对比剂外溢于空腔脏器，并经久不散。间接征象为：病变异常血管，如肿瘤血管、肿瘤染色。肿瘤性病变继发的出血，大部分表现为间接征象，结合原发病也可确定病变血管即为出血部位。但血管造影对静脉性出血疗效非常有限。

四、肿瘤继发消化道出血的介入治疗

介入栓塞治疗是一种治疗消化道出血的简便、有效和微创的治疗方法，尤其在急性消化道出血诊疗中具有明显的优越性。DSA 检查可明确显示病变部位，并根据对比剂溢出部位，超选择性插管至供血动脉内栓塞治疗，可即刻有效止血，创伤性小，效果明显，同时达到诊断和治疗的双重目的，是危急情况下实用有效的方法，尤其适用于年老体弱、病情危重、手术高风险或不适宜手术的患者。

（一）与介入治疗相关的血管解剖

1. 食管出血　食管的血供复杂，具有多支供血，并且血管细小。

（1）颈段食管：双侧甲状腺下动脉发出的食管支，通常 1～2 支。

（2）胸上段食管：供血主要来源于双侧支气管动脉食管支，锁骨下动脉、甲状腺下动脉、肋颈干等也可发出食管支供应该部位。

（3）胸下段食管：胸主动脉直接发出的食管固有动脉。

（4）腹段食管：供血主要来源于胃左动脉，膈下动脉分支也可有供血。

2. 胃、十二指肠出血

（1）腹腔动脉及其分支：胃左动脉、胃右动脉、胃十二指肠动脉。

（2）脾动脉及其分支。

（3）肠系膜上动脉的胰十二指肠下动脉。

3. 下消化道出血

（1）肠系膜上动脉及其分支：依次发出胰十二指肠下动脉、中结肠动脉、右结肠动脉和回结肠动脉。

（2）肠系膜下动脉及其分支：左结肠动脉、乙状结肠动脉、直肠上动脉。

（3）髂内动脉：直肠下动脉、肛门动脉。

（二）适应证

经内科保守治疗无效，而又不具备急诊手术条件者，均为介入诊断和治疗的适应证。

（三）禁忌证

对于救治大出血的患者而言，无绝对禁忌证，但存在重要脏器严重功能不全、出凝血功能障碍、严重感染等情况为相对禁忌证，应谨慎对待。

（四）介入治疗方法及步骤

1. 术前准备

（1）一般准备：血型，血、尿、便、凝血常规检测，血生化肝、肾功能检测，心电图、胸部正侧位片等。精神紧张者给予适量镇静剂；病情危重者给予气管插管，备血，备吸引器。

（2）常用器械：穿刺针、血管鞘、超滑导丝、4～5F 导管、微导管。

（3）准备栓塞材料：普通弹簧圈、微弹簧圈、PVA 颗粒、NBCA 胶、Onix 胶、明胶海绵栓塞颗粒。

（4）药物：山莨菪碱（654-2）、利多卡因、特利升压素，备急救药物。

2. 操作要点

（1）穿刺插管：常规行腹股沟区消毒、铺巾，局麻下按改良 Seldinger 法穿刺股动脉，然后置入血管鞘。也可经桡动脉途径穿刺插管。

（2）血管造影顺序：非急诊大出血情况下，可先用猪尾导管行腹主动脉造影，对比剂用量 40 ～ 50ml，注射速率 15 ～ 20ml/s，以评估内脏血管解剖及变异情况。常规造影：将 4 ～ 5F 的肝管、眼镜蛇或西蒙 I 型导管分别插至腹腔动脉、脾动脉、肠系膜上动脉、肠系膜下动脉等部位造影。紧急大出血情况下，一般先行高度怀疑出血部位的血管造影。明确有对比剂外溢或肿瘤染色时，可用微导管超选择至靶血管，以避免血管痉挛、夹层或穿破血管。若无用药禁忌证，可经动脉导管注入山莨菪碱或利多卡因，抑制肠蠕动、血管痉挛，减轻图像伪影，提高微小出血灶的检出率（图 4-18A）。

（3）栓塞技术：栓塞血管的水平根据不同血管而定，一般应尽可能超选择至出血或肿瘤部位进行栓塞，尽量减少栓塞范围。肿瘤性出血往往为多支供血，因此需同时栓塞多支血管方可达理想效果。胃、十二指肠部位侧支循环丰富，栓塞的安全性相对较高，即使行主干栓塞也极少出现缺血坏死等；同时有输出血管（远端）和输入血管（近端）时，需先栓塞输出血管，再栓塞输入血管（图 4-18B）。栓塞空、回肠动脉时，不应在一二级弓栓塞，微导管头端应越过末级弓至直小血管，栓塞应控制在 4 ～ 5 支直小血管范围内。栓塞结肠动脉时，微导管头端应越过边缘动脉。

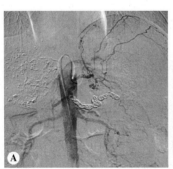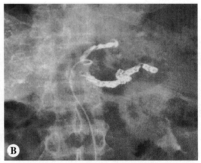

图 4-18　患者，男性，56 岁，胃间质瘤肝转移术后，胃内病灶复发合并上消化道出血

A. 胃左动脉造影显示胃左动脉走行迂曲，动脉晚期可见对比剂外溢，活动性出血表现；B. 应用微弹簧圈、PVA 颗粒（700 ～ 1000μm）及明胶海绵颗粒栓塞后胃左动脉造影显示出血停止

（4）栓塞材料：最常用的栓塞颗粒为明胶海绵栓塞颗粒，可用于消化道各个部位的止血，根据靶血管直径，剪成不同大小的明胶海绵颗粒或明胶海绵条。微钢圈主要用于胃十二指肠动脉等较粗血管的栓塞，也可用于明胶海绵栓塞后的加强栓塞。对于富血管性肿瘤可先用颗粒性栓塞材料闭塞肿瘤血管，然后用微型钢丝圈栓塞。外伤或医源性损伤引起的假性动脉瘤破裂出血，可选用颗粒性栓塞材料、微钢圈剂胶类栓塞剂。

（5）术中注意事项：对于出血部位不明确的，可在高度怀疑出血部位留置多侧孔导管，持续泵入升压素；对于不能实施超选择性栓塞的活动性出血部位，可用球囊阻断供血动脉后行外科治疗。当血管造影未发现明确出血征象时，可根据造影征象（肿瘤血管、肿瘤染色等）行经验性栓塞。

（五）并发症及处理

（1）介入操作相关并发症：常见有穿刺点出血、血肿、血管损伤、动脉痉挛、夹层动脉瘤等并发症，只要规范、谨慎操作，一般很少发生。

（2）急性肾功能损伤：主要与术中使用大量对比剂、血容量不足等因素有关。

（3）栓塞相关并发症：栓塞后综合征，表现为疼痛不适、消化道反应、发热等，给予积极对症处理大多可缓解。误栓塞或过度栓塞引起的肠缺血、坏死，需外科治疗。

（张金龙　王志军）

参 考 文 献

吴东，2017. 急性下消化道出血的诊治. 中华全科医师杂志，16（5）：337-341.

中国医师协会急诊医师分会，2015. 急性上消化道出血急诊诊治流程专家共识. 中国急救医学，35（10）：865-873.

Maluf-Filho F，Martins Bda C，De Lima M S，et al，2013. Etiology，endoscopic management and mortality of upper gastrointestinal bleeding in patients with cancer. United European Gastroenterol J，1（1）：60-67.

Moss AJ，Tuffaha H，Malik A，2016. Lower GI bleeding：a review of current management，controversies and advances. Int J Colorectal Dis，31（2）：175-188.

第四节　肿瘤继发血尿的介入治疗

血尿是泌尿系统最常见的症状之一。若血尿较急、量多，在膀胱内聚集成凝血块排出不畅时，极易导致尿路梗阻、尿潴留，严重者会引起膀胱破裂。临床上泌尿系肿瘤是引起血尿最常见的原因，必须引起高度重视。而泌尿系肿瘤继发血尿的介入治疗不仅能够控制肿瘤进展，而且在止血疗效评估上"立竿见影"，能够明显提高患者生活质量，延长生存期。泌尿系肿瘤最常见为肾癌、膀胱癌及肾错构瘤，尤其是晚期膀胱癌，伴大量血尿、血凝块反复填塞膀胱及堵塞造瘘管，因此介入治疗血尿意义重大。

一、肾　　癌

原发性肾癌在恶性肿瘤中比较少见，对于泌尿外科而言却比较常见。在国内肾癌是仅次于膀胱癌占第二位的泌尿系肿瘤。发病年龄大多超过 40 岁，发病率随着年龄的增长而增加，发病年龄的中位数为 65 岁。男 / 女发病率约为 2/1。

（一）临床表现

肾属于腹膜后位器官，被腹腔内脏器及腰背肌肉所包绕，因此肾脏肿瘤往往缺少早期临床症状，呈隐匿性起病，传统所称的"血尿、疼痛、腹部包块"均为疾病发展到较晚期时的症状。实际上大多数患者只表现其中一项或两项症状，三项症状都有的患者约占 10%。

（1）血尿：肾脏通过尿液与外界发生联系，因此血尿是肾细胞癌最常见的临床症状之一，系由于肿瘤侵犯肾盂或肾盏黏膜而引起，40% ～ 60% 的患者会发生不同程度的血尿，通常为间歇性全程无痛性肉眼血尿，有时为条状血块，系输尿管管型，血块阻塞输尿管时可引起肾绞痛。

（2）疼痛：肾癌引起的疼痛多发生在腰部，性质为钝痛，发生率约为 20%，原因除肿瘤生长牵张肾被膜外，还可由于肿瘤侵犯周围脏器及腰肌所造成，这种疼痛较重且较持久。血尿严重时阻塞输尿管道引起肾绞痛。

（3）腹部包块：肾癌患者有腹部包块表现者约占 20%，瘦长体型者更容易出现，位于上腹部肋弓下，随呼吸运动而上下移动。检查者可能触及的是肿瘤本身，也可能是被肿瘤推移的肾下极。如果包块不移动，说明肿瘤侵犯肾周围脏器结构，这种患者肿瘤切除困难，预后极差。

（4）肾外表现：肾脏除了是一个代谢器官外，还是一个内分泌器官。在正常情况下分泌前列腺素 E_1、25- 二羟维生素 D_3、肾素和红细胞生成素。肾癌可以分泌远高于正常水平的这些激素，同时还可以分泌甲状旁腺样因子、高血糖素、人绒毛膜促性腺激素和胰岛素等物质，由此造成了肾癌多种多样的肾外全身性症状，约占 20%。

1）红细胞沉降率加快：挪威奥斯陆大学对 236 例肾癌患者做过一个回顾性分析，结果显示 70.3% 的患者出现红细胞沉降率过快。

2）发热：在肾癌患者中较为常见，约占 20%。最近研究发现 25% 的原发肿瘤可分泌白介素- 6，这种异位分泌的白介素-6 可能与发热有关。

3）高血压：约 20% 的肾癌患者有高血压，肾素分泌过多、肿瘤内动 - 静脉瘘、肿瘤压迫肾血管都可能造成高血压。

4）高钙血症：原因不太清楚，约占 10%。可能与肿瘤产生的一种类似于甲状旁腺素相关蛋白的多肽有关。切除肿瘤或栓塞肿瘤后，血钙水平恢复正常，肿瘤复发及转移可重新升高。

5）红细胞增多症：肾癌细胞分泌促红细胞生成素或肿瘤压迫正常肾脏组织引起缺血，刺激分泌红细胞生成素。

6）肝功能异常：并非肿瘤转移到肝脏引起，又称为 Staufer 综合征，患者同时有白细胞减少、发热和肝脏局部坏死，少数情况下还可以伴有胆汁淤积性黄疸。

7）精索静脉曲张：特点是平卧后不消失，由于肾癌合并肾静脉和（或）下腔静脉癌栓引起精索静脉回流受阻。

（二）诊断

当评价一个具有血尿、疼痛或有腹部包块的患者时应该询问有无体重下降、发热、不适等全身症状。肉眼观察到全程血尿或条状血块时提示出血发生在上尿路。体格检查时应注意有无高血压、锁骨上淋巴结病变，腰胁部或腹部包块处可能伴有杂音。右侧精索静脉平卧时仍可见曲张应考虑肾静脉或下腔静脉癌栓可能。肾癌的术前诊断有赖于影像学检查。通常情况影像学检查是从 B 超开始，静脉肾盂造影诊断价值比较小。

1. CT 扫描 是了解肿瘤大小、位置、范围、数目、性质及有无转移的最好办法。

（1）典型的肾癌在 CT 图像上呈圆形、椭圆形或不规则性占位，较大者肾脏局部皮质隆起，甚至整个肾脏形态消失。大多数情况下，肿瘤与周围肾实质分界不清，小于3cm直径的肾癌与周围肾实质的分界比较明显。

（2）平扫时，肾癌的密度略低于肾实质，很接近，小病灶容易漏掉。增强扫描后，肾脏病灶的密度轻度增强，两者形成对比，病灶得以显示。由于肾癌病灶中多有程度不等的出血、坏死、囊变甚至钙化，因此在 CT 图像上表现为不均匀，如果肿瘤中有新鲜出血，则是部分肿瘤在 CT 上呈现高于正常肾实质的密度。部分肾癌有钙化灶，多数在肾癌中呈不规则分布，极少数在肿瘤边缘不完全性钙化。

（3）肾癌侵犯周围组织时，CT 表现为肾癌表面毛糙不平、肾周脂肪囊模糊及消失，肿物影与腰大肌、膈肌脚、周围脏器影相连。

（4）肾癌累及同侧肾静脉时，表现为肾静脉不规则增粗。当肾静脉、下腔静脉发生癌栓时，表现为管腔内充盈缺损。

（5）凡直径小于 1cm 的淋巴结为正常淋巴结，1～2cm 直径者，尤其是位于肾门区的淋巴结可以诊断淋巴结；凡直径大于 2cm 的诊断为肿瘤转移淋巴结。MRI 与 CT 的准确度及敏感度相仿，但在显示肾静脉与下腔静脉受累、周围器官受侵犯及与良性肿瘤、囊性病变等方面的鉴别优于 CT。

2. MRI 表现

（1）圆形或椭圆形不规则性肿块，可导致肾外形改变，大于 3cm 者边界不清。

（2）肿瘤血管结构丰富，可见流空的黑色血管影，迂曲而扩张，还可见腹膜后供血动脉、瘤周围侧支血管黑影；MRI 可以清晰显示肾静脉、下腔静脉瘤栓。

（3）肿瘤信号不均匀，在 T_1 加权像上常呈低信号或等信号。15% 可有瘤内钙化，呈低信号。

（4）肿瘤中心坏死区呈长 T_1 长 T_2，在 T_1 加权像上呈明显低信号，在 T_2 加权像上呈明显高信号，周围瘤组织信号不均匀，瘤内出血的游离高铁血红素呈高信号。

（5）大约 5% 的肾肿瘤血管结构很少，有包膜，恶性程度较低，MRI 上仅显示信号不均，无明显特征。

（6）肿大的淋巴结表现同 CT。

（7）对怀疑有肾静脉及下腔静脉瘤栓的病例，用 MRI 的额状面图像可以清晰地显示瘤栓的范围。

3. 肾癌的分期　对确定治疗方案和判断预后有一定的临床意义，常用的是 Robson 分期法。

Ⅰ期肿瘤位于肾包膜内。

Ⅱ期肿瘤侵入肾周脂肪，但局限于肾周围筋膜内。

Ⅲ期又分为三期：

Ⅲa 期肿瘤侵犯肾静脉或下腔静脉。

Ⅲb 期区域性淋巴结受累。

Ⅲc 期同时累及肾静脉、下腔静脉和淋巴结。

Ⅳ期分为两期：

Ⅳa 期肿瘤侵犯除肾上腺外的邻近器官。

Ⅳb 期肿瘤远处转移。

（三）介入治疗

1. 适应证 无手术指征或某些原因不能手术的患者行姑息治疗。部分患者就诊时，肾癌已转移到肾周围组织或远区器官，估计手术亦难以切除，肾动脉栓塞后，肿瘤在相当时间内体积缩小、出血停止，从而疼痛缓解、全身症状改善。因肾动脉栓塞后导致的肿瘤坏死组织可提高机体的免疫功能，在部分患者中可看到原发和继发肿瘤缩小的效果。肾癌栓塞术还可以控制其导致的内分泌症状，如红细胞生成素引起的红细胞增多症、甲状腺素引起的血钙增高、肾素引起的高血压等。并非所有肾癌患者在肿瘤手术前均应做动脉栓塞术，对肿瘤较小、周围无粘连、手术切除无困难的患者可直接行手术切除。据统计，我国目前肾癌术前行肾动脉栓塞术者约占患者总数的 50%，低于发达国家水平。

2. 禁忌证 除了对碘过敏外，无绝对禁忌证，一般认为以下情况不适于肾动脉栓塞：①对侧肾功能不良者；②泌尿系严重感染者；③心、肺、肝等重要器官功能严重障碍者；④全身状况差或恶病质；⑤有化疗禁忌证者不能用化疗药物。

3. 术前准备 ①术前 1 天做碘过敏试验；②术前做血、尿和粪便常规及血液生化检查；③穿刺部位备皮；④术前 6 小时禁食；⑤向患者及家属做好解释工作，并签署知情同意书；⑥术前常规使用地西泮 10mg 肌内注射。穿刺造影器材的准备：常规介入用穿刺针、导丝及导管鞘；一般选择 Cobra 导管，有时亦可选用 RH 导管。

4. 操作程序

（1）动脉穿刺插管、造影一般选择股动脉入路，如果股动脉入路不宜穿刺或插管困难者，可选择腋动脉或锁骨下动脉。采用 Seldinger 穿刺技术，穿刺成功后经导丝引入导管，电视监视下，先用猪尾巴导管行腹主动脉造影，对比剂总量 30 ~ 40ml，注射速率为 5 ~ 10ml/s。造影时观察：①患肾动脉的主干及其分支是否受压移位或被肿瘤侵犯，肿瘤血供及实质期染色；②通过静脉期显示肾静脉及下腔静脉内有否癌栓；③患侧肾有无侧支供血及供血程度；④健侧肾大小形态，分泌排泄功能是否正常。

（2）栓塞材料：用于肾癌栓塞的物质分为暂时与永久两种，前者为明胶海绵及丝裂霉素 C 微球囊，后者有金属钢圈、Ivalon、IBC 及无水乙醇等。值得推荐的是：①明胶海绵，其可使肾动脉主干堵塞，栓塞效果迅速，作为手术切除前的准备，优于其他栓塞剂。②丝裂霉素 C 微球囊，达到末梢血管栓塞，且缓慢释放的丝裂霉素 C 有抗癌作用，治疗肿瘤效果明显。③金属钢圈可达到永久性主干栓塞的目的，但要完全栓塞，还需在注入钢圈前先用明胶海绵或丝裂霉素 C 微球囊栓塞，最后再注入钢圈。④无水乙醇，其为永久性栓塞剂，可顺血流到达末梢血管。因其为液体且具有蛋白凝固作用，能导致毛细血管和细胞水平的逆行性栓塞，使肿瘤组织完全坏死，肾动脉形成永久栓塞，若注射乙醇后再用明胶海绵栓塞肾动脉主干，可使栓塞更为彻底。此外，在无水乙醇中混入少量碘油（乙醇：碘油 =3 ：1）既具有增加栓塞的作用，又能显示乙醇的行踪，以免逆流到非靶器官内。⑤中药栓塞剂如白及粉和鸦胆子油亦有明确的疗效。

（3）栓塞量应根据目的而定。需完全栓塞者，注射栓塞剂应由肾小叶间动脉分支直至肾动脉主干完全断流，肾实质期无肿瘤染色。明胶海绵与丝裂霉素 C 微球囊等均应混在对比剂内注射，直至肾动脉主干及分支塑形，停止流动为止，如不准备手术，最好再置一金属钢圈于肾动脉主干内。也可使用无水乙醇与对比剂混合液。注入速度以肾动脉主干每秒不超过 1.5ml 为宜，用量取决于肿瘤大小和栓塞范围。达到完全栓塞的无水乙醇用量常为 0.2ml/kg，推荐用量是 5 ～ 15ml，平均 11ml。

（四）疗效的判断与重复治疗

肾癌肾动脉栓塞术 3 ～ 5 天后行手术切除。切除标本的分析可以客观帮助了解栓塞术疗效。至于远期疗效则用 2 个指标衡量：①术后肺脏或其他器官转移的发生率高低；②与不进行肾动脉栓塞术，即行手术切肾相比，中位生存时间是否有统计学上的延长。

肾癌肾动脉栓塞术后主要观察：①症状体征，如腰腹痛、血尿、腹部包块是否改变；②生存时间是否有统计学上的延长；③影像学，如 CT、MRI、B 超、DSA 等复查，可否客观改善不能手术的肾癌考虑重复治疗，间隔时间不定，原则上以症状体征改善后又再次复发，或影像学上癌灶增大，这时可考虑再次肾动脉造影和栓塞。

二、肾错构瘤

肾错构瘤（renal angiomyolipoma）是肾脏最常见的良性肿瘤。过去认为其发病率较低，属少见病。但近年来由于诊断技术的提高，有关该病的临床报道越来越多，Eble（1998 年）估计在成人中其发病率可达 0.13%。尽管肾错构瘤的诊断多较容易，不过，仍有部分与肾癌很难鉴别，而两者的治疗和预后明显不同。随着医学影像学、病理学、免疫组化技术的发展，人们对肾错构瘤的认识也不断深入，尤其在诊断方面取得了较大的进展。

（一）临床表现

国外文献统计，肾错构瘤中约 80% 为散发病例，20% 与结节性硬化（TSC）同时发生，另有一小部分属于某些综合征的表现之一。一般认为女性好发，且其生长可能与雌激素有关。不过，亦有文献统计，该病男女性别比在散发病例中为 4.5：1，在 TSC 中为 4.8：1。肾错构瘤的常见症状包括发热、恶心、呕吐、腹痛、明显肿块、血尿、高血压、贫血等。其最严重并发症是腹膜后出血引起的休克。但是，这些症状缺乏特异性，难以据此做出诊断。

（二）诊断

B 超可作为肾错构瘤的筛查手段。有学者指出：平滑肌造成的低界面声阻差和脂肪造成的高界面声阻差同时出现在一个肿瘤团块中是超诊断肾错构瘤的重要依据。但有时，肾错构瘤表现并非如此典型，而且有些肾癌也可表现为高回声占位。Siegel 等（1996 年）通过对 49 例肾癌和 35 例肾错构瘤的研究发现，33% 的肾错构瘤可在 B 超检查中看到后部的声影，而肾癌中无一例有此表现，同时肾癌中可能见到肿瘤内囊肿和边缘的高回声，肾错构瘤无此表现。Sim 等得到类似的结论，但认为这些表现的敏感性不高。他们进一步采用"计算机辅助组织回声量分析技术"对 B 超表现均为高回声的回声量进行测量，发现两者相对灰度值明显不同：肾癌为 12% ～ 73%，平均 28%；肾错构瘤为 30% ～ 204%，平均 130%，若以 80% 为界值，则诊断肾错构瘤的敏感性和特异性分别为 95% 和 100%，认为"计算机辅助组织回声量分析"技术虽然需要进一步研究，但该技术对两者鉴别是很有帮助的。此外，彩超在肾错构瘤诊断中的作用也日益受到重视，大多数肾错构瘤的血流不丰富，与之相比，肾癌中的血流信号多较丰富，当然，肾癌亦有少血流型。

CT 表现：CT 检查是肾错构瘤的重要诊断依据。大多数在 CT 平扫上出现负值，这是脂肪组织在 CT 上的表现。不过，一部分肾错构瘤表现并非如此典型。近年来，Roy 等（1998 年）指出：虽然放射学文献认为在肾脏肿瘤的 CT 上找到脂肪密度，即使是少量脂肪，即可大致确认为肾错构瘤，并排除肾癌。但是他们报道并总结了 5 例肾癌中均含有脂肪成分，且边缘完整，在 CT 上酷似肾错构瘤，他们提出如果肿瘤内存在钙化，则应高度怀疑是肾癌。手术标本的病理学检查表明，这些在 CT 表现的脂肪密度实际是由癌细胞中的脂滴或肿瘤间质中的泡沫细胞所造成。与此相反，Linzaki 等（1997 年）报道约有 4.5% 的肾错构瘤中只有极少量脂肪成分，CT 检查难以找到负值，与肾癌的鉴别非常困难。此时，应仔细观察其多种影像特点，加以鉴别。同时，肾错构瘤的典型表现也可因肿瘤内出血或坏死而发生改变。除此以外，孔祥田等对 11 例被误诊的肾错构瘤进行分析，认为脂肪的分布也影响影像学的诊断。他们从肾错构瘤的病理切片中发现脂肪在肿瘤中的分布主要有两种形式：①脂肪组织穿插于血管和平滑肌之间，三者杂乱无章地排列，这是脂肪分布的主要形式；②脂肪组织呈团块状，与平滑肌呈区域状分布，在 B 超或 CT 下较易观察到脂肪团块的存在，容易确诊。如果弥漫分布的脂肪成分低于 40% 病例，可以导致影像学诊断困难或误诊。随着螺旋 CT 在临床上的广泛应用和薄层扫描技术的发展，较小肾错构瘤的诊断水平不断提高，对于难确诊的病例应用小于 5mm 的薄层扫描能明确诊断。

MRI 表现：MRI 显示脂肪和血管有很高的敏感性，MRI 的三维空间成像能显示肿瘤起源部位、大小及其与周围组织的解剖关系，对肾错构瘤定位、定性诊断提供更多信息。MRI 上可见肿瘤突出于肾轮廓外或者肾轮廓增大，信号强度取决于平滑肌、血管、脂肪三种成分的差别，故加权均呈高信号，随 TE 时间延长脂肪组织的信号强度下降，MRI 在不用对比剂时可显示肿瘤内低信号流空血管影，但对肿瘤内钙化灶的显示则 MRI 不如 CT 敏感。

（三）介入治疗

肾动脉栓塞治疗肾错构瘤的机制为：①栓塞异常肿瘤血管，治疗或预防出血；②阻断肿瘤血供，使瘤体缩小后减轻压迫症状。目前，关于选择性肾动脉栓塞术治疗肾错构瘤的文献尚不多见，有人主张仅将此术式用于严重血尿、瘤内出血及自发性破裂止血。介入治疗除在止血及预防出血方面显示确切疗效外，在改善压迫症状方面亦表现出较好的疗效。

采用 Seldinger 穿刺技术经右侧股动脉入路置入 5F 动脉鞘，先使用猪尾巴导管腹主动脉造影，明确肾动脉开口及肿瘤供血动脉后，选用 Yashiro 导管或 Cobra 导管分别超选择插管至肿瘤供血动脉主干；再次造影，明确病变内无动静脉瘘及异常血管吻合后，采用平阳霉素与超液化碘油混合液经注射器反复抽吸成均匀乳白色混合液后经导管缓慢注入。或者采用平阳霉素与明胶海绵颗粒混合物经导管注入，血流速度变缓后均用弹簧圈栓塞供血动脉的主要分支，然后再次造影及摄片，了解碘油沉积情况及供血动脉是否栓塞完全（图 4-19）。

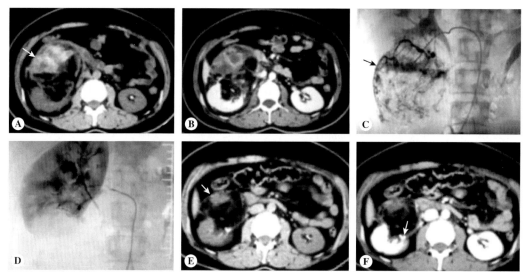

图 4-19　右肾下极错构瘤并亚急性出血

A. 术前 CT 平扫示右肾下极类圆形病灶（箭头），其内密度不均，可见低密度脂肪及稍高密度出血灶；B. CT 增强扫描示肿瘤内血管成分强化，占位效应明显，下腔静脉受压；C. 选择性血管造影示肿瘤血管增多、增粗、迂曲呈"抱球状"（箭头），瘤腔内多发动脉瘤；D. 平阳霉素与明胶海绵颗粒混合物末梢动脉栓塞及供血动脉主干弹簧圈阻塞后立即行血管造影，示肿瘤完全栓塞，供血动脉不显影；E. 介入治疗后 3 个月 CT 平扫示肿瘤较术前缩小（箭头）；F. 增强扫描示肿瘤完全不强化，体积明显缩小，占位效应减轻，下腔静脉恢复正常，弹簧圈位于肾实质偏内部呈点状高密度影（箭头）

　　肾错构瘤自发性破裂出血是泌尿外科急诊之一。一般以腰腹痛为主，有的伴有血尿，有的病情发展很快，可出现休克。无症状直径＜4cm 的肾错构瘤不需要治疗，直径＞4cm 者，肾错构瘤出血者行选择性肾动脉栓塞术或保留肾单位的肿瘤剜除术。肾错构瘤破裂出血行肿瘤剜除术或选择性肾动脉栓塞术对孤立肾和双侧多发性肿瘤尤为重要，因其能最大限度地保留肾功能。肾错构瘤自发性破裂出血，由于病情发展较快，均应采取积极的治疗措施，以免延误治疗导致患者休克死亡。肾错构瘤破裂出血的治疗，取决于瘤体的大小和出血的严重程度。对肾错构瘤破裂出血者，可行选择性肾动脉栓塞术，在治疗中能很好地保留正常肾组织，是一种简便有效的微创治疗的新方法。对于病情危重、出血量大、有休克症状者，应在抗休克同时急诊行介入手术治疗，避免了开放手术视野暴露困难、出血难以控制、增加肾切除风险等弊端。

三、膀　胱　癌

　　膀胱癌是泌尿系统中最常见的恶性肿瘤，90% 以上是移行上皮癌，少数为鳞癌和腺癌；约 75% 为表浅性，20% 为浸润性。据调查膀胱癌发病率有逐年增加的趋势，且早期诊断比较困难；有 5% 确诊时已发生转移，70% 以上的肿瘤治疗后复发，30% 的复发肿瘤恶性度增加。传统膀胱癌的诊断手段为尿常规分析、尿液脱落细胞检查、膀胱镜影像学检查等。这些方法均有侵入性，且缺乏敏感性和特异性。近年来，国内外在膀胱癌诊断方面有比较新的突破，如生物学标志、免疫组化法和基因芯片检查可以使检查的敏感性和特异性增高，并能预测疾病发展和治疗结果。

（一）临床表现与诊断

症状与体格检查：血尿是膀胱癌最常见的症状，尤其是间歇全程无痛性血尿，可表现为肉眼血尿或镜下血尿，血尿出现时间及出血量与肿瘤恶性程度、分期、大小、数目、形态并不一致。膀胱癌患者亦有以尿频、尿急、尿痛即膀胱刺激征和盆腔疼痛为首发表现，常与弥漫性原位癌或浸润性膀胱癌有关。其他症状还有输尿管梗阻所致腰肋部疼痛、下肢水肿、盆腔包块、尿潴留，多为浸润性肿瘤的表现。有的患者就诊时即表现为体重减轻、肾功能不全、腹痛或骨痛，均为晚期症状，应注意转移性病灶的存在。膀胱癌患者触及盆腔包块多是局部进展性肿瘤的证据。体检还包括经直肠、经阴道指检和麻醉下腹部双合诊等，但体检在 Ta、T_1 期膀胱癌中的诊断价值有限。

影像学检查：超声检查可通过三种途径（经腹、经直肠、经尿道）进行，可同时检查肾脏、输尿管、前列腺和其他脏器（如肝脏等）。超声检查不仅可以发现膀胱癌，还有助于膀胱癌分期，了解是否侵及肌层，以及有无局部淋巴结转移及周围脏器侵犯，对浸润性膀胱癌和转移性膀胱癌的诊断有重要作用。泌尿系统平片及静脉尿路造影检查（KUB+IVU）一直被视为膀胱癌患者的常规检查，以期发现并存的上尿路肿瘤。但近年来在初步诊断时的应用必要性受到质疑，理由是其获得的重要信息量较少，但如果对于怀疑有 T_1 G_3 肿瘤、浸润性膀胱肿瘤或膀胱肿瘤并发肾盂、输尿管肿瘤及有肾积水征象时仍有其应用价值。

CT 检查（平扫＋增强扫描）对诊断膀胱肿瘤有一定价值，可发现较大肿瘤，还可与血块鉴别。但较小肿瘤（如＜5mm）和原位癌仍不易被发现，分期准确性不高。因此，如果膀胱镜发现肿瘤为实质性（无蒂）、有浸润到肌层的可能时，应进行 CT 检查，以了解肿瘤的浸润深度及周围淋巴结转移和邻近脏器的侵犯情况。

MRI 检查膀胱，T_1 加权像尿呈极低信号，膀胱壁为低至中度信号，而膀胱周围脂肪为高信号。T_1 加权像有助于检查扩散至邻近脂肪的肿瘤、淋巴结转移及骨转移情况，甚至可评价除前列腺以外的邻近器官受侵犯情况。T_2 加权像尿液呈高信号，正常逼尿肌呈低信号，而大多数膀胱癌为中等信号。低信号逼尿肌下方的肿瘤出现中断现象提示肌层浸润。应用增强剂行 MRI 检查进行分期，有助于区分非肌层浸润性肿瘤与肌层浸润性肿瘤及浸润深度，也可发现正常大小淋巴结有无转移征象。对于膀胱癌患者，特别是浸润性膀胱癌患者应常规拍胸部 X 线片，了解有无肺部转移，必要时行肺部 CT 检查。骨扫描一般不做常规使用，但应在浸润性肿瘤患者出现骨痛，怀疑有骨转移时使用。

尿脱落细胞学检查方法简便、无创、特异性高，是膀胱癌诊断和术后随访的主要方法。尿标本的采集一般通过自然排尿，也可以通过膀胱冲洗，这样能得到更多的肿瘤细胞，有利于提高检出率。尿脱落细胞学检测膀胱癌的敏感性为 13%～75%，特异性为 85%～100%。敏感性与肿瘤细胞分级密切相关，对于分级低的膀胱癌敏感性较低，而对于分级高的膀胱癌，特别是原位癌，敏感性和特异性均较高。膀胱肿瘤抗原、核基质蛋白 22、Immunocyt 试验、荧光原位杂交等尿液中的肿瘤标志物的检测也是目前临床常用的检查方法，它们与尿细胞学检查相比，大多有着更高的敏感性，但特异性普遍较低，因此一般用于膀胱癌的辅助诊断，仍不能取代膀胱镜和尿脱落细胞学检查。

近年来发现了很多新的具有诊断潜力的肿瘤标志物，如端粒酶、存活素、透明质酸和透明质酸酶、黏液素 -7、核基质蛋白、微卫星序列分析和单核苷酸多态性分析等，在诊断膀胱癌的研究中显示了较高的敏感性和特异性，但其临床实用价值还有待于进一步研究观察。

膀胱镜检查和活检：目前膀胱镜检查仍然是诊断膀胱癌最可靠的方法。通过膀胱镜检查可以发现膀胱是否有肿瘤，明确肿瘤数目、大小、形态和部位，并且可以对肿瘤和可疑病变部位进行活检以明确病理诊断。如有条件，建议使用软性膀胱镜检查，与硬性膀胱镜相比，软性膀胱镜检查具有损伤小、视野无盲区、检查体位舒适等优点。膀胱肿瘤通常为多灶性的，原位癌可以类似炎症、发育不良等病变，表现为浅红色天鹅绒样黏膜改变，也可以表现为正常。除可见肿瘤的活检外，当尿脱落细胞学检查阳性或膀胱黏膜表现异常时，建议行选择性活检，以明确诊断和了解肿瘤范围。肿瘤位于膀胱三角区或颈部、尿脱落细胞学阳性或怀疑有原位癌时，应该行前列腺部尿道活检。对怀疑原位癌、尿脱落细胞学阳性而无明确黏膜异常者应考虑随机活检。此外，有文献报道荧光膀胱镜检查能够发现普通膀胱镜难以发现的小肿瘤、不典型增生或原位癌，检出率可以增加 20% ～ 25%，荧光膀胱镜检查是通过向膀胱内灌注 5- 氨基乙酰丙酸产生荧光物质特异性地积聚于肿瘤细胞中，在激光激发下产生强烈的红色荧光，与正常膀胱黏膜的蓝色荧光形成鲜明对比，从而提高检出率。

（二）介入手术在膀胱癌患者中的应用

泌尿生殖系统中，膀胱癌为常见肿瘤类型，多采用手术根治方案治疗。栓塞治疗膀胱癌包括术前栓塞及姑息性栓塞（晚期膀胱癌）。适应证具体包括：对不愿手术切除或不具备手术切除条件者实施姑息性治疗；开展手术切除前，需完善相关术前准备，对肿瘤动脉血供阻断，以使术中出血减少，并缩小膀胱肿瘤，进而使手术切除率提高，术后行介入操作，可避免复发。另外，与抗癌药物灌注治疗结合应用，可使盆腔区域组织及膀胱肿瘤浓度较高的抗癌药持续较长时间，其毒副作用明显低于全身化疗。结合临床研究显示，采用介入手术治疗巨大膀胱癌，20 天后肿瘤呈明显缩小显示；膀胱多发性肿瘤，手术前针对左侧行介入治疗，未做右侧，膀胱全切除在 6 天后实施，见右侧肿瘤无明显变化，左侧呈萎缩近消失显示。针对原计划行全膀胱切除的膀胱多发瘤，行 6 ～ 14 天介入治疗后，肿瘤明显缩小，后行局部切除。另有报道针对晚期膀胱癌并有反复大出血并发的患者，有凝血块在膀胱内形成，引流管及膀胱出口堵塞，针对病侧实施髂内动脉末梢性栓塞，血尿在 1 天后明显减少，3 天后呈消失显示，随访示无其他并发症和漏尿情况发生，生存质量明显提高。故膀胱癌采用介入治疗，可较好控制临床症状，抑制肿瘤生长，在手术前应用介入方案，可使肿瘤切除率提高，为重要的术前、术后辅助治疗手段，对不愿意或不能行手术治疗的患者，也为理想的姑息式治疗方式。

膀胱癌的血供十分丰富，并且肿瘤易于出血。经微导管栓塞出血动脉远侧分支及血管床，近侧供血大分支同时加以栓塞，以达到立即和长久栓塞的效果。因为盆腔脏器血供全部来自双侧髂内动脉，栓塞必须两侧进行才能保证疗效可靠。栓塞剂的选择非常重要。我们选用不同大小的明胶海绵颗粒栓塞靶血管，尽量少用 PVA 和弹簧圈等永久栓塞剂，因为前者有导致膀胱或组织坏死的可能，后者止血效果差并影响再发出血的重复治疗。碘化油及液体栓塞剂应该禁止使用，以免引起膀胱穿孔及组织缺血坏死等严重并发症。综上所述，我们认为对于膀胱癌患者的急性大出血，可选择应用明胶海绵颗粒行双侧髂内动脉分支栓塞术，该方法安全、微创、有效，并且患者及家属容易接受，对于复发患者可以重复进行，值得临床推广（图4-20）。

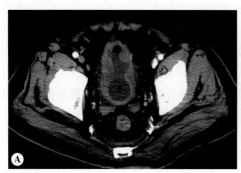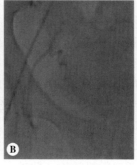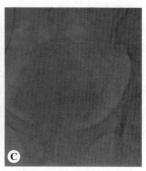

图4-20 患者，女性，88岁，膀胱癌持续血尿，重度贫血

A. CT增强扫描，显示膀胱壁弥漫不均匀增厚；B. 右髂内动脉造影，并以明胶海绵微粒栓塞；C. 左髂内动脉造影，并以明胶海绵微粒栓塞。术后血尿缓解

（魏 建 王志军 刘玉金）

参 考 文 献

曹会存，许岗勤，曹广劲，等，2012. 肾动脉栓塞治疗不能手术切除的双肾错构瘤. 中国实用医刊，39（19）：80-81.

陈文忠，钟粤明，胡沁松，等，2005. 经皮股动脉植入药盒治疗盆腔中晚期恶性肿瘤. 介入放射学杂志，14：197-199.

陈一平，陈正挺，官怀文，等，2000. 肾癌的DSA表现与介入治疗的应用. 现代医用影像学，9（4）：89-90.

陈志新，李选，张传波，等，1999. 髂内动脉灌注化疗治疗浸润性膀胱癌. 中华泌尿外科杂志，20：270-272.

凡平林，2014. 肾巨大错构瘤破裂出血的CT诊断. 中国中西医结合影像学杂志，12（4）：396-397.

方克伟，王家平，吴静，等，2003. 肾动脉栓塞治疗肾脏疾病. 中华泌尿外科杂志，24（5）：300-302.

韩新巍，马彦高，吴刚，等，2011. 肾错构瘤自发性破裂出血的介入治疗. 实用医学杂志，27（10）：1829-1831.

贺能树，2002. 泌尿系统肿瘤介入治疗. 生物医学工程与临床，6（2）：116-120.

李锋，徐宝观. 汤金荣，等，2007. 肾错构瘤自发性破裂的诊治. 现代泌尿外科杂志，12（3）：148.

李汉忠，袁铭，石炳毅，等，2008. 泌尿外科急症诊断与处理. 北京：中国协和医科大学出版社，100-101.

刘亮，梁琪，张声旺，等，2013. 双肾错构瘤破裂出血的介入治疗价值. 现代医药卫生，29（2）：213-214.

柳宇祥，贺淑禹，王贵荣，等，2010. 灌注化疗加栓塞治疗晚期膀胱癌出血的临床应用（附12例分析）. 当代医学，16（1）：74-75.

庞聪，甄景波，张全刚，等，2013. 肾错构瘤冷冻介入治疗的临床应用与研究. 实用临床医药杂志，17（13）：91.

王绍勇，徐祗顺，葛来增，等，2002. 动脉导管化疗预防浸润性膀胱癌术后复发. 中华泌尿外科杂志，23：538-539.

王一平，申东峰，赵月玲，2006. 髂内动脉化疗栓塞治疗中晚期浸润性膀胱癌. 实用医学影像杂志，7（4）：250-251.

周俊，袁建华，杨文铎，等，2003. 浸润性膀胱癌术前动脉化疗的疗效分析. 中华泌尿外科杂志，24：542-544.

周升毅，赵卫，杨丽平，等，2013. 选择性肾动脉栓塞治疗肾错构瘤（附16例报道）. 放射学实践，28（7）：797-800.

Cao HC，Xu GQ，Cao GS，et al，2012. Renal artery embolization for unresectable hamartoma.Chin J Practical Med，39（19）：80-81.

Cheng B，Cai Q，Wu Y，et al，2015. Primary renal sinus tumor：three case reports with a review of the literature. Oncol Lett，9（2）：829-832.

Fan PI，2014. CT diagnosis of giant renal hamartoma rupture and bleeding . Chin Imaging J Integrated Traditional and Western Medicine，12（4）：396-397.

Han XW，Ma YG，Wu G，et al，2011. The interventional therapy of renal hamartoma spontaneous rupture bleeding. J Practical

Med，27（10）：1829-1831.

Hom D，Eiley D，Lumerman JH，et al，1999. Complete renal embolization as an alternative to nephrectomy. J Urol，161（1）：24-27.

Lu CY，Min PQ，Wu B，2012. CT evaluation of spontaneously ruptured renal angiomyolipomas with massive hemorrhage spreading into multi-retroperitoneal fascia and fascial spaces . Acta Radiol Short Rep，1（4）：56-57.

Pang C，Zhen JB，Zhang QG，et al，2013. Renal hamartma frozen the clinical application of interventional treatment and research . J Clini Med Prac，17（3）：91-92.

Startsev VY，2002. The role of combined method in organ-sparing　treatment of muscle-invasive bladder cancer recurrences. Arch Ital Urol Androl，74：54-56.

Vder M，Mumke U，Siemer S，et al，1999. Urologic importance of interventional radiology techniques. Ann Urol，33：219-223.

Xu B，Zhang Q，Jin J，2013. Laparoscopic aspiration for central renal angiomyolipoma：a novel technique based on single-center initial experience. Urology，81（2）：313-318.

Zhou SY，Zhao W，Yang LP，et al，2013. Selective arterial embolization of renal angiomyolipomas（report of 16 cases）. Radiologic Practice，28（7）：797-800.

第五节　肝癌自发性破裂出血的介入治疗

肝癌自发性破裂出血是肝癌的严重并发症，起病急、预后差，是肝癌死亡的主要原因之一，仅次于肿瘤进展和肝功能衰竭。肝癌自发性破裂出血是少见的急腹症，发生率国内报道为 8% ～ 14.5%。以往认为只有巨块型肝癌破裂出血，实际上那些侵蚀性强的小肝癌也可发生。

肝癌破裂出血的临床表现取决于肿瘤的位置、出血的部位、出血的量等。如果肿瘤部位深在、出血量少，可能无症状或一过性疼痛。如果肿瘤靠近肝脏周边，破裂大出血可致出血性休克、肝脏周围血肿、腹膜炎、血流动力学不稳定等。肝癌破裂大出血的临床情况十分凶险，治疗棘手，如不能及早诊断并实施适当的治疗，患者可在短时间内死亡。

对肝癌破裂出血的治疗策略一直存在争议。一旦发生大出血，内科保守治疗难以奏效。对进展期肝癌或多发性肝癌破裂出血，经肝动脉栓塞无疑是最恰当的首选处理方法。少见报道以射频消融控制肝癌破裂出血的文献。对肝功能储备较好、肿瘤可切除者外科手术也是可以选择的。外科手术既可以止血又可以切除肿瘤，能得到较好的预后。但是外科手术复杂，对技术要求高，特别是急性大出血患者，急诊手术风险大。而经肝动脉栓塞创伤小、术前准备简单、适应证较宽，还可以为二期手术切除创造机会，已经被患者广泛接受和普及应用于临床。

一、肝癌自发性破裂出血的病因

确切病因不明。有很多可能的因素可导致肝癌破裂出血，综合文献，概括起来有以下方面：

（1）肿瘤侵犯突破 Glisson 系统，导致破裂出血，这可能是最常见的原因。

（2）肝脏癌肿的血管异常增生、血供非常丰富，容易破裂出血。

（3）肿瘤的血管在异常增生的过程中形成一定的缺陷，包括血管平滑肌细胞较少、内皮细胞的基底膜部分缺如、血管壁结构不完整、血管细胞间隙增大、血管的通透性增加等，致使小动脉脆弱，导致肿瘤血管的数量有余、韧性不足，容易出现破裂出血。

（4）肝脏癌肿的血管由于异常增生导致血管的数量明显增多，为满足癌肿的血液供应出现血管增粗、变形，大量异常增生的异常形态的血管构成了异常的血管网结构，对外界环境的变化难以很好地适应，轻微的压力变化都容易导致肝脏破裂出血。

（5）肝脏癌肿的生长异常迅速，即使有大量异常增生的血管网也难以满足其血液供应的需要，常常由于血液供给不足而部分组织发生缺血、坏死、液化等病变，同时肝脏癌肿的外包膜不能相应地继续扩大，在剧增的张力作用下容易肝脏破裂出血。

（6）肝脏癌肿部分组织由于血液供给不足发生缺血、坏死、液化等病变，容易并发感染进而引发肝脏血管破裂出血。

（7）肿瘤的血管在异常增生的过程中，血管壁中的神经末梢发育不良或缺失，对外界刺激不敏感，不能及时规避较大的压力对肝脏血管的伤害，容易出血。

（8）肝脏癌肿快速增长，对周围的正常血管直接侵蚀而导致出血。

（9）肝脏癌肿在右上腹肋骨下，位置比较表浅，而且肝脏的包膜比较薄，容易被触碰到，在外力作用下容易出现破裂出血。

（10）肝功能受损时机体会出现凝血机制障碍，表现为容易出血且难以止住。

（11）有肝硬化病史的患者的门脉压力增高，门静脉与肝静脉有交通支相连。当门脉压力增高时，动、静脉内的压力也升高，使血管壁逐渐变薄，达到一定程度后，各种能升高腹内压力的因素（如咳嗽、恶心、呕吐、用力大便等）均可导致癌肿破裂出血。

总之，肝癌破裂出血的因素有很多，可能是单一因素的结果，也可能是多种因素共同作用的结果。

二、肝癌自发性破裂出血的诊断

肝癌自发性破裂出血因发病突然、病情凶险、治疗困难、预后差，是临床医师面临的一大难题。因此，如何及时准确地诊断至关重要。诊断的关键点如下：

1. 病史采集　本病特征性的临床表现是突发肝区或上腹部剧烈疼痛，并迅速蔓延到全腹。多数患者既往有乙肝、丙肝、酒精性肝病、血吸虫等肝硬化病史，对确诊肝癌有重要帮助。但部分患者既往无明确肝病史，突然出现急腹症者，容易误诊。尤其对出血症状不典型者，应详细询问肝炎、肝硬化病史及家族史。

2. 体格检查　患者出现上述典型的肝区疼痛症状后，可有明显的腹膜刺激征，患者可以有腹部膨隆或蛙状腹，同时伴腹胀。出血量大者可以迅速出现面色苍白、冷汗、脉细弱、四肢厥冷等休克表现。部分肝癌破裂少量出血，可出现类似阑尾炎的转移性右下腹痛的症状。部分患者突发性上腹部剧烈疼痛后出现弥漫性腹膜炎症状，易误诊为胃、十二指肠溃疡急性穿孔。而局限性右上腹部疼痛或伴有黄疸表现的患者易误诊为胆道疾病。另外注意检查患者慢性肝病的可能体征，如巩膜黄染、肝掌、蜘蛛痣、腹壁静脉曲张等。

3. 辅助检查　常规化验可以了解红细胞、血红蛋白下降程度，急性大量失血也可能血液还未来得及稀释造成化验数据正常假象。另外注意乙肝、丙肝及甲胎蛋白（AFP）化验情况。腹腔穿刺术和超声检查简单、可靠，若抽出不凝血或血性腹腔积液，应行超声或CT检查，以了解腹腔积液情况及判断肝脏肿瘤的存在。如果发现肝包膜下积液及肝脏占位，基本即可确诊。新鲜出血积聚在肝脏周围可以形成血肿，CT容易分辨较高密度血肿。如果能同步增强扫描对肝癌的诊断与鉴别诊断意义更大。

4. 对平时"健康"、突发腹痛、腹腔积液证据明确者　要仔细检查可能的慢性肝病体征，如巩膜黄染、肝掌、蜘蛛痣、腹壁静脉显露、曲张等。一旦发现这些线索，要进一步排查肝癌。

三、肝动脉栓塞治疗的适应证

肝癌破裂出血的介入治疗首选肝动脉栓塞，不仅简单易行，而且疗效确切，止血成功率基本为100%，对不宜急诊手术者可以为二期手术切除创造机会。所以只要没有明确的绝对禁忌证，肝癌破裂出血都可以考虑选择经导管肝动脉栓塞术。

四、肝动脉栓塞治疗的禁忌证

（1）肝功能严重障碍，Child-Pugh C级。

（2）恶病质或多器官功能衰竭者。

（3）肝肾功能不良属于代偿、失代偿期者，要权衡利弊，介入术后要准备必要的人工肾透析。

（4）对大出血休克患者，急诊行肝动脉栓塞要慎重，必须同步抢救休克，属于相对禁忌证。

（5）外周血白细胞和血小板计数显著减少，白细胞 $< 3.0 \times 10^9/L$，血小板 $< 60.0 \times 10^9/L$，此时禁忌合并使用化疗药物。

五、肝动脉栓塞术前准备

1. 实验室检查

（1）急诊化验血常规、尿常规（大便常规＋隐血试验）、肝功能、肾功能、凝血功能、电解质及血糖水平。

（2）肿瘤标志物：AFP、CEA、CA199和CA125等指标。

（3）乙型肝炎病毒和丙型肝炎病毒标志物检查，包括测定血清乙型肝炎病毒表面抗原（HBsAg）、表面抗体（anti-HBs）、e抗原（HBeAg）、e抗体（anti-HBe）、核心抗体（anti-HBc）、乙肝病毒的脱氧核糖核酸（HBV-DNA）等。

2. 影像学检查　介入术前腹部超声可第一时间发现腹腔积液、肝脏肿瘤，CT、MR动态增强扫描在观察腹腔积液、肝周血肿的同时，可以明确肝癌的诊断。

3. 心电图检查　必要时心、肺功能检查。

4. 介入治疗设备及必要的药物准备

（1）常用血管造影器械包括穿刺针、导管鞘、导管、导丝，以及3 F及以下微导管等。

（2）药物：①血管造影对比剂，常用非离子型对比剂；②必要的肿瘤化疗药物，常用蒽环类、铂类、丝裂霉素、氟尿嘧啶类等；③止吐药，5-HT$_3$受体拮抗剂，如格雷司琼、昂丹司琼、托烷司琼等；④镇痛药，如盐酸吗啡注射液、盐酸哌替啶注射液等；⑤其他药物，如地塞米松、罂粟碱、利多卡因、阿托品、硝苯地平、硝酸甘油、肾上腺素、多巴胺等。

（3）栓塞材料：碘油（常用38%超液化碘油）、明胶海绵、聚乙烯醇（polyvinyl alcohol，PVA）、微球、弹簧圈等。

5. 签署知情同意书 与患者和（或）患者家属谈话，介绍肝动脉栓塞（化疗）治疗的目的、疗效、手术操作过程中及术后可能发生的并发症和风险，签署肝动脉栓塞（化疗）的知情同意书。

6. 术前禁饮食

六、肝动脉栓塞术

1. 肝动脉造影 患者取仰卧位，消毒、铺巾，局部麻醉。采用 Seldinger 方法，经皮穿刺股动脉，置放导管鞘，插入导管置于腹腔动脉或肝总动脉造影。造影图像采集应包括动脉期、实质期及静脉期。根据造影图像首先寻找可能的出血点、出血靶动脉，一般为肿瘤供血动脉，因此观察肿瘤区域的血管情况至关重要。一般肝癌占位区域肿瘤血供丰富，供血动脉增粗、肿瘤染色等征象容易识别。有活动性出血者可以发现肿瘤周边活动性出血至腹腔。如发现肝脏某区域血管稀少或缺乏、可能存在其他肿瘤供养动脉，则还需探查相应的动脉血管（如选择性肠系膜上动脉、胃左动脉、膈下动脉等血管造影），以发现异位起源的肝动脉或侧支供养血管。对于严重肝硬化、门静脉主干及一级分支癌栓者，推荐经脾动脉或肠系膜上动脉造影行间接性门静脉造影，了解门静脉血流情况。

2. 灌注化疗 根据肝动脉 DSA 造影图像，明确肿瘤的部位、大小、数目及供血动脉后，超选择插管至肿瘤供血动脉内灌注化疗。主要用药为蒽环类、铂类。每种药物一般需用生理盐水或 5% 葡萄糖溶液 50 ～ 200ml 稀释，缓慢注入靶血管，灌注药物的时间应≥ 20 分钟。根据患者病情及术前准备情况，急诊介入手术可以忽略此常规肝癌介入的步骤。

3. 靶动脉栓塞 明确靶动脉及活动性出血后栓塞止血是介入的主要目的。根据肿瘤及出血动脉的具体情况选择合适的栓塞剂。栓塞时必须超选择插管至出血靶动脉。一般用超液化碘油与化疗药物充分混合成乳剂，经导管缓慢注入。透视下观察碘油的漂注方向及沉积情况，如果有明显的外溢至腹腔或肿瘤轮廓以外区域，可改用适当大小的颗粒栓塞剂如明胶海绵颗粒或条块、PVA、微球或弹簧圈等。活动性出血栓塞后根据需要可以再向肿瘤区域栓塞碘化油乳剂。栓塞后即可复查造影，了解靶动脉及肿瘤病灶的栓塞情况，必要时再巩固栓塞（如图 4-21、图 4-22 ）。

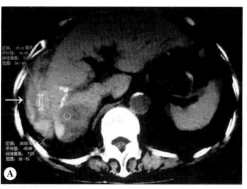

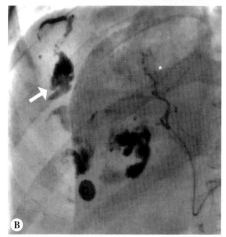
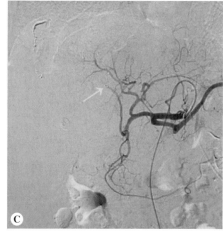

图 4-21　患者，男性，46 岁，突发腹痛 6 小时

A. CT 平扫，提示肝右叶肿瘤及肝周较高密度血肿（箭头）；B. 栓塞过程中部分碘化油溢出到腹腔（箭头）；C. 栓塞后造影，看见栓塞弹簧圈（箭头）（注：本病例由上海交通大学附属仁济医院介入科沈加林教授提供）

4. 穿刺点包扎　栓塞完毕，拔除导管及导管鞘，压迫穿刺部位止血，加压包扎。患者仰卧，穿刺侧下肢伸直、制动 6 ～ 8 小时。若采用缝合器或其他止血器成功止血后，右下肢制动时间缩短至 2 小时。

5. 操作注意事项

（1）医师资质：经肝动脉化学栓塞术（TACE）属于三级介入手术，术者必须是具有高年资主治医师以上职称的有资质的专业人员。

（2）设备和手术条件：介入手术室必须配备具有数字减影功能的 X 线成像设备；介入手术时对患者应有心电监护、同步积极抗休克治疗。

（3）介入术后处理：介入术后继续心电监护、抗休克治疗。给予必要的保肝、支持、止吐、镇痛等对症治疗；酌情使用抗生素，静脉应用制酸药 3 ～ 5 天；对于介入治疗后肿瘤坏死所致发热，可用酚咖片或吲哚美辛等解热药物退热。若体温高于 38.5℃，且伴寒战，应与感染性发热相鉴别，行血细菌培养，若考虑感染性发热应及时使用抗生素。

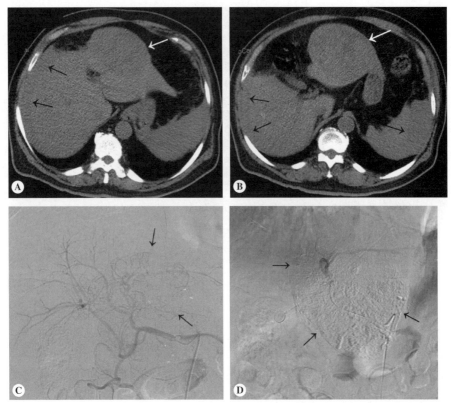

图 4-22 患者，男性，84 岁，腹痛腹胀 3 天入院，红细胞 2.83×10^{12}/L，血红蛋白 78g/L，血细胞比容 25.8%

A、B.CT 平扫，提示肝左叶外生型巨块肿瘤（白箭头）及肝周、脾周较高密度腹腔出血（黑箭头）；C.DSA 显示肿瘤轮廓（黑箭头）；D.栓塞后造影，看见肿瘤内沉积大量碘化油，肿瘤染色消失（黑箭头）（注：本病例由上海交通大学附属新华医院崇明分院介入科李飞飞教授提供）

七、并发症及处理

1. 栓塞后综合征 化疗栓塞后患者可出现恶心、呕吐、肝区闷痛、腹胀、厌食等症状，可给予支持疗法、止吐、吸氧、镇痛等处理。镇痛可按照癌症疼痛三阶梯止痛疗法，使用非阿片类、弱阿片类、强阿片类药物，尽量让患者无痛苦或减少痛苦。

2. 术中迷走神经反射 这是由于化疗栓塞导致患者肝区缺氧、疼痛，刺激胆道血管丛的迷走神经所引起的一种严重不良反应，患者表现为严重胸闷、心率减慢、心律失常、血压下降，严重者可导致死亡。如术中患者出现迷走神经反射症状，可给予吸氧、静脉注射阿托品 1mg、多巴胺升血压等措施治疗。

3. 肝脓肿、胆汁瘤 术后患者出现肝脓肿，应给予抗生素，或经皮穿刺引流等措施；对有易出现肝脓肿因素的患者（如有胆道手术史等）应在术前及术后给予抗生素。对于胆汁瘤可经皮穿刺引流。

4. 上消化道出血 可能系应急性胃黏膜糜烂、溃疡出血或门静脉高压性出血，前者按溃疡出血处理；后者除给予止血药及制酸药外，还需使用降低门脉压力的药物（如乙酸奥曲肽）。若系大量出血，需用三腔管压迫止血，或急诊内镜下注射硬化剂和（或）结扎曲张静脉团。仍不能止血时，可急诊给予经皮穿刺行肝胃冠状静脉及胃底静脉栓塞术或脾栓塞，必要时行急诊经颈静脉肝内门腔静脉内支架分流（TIPS）手术。

5. 急性肝功能损害 表现为血清胆红素及丙氨酸氨基转移酶（ALT）、天冬氨酸氨基转移酶（AST）等指标异常升高。这种情况应在原有保肝药物的基础上，调整和加强用药。

6. 骨髓抑制 表现为白细胞、血小板，或全血细胞减少。原因为化疗药物，或脾功能亢进所致。可用升白细胞和血小板药物，必要时给予输血，或在 TACE 前或同时给予脾动脉栓塞术治疗脾功能亢进。

八、疗效评价

1. 技术成功标准 导管超选择插管至出血靶动脉内，栓塞后出血停止，靶动脉闭塞，肿瘤染色减少或消失。

2. 预后及疗效评估 文献普遍认为，肝动脉栓塞控制肝癌破裂出血有效率可达100%。急诊行肝动脉栓塞术的优点：

（1）通过肝动脉造影，可以观察肝癌破裂出血的责任血管以明确诊断，进而栓塞责任血管及肿瘤血管，达到止血和控制肿瘤双重治疗的效果。

（2）术前准备简单，局部麻醉风险小，介入操作简单易行、创伤小、操作时间短，患者耐受性好，止血可靠，并发症少。

（3）术后恢复快，可择期行必要的二期外科手术治疗。

1）短期疗效：术后生命体征稳定，肝周、腹腔无活动性出血，血红蛋白稳步回升。

2）长期疗效：参照肝癌 TACE 后疗效评估。根据实体瘤治疗疗效评价标准（RECIST）的修订标准评估肝癌疗效，疾病进展时间（TTP）作为短期内的生存时间替代指标。完全缓解（CR）：所有目标病灶动脉期的增强显影均消失；部分缓解（PR）：目标病灶（动脉期增强显影）的直径总和缩小≥30%；稳定（SD）：目标病灶（动脉期增强显影）的直径总和缩小未达 PR 或增加未到 PD；进展（PD）：目标病灶（动脉期增强显影）的直径总和增加≥20%，或出现新病灶。

九、随 访

一般建议肝动脉介入治疗后4～6周进行影像学 [CT 和（或）MRI]、肿瘤相关标志物、肝肾功能和血常规复查。根据复查结果及患者情况决定后续继续介入巩固治疗或改外科手术、联合消融、分子靶向治疗等。

（刘玉金 张秀美）

参 考 文 献

程永德，程英升，颜志平，2013.常见恶性肿瘤介入治疗指南.北京：科学出版社.

唐雷，2014.原发性肝癌破裂出血48例诊治的临床分析.中国临床新医学，7：1039-1041.

汪一平，冯斯奕，2014.肝癌破裂出血射频消融治疗.中国现代医药杂志，16：75-76

吴孟超，2000.肝脏外科学.2版.上海：上海科学技术文献出版社，329.

吴孟超，吴在德，2008.黄家驷外科学.7版.北京：人民卫生出版社，1696.

Bassi N，Caratozzolo E，Bonariol L，et al，2010. Management of ruptured hepatocellular carcinoma：implications for therapy. World J Gastroenterol，16（10）：1221-1225.

Chen WK，Chang YT，Chun YT，et al，2005. Outcomes of emergency treatment in ruptured hepatocellular carcinoma in the ED. Am J Emerg Med，23：730-736.

Kirikoshi H，Saito S，Yoneda M，et al，2009. Outcomes and factors influencing survival in cirrhotic cases with spontaneous rupture of hepatocellular carcinoma：a multicenter study. BMC Gastroenterology，9：29.

Recordare A，Bonariol L，Caratozzolo E，et al，2002. Management of spontaneous bleeding due to hepatocellular carcinoma. Minerva Chir，57：347-356.

Rijckborst V，Ter Borg MJ，Tjwa ET，et al，2016. Management of ruptured hepatocellular carcinoma in a European tertiary care center. Eur J Gastroenterol Hepatol，28：963-966.

第六节　妇科肿瘤并发出血的介入治疗

妇科恶性肿瘤包括子宫颈癌、子宫内膜癌、子宫肉瘤、卵巢癌、外阴癌、绒毛膜癌、侵蚀性葡萄胎等。早期的妇科恶性肿瘤多以手术治疗为主，中晚期则以综合治疗为主。妇科恶性肿瘤所致的出血为肿瘤组织累及局部小动脉或小静脉所致，在妇科肿瘤出血和中晚期妇科恶性肿瘤手术切除前，先行介入化疗或化疗合并栓塞，能有效止血和选择性阻断肿瘤供血，从而缩小肿瘤体积，使肿瘤与周围组织粘连松解，减轻临床症状，降低肿瘤分期，为部分晚期不能切除病灶的患者提供切除机会，是一种微创、有效、安全性高、副作用小的治疗方法，因此受到越来越多的医生和患者的接受和肯定。

一、适 应 证

各种妇科恶性肿瘤所致出血均可做介入治疗；中晚期宫颈癌，可做介入治疗阻断肿瘤血供，达到对症止血且使肿瘤缩小，有利于进一步手术治疗。一般情况下，动脉灌注化疗后还需进行供血动脉栓塞，因为栓塞不仅可以控制肿瘤出血，还可阻断肿瘤血供，治疗效果优于单纯动脉化疗，但是要注意做好评估，避免栓塞并发症的发生，以保证介入治疗的安全。

二、禁 忌 证

（1）对碘制剂过敏。

（2）有严重心、肝、肾功能不全或严重功能障碍。

（3）有凝血机制障碍或严重贫血。

（4）骨髓再生障碍，白细胞降低至 $3 \times 10^9/L$。

（5）有全身急性感染或穿刺部位感染。

（6）妇科恶性肿瘤伴有全身转移患者。

三、患者及器械准备

（1）完善病史资料及术前相关检查，如血、尿常规；出凝血时间；心、肝、肾功能检测等，签署各项知情同意书。

（2）腹股沟区备皮；术前留置导尿管；术前30分钟，肌内注射地西泮10mg；特殊患者术前留置镇痛泵。介入术前4～6小时禁食水，防止术中出现呕吐和误吸。

（3）对比剂：一般为含碘非离子型对比剂，如碘比醇100ml或碘海醇100ml。

（4）栓塞剂：明胶海绵、PVA颗粒、栓塞微球或载药微球（具有持续缓释作用，有利于提高疗效）、弹簧圈、碘化油等，根据实际情况选用不同的栓塞剂。

（5）常用化疗药主要以铂类为主，联合使用其他化疗药，常用药物多为细胞周期特异性药物与细胞周期非特异性药物结合，抗代谢、抗肿瘤生物药及抗肿瘤植物药结合，如表阿霉素/阿霉素、博来霉素、氟尿嘧啶、环磷酰胺、丝裂霉素等，可选择2～4种联合用药。化疗药物的选择和使用原则是必须对该肿瘤具有确切的疗效，与静脉化疗原则基本一致。

（6）设备及介入器材

1）设备：数字减影血管造影机（DSA）。

2）介入器材：动脉导管鞘组、穿刺针、子宫动脉导管、猪尾导管、0.035in泥鳅导丝、微导管、微导丝等。

（7）庆大霉素80 000U×2支，肝素钠12 500U×1支，2%利多卡因5ml×2支，生理盐水500ml×3瓶，5%葡萄糖溶液500ml×1瓶。

四、手 术 操 作

1. 采用Seldinger法穿刺股动脉　置管，分别将导管插入双侧髂内动脉造影，再根据肿瘤血供情况，进一步超选择性插管进入双侧供应肿瘤的目标血管，了解相关动脉走行，肿瘤染色是否明显，是否有动静脉瘘或交通支。妇科恶性肿瘤多为双侧子宫动脉供血，但是由于盆腔血管网丰富，存在广泛的动脉间交通支，肿瘤供血动脉可来自于闭孔动脉、直肠动脉、卵巢动脉等（图4-23、图4-24）。实质期肿瘤明显染色，瘤体大多为团片状染色，血供丰富，供血动脉迂曲、增粗，可发现新生肿瘤血管，纤细且密集，并可见对比剂滞留。肿瘤较大时可见局部血管受压、移位或截断。肿瘤出血直接征象为对比剂外溢，出血量大者可见对比剂沿宫腔弥散勾画出子宫腔轮廓，出血量小者表现为局部的斑片状阴影。

2. 根据肿瘤血供情况分配化疗药物及栓塞剂的剂量　先灌注化疗药物，然后注入栓塞剂，即保证化疗药物局部作用浓度和时间，同时阻断肿瘤血供。使用微导管的情况下定位更准确，不良反应较轻。栓塞剂的选择应当根据安全、有效的原则，可选栓塞剂如下：

（1）明胶海绵：是目前应用最多的一种栓塞剂，优点是安全、无毒。明胶海绵栓塞后1～3周，被阻塞的血管可以再通。从栓塞时间来讲，是一种中

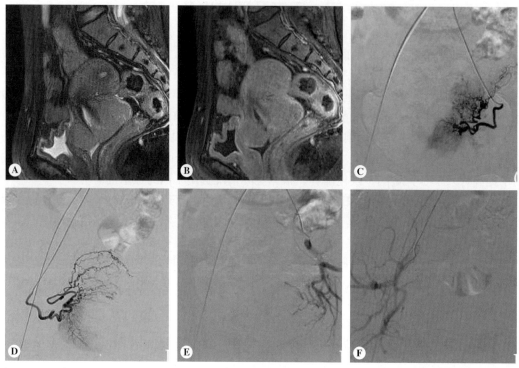

图 4-23　患者，女性，42 岁，以阴道不规则出血来院就诊，妇科检查宫颈见菜花样肿块，大小为
5cm×4cm，并有活动性出血

A. MR 检查见宫颈前后唇实质性占位；B. 增强后见明显强化；C、D. 患者入院后安排介入治疗，分别于双侧子宫动脉造影，
见双侧子宫动脉增粗，子宫下段及宫颈处肿瘤染色明显，并见对比剂外溢；E、F. 灌注化疗药及栓塞双侧子宫动脉后，将导管
置于双侧髂内动脉再次造影，见肿瘤供血动脉已经阻断，无侧支循环供血

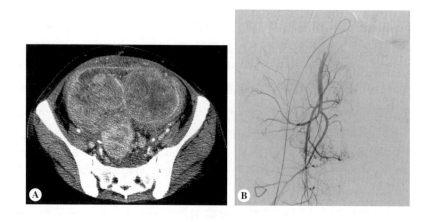

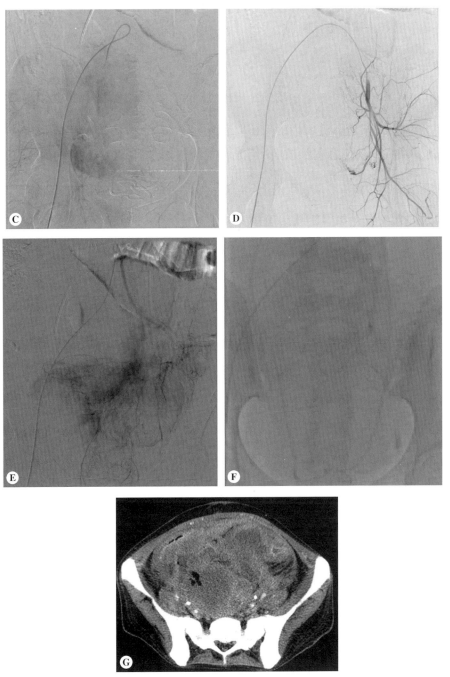

图 4-24　患者，女性，34 岁，因卵巢透明细胞癌术后、系统化疗后复发，不规则阴道流血 3 月余，重度贫血

A. CT 增强图像显示盆腔多发巨大肿瘤，强化明显；B、C. 分别为右侧髂内动脉造影动脉期、实质期，显示肿瘤染色；D. 左髂内动脉造影，示少许参与肿瘤供血；E、F. 分别为肠系膜下动脉栓塞前后造影图像，提示肿瘤主要由肠系膜下动脉供血；G. 各供血动脉化疗栓塞后 2 个月 CT 增强图像，显示肿瘤大部分坏死、缩小，患者阴道流血逐渐停止，腹胀、便秘症状缓解，血色素恢复至基本正常

（2）弹簧钢圈：当发现动静脉瘘形成时，异位栓塞的风险加大，因此，可选择弹簧钢圈栓塞动静脉瘘，辅以栓塞颗粒。

（3）聚乙烯醇（PVA）：这是一种无毒、组织相容性好、在体内不易被吸收的长效栓塞剂。

（4）载药微囊或微球：可包裹化疗药物如丝裂霉素微囊、顺铂微囊、甲氨蝶呤微囊及氟尿嘧啶微囊等进行化疗性栓塞。

（5）碘油乳剂：可通过肝动脉注入，并滞留在肿瘤血管内，产生微血管栓塞。还可以混合化疗药物或标记上放射性核素，进行内放射治疗，是目前肝癌栓塞治疗中应用最广的一种栓塞剂，子宫颈癌介入治疗较少采用。

各种栓塞剂均有其不同的优缺点，使用时应根据不同的情况做出适当的选择，如为控制出血或术前栓塞，可采用短中效栓塞剂；如作为肿瘤的姑息性治疗则宜选用长效栓塞剂。另外，还应根据栓塞血管的大小、栓塞部位及邻近的器官的不同，而选择不同类型的栓塞剂。因此常用明胶海绵或 PVA 颗粒作为栓塞剂，遇到动静脉瘘、血管粗大的患者可选用弹簧圈。

3. 经 DSA 减影肿瘤血管基本阻断后　拔出导管和导管鞘，局部加压包扎，术后右下肢制动 6 小时、平卧 24 小时，关注右下肢穿刺点皮下有无出血和足背动脉搏动情况，栓塞后综合征及化疗综合征需对症处理。

五、并发症及处理

1. 穿刺部位出血、血肿　提高穿刺及压迫技术，嘱咐患者配合右下肢制动，多数可以避免，小血肿发生后可以局部热敷或理疗加快吸收。

2. 感染　应规范操作，遵循无菌观念，根据实际情况可适当给予术前、术中和术后抗生素预防感染。

3. 异位栓塞及过度栓塞　多数由于栓塞剂脱落、反流造成，栓塞时应慎重把握栓塞剂的注射速率和剂量，避免注射压力过大或速度过快，严重者出现其他组织器官局部缺血坏死、神经损伤等，可对症相应处置。术后密切观察，防止血栓形成，尤其要避免栓子脱落导致肺栓塞等严重并发症，如出现肺栓塞症状，应及时做 CTA 或 DSA 造影确诊，尽早开始溶栓等抢救措施。

4. 栓塞综合征　多表现为下腹部疼痛、发热、恶心、呕吐等。术中出现的疼痛主要为导管导丝的操作及快速注入栓塞剂造成的盆腔血管痉挛，提高术者操作技术水平有助于降低术中疼痛风险。术后疼痛主要由于盆腔组织缺血造成，疼痛的程度和时间取决于栓塞的范围和程度，根据病情严重程度，术前留置镇痛泵有助于缓解术后疼痛。

（王添平　张国福　刘玉金）

参 考 文 献

陈春林，2010. 妇科恶性肿瘤的动脉化疗. 中国实用妇科与产科杂志，26（3）：184-187.
刘傲飞，2011. 腹主动脉及其主要分支的 CT 测量. 上海：第二军医大学出版社.

刘刚,王烈红,杨爱萍,等,2015.双低技术在盆腔数字化三维动脉血管网的构建和应用价值.中国临床医学影像杂志,26(10): 753-755.

万希润,向阳,杨秀玉,等,2002.超选择性动脉栓塞术治疗恶性滋养细胞肿瘤灶大出血的疗效观察.中华妇产科杂志,37(1): 5-7.

张国福,田晓梅,韩志刚,等,2009.介入化疗栓塞在宫颈癌术前的临床应用.介入放射学杂志,18:97-99.

张国福,徐丛剑,2015.妇科恶性肿瘤动脉化疗相关问题及处理.中国实用妇科与产科杂志,31(10):901-904.

周慷,李晓光,金征宇,等,2010.经双侧子宫动脉介入化疗对进展期宫颈癌的疗效观察.介入放射学杂志,26(6):482-485.

第五章　肿瘤并发疼痛的介入治疗

第一节　肿瘤并发骨转移疼痛的介入治疗

转移性骨肿瘤（bone metastases）可以发生于不同类型的实体恶性肿瘤，尤其是进展期的前列腺、乳腺及肺部的肿瘤。骨转移引起的骨痛严重影响患者的生存质量，因此需要有效的治疗。

恶性肿瘤患者的骨转移大多发现于尸体解剖研究，最常见于进展期的乳腺癌（47%～85% 的患者）、前列腺癌（33%～85% 的患者）及肺癌（32%～60% 的患者）。常见转移部位包括胸腰椎、骨盆、上下肢及颅骨。但我们对骨痛的机制了解不深，其中最有可能的机制是骨质溶解所导致的疼痛，骨小梁和骨基质被肿瘤渗透侵蚀是其物理原因之一，其他物理原因包括肿瘤生长引起的微骨折及骨膜拉伸。骨痛的生化机制为溶骨过程中大量化学介质对骨内膜神经末梢的刺激，如缓激肽、前列腺素、组胺、白细胞介素、肿瘤坏死因子等。

骨转移的发展是一个多因素过程。原发肿瘤细胞制造出水解蛋白酶穿透小血管壁进入血液循环后侵入周围组织，虽然在初步阶段，由于宿主自我监视机制的保护，大部分肿瘤细胞无法存活，但是存活下来的肿瘤细胞进入骨髓腔，并黏附到内皮上，肿瘤细胞便可侵入骨组织形成骨转移可能，或者提供趋化因子黏附肿瘤细胞。肿瘤对脉管系统直接或间接的影响最终导致了骨坏死和骨质破坏。骨坏死导致的疼痛还可能来自于肿瘤产生的破骨细胞活性因子、转化生长因子 -α、类甲状旁腺激素物质、肿瘤坏死因子，以及其他尚不明确的物质。

骨转移一般分为溶骨性、成骨性和混合性。溶骨性骨转移被认为与肿瘤细胞在骨微环境中产生的破骨细胞相关肽的作用有关。相反，成骨性骨转移被认为是由于肿瘤细胞产生的因子，如内皮素 -1 及肿瘤生长因子 -β，刺激成骨细胞增生导致骨质增生。然而这仅仅是理论上的推断，而且反映了两个极端。形态学分析解释大多数骨转移是兼有骨溶解和骨增生的，为混合性。如果以骨溶解为主，则骨小梁及骨皮质会被破坏，增加了承重骨骨折的风险。

对于骨转移疼痛的常规治疗包括全身治疗和局部治疗。全身治疗包括化疗、双磷酸盐、激素治疗及 WTO 三阶梯镇痛治疗；外照射治疗（external beam radiation therapy，EBRT）是传统的局部治疗方法，肿瘤放射治疗组（RTOG）进行的一项临床试验，包括 1016 例骨转移患者，其中完全缓解率为 83%，部分缓解率为 53%。周氏等还报道了最近的一项对 25 个随机对照试验的荟萃分析，表现为单个和多个用于转移性骨疼痛缓解分数处理响应相似的时间、平均响应时间 12～28 周。尽管 EBRT 确实取得了成功，也发现了一些局限性。首先，大多数骨转移肿瘤患者原发肿瘤需接受辅助放疗，从而限制了进一步的

EBRT 治疗骨转移的潜力。其次，正常组织难以耐受重复辐射剂量。此外，由于附近的重要器官，外照射不能达到杀死骨肿瘤的剂量。

相比外照射治疗，骨转移瘤局部消融治疗及近距离照射治疗在骨转移肿瘤的局部治疗中具有很大优势。本节就目前临床上常用的肿瘤并发骨转移性疼痛的介入治疗技术进行介绍。

一、经皮椎体成形术

（一）前言

经皮椎体成形术（percutaneous vertebroplasty，PVP）是在影像引导下，将较粗内径的穿刺针刺入椎体，将骨水泥（聚甲基丙烯酸甲酯，polymethyl methacrylate，PMMA）等注入到病变椎体，使其沿骨小梁分布至整个椎体，用来治疗椎体骨折及破坏性病变，提高脊柱的稳定性，缓解或消除疼痛，预防椎体塌陷的发生或发展，达到增强椎体强度目的的一种非血管性介入治疗技术。

1987 年，法国医生 Galibert 首次报道应用经皮穿刺注射骨水泥治疗椎体血管瘤取得了良好效果，1994 年该技术开始在欧、美等地区应用，并逐渐推广于治疗脊柱血管瘤、骨髓瘤、溶骨性转移瘤、老年性骨质疏松性压缩性骨折等。此项治疗不仅具有止痛与加强椎体强度的作用，而且还有恢复椎体高度、矫正椎体后凸畸形的作用。

经皮椎体后凸成形术（percutaneous kyphoplasty，PKP）在 PVP 基础上，使用可控球囊纠正病椎的后凸畸形，并在椎体内形成一个空腔，在低压下注入黏稠度较高的骨水泥，可明显降低骨水泥渗漏率，提高了临床疗效。据初步统计，PVP 及 PKP 后疼痛消失或明显缓解率达 90% 以上。疼痛缓解多发生在术后 4 ~ 48 小时内。注射骨水泥后约 1 小时可达最大强度的 90%，所以术后一般平卧 2 ~ 6 小时即可下床负重。疼痛缓解、患椎强化后，活动状况常明显改善，这对老年及晚期肿瘤患者尤为有利。

（二）临床诊断与治疗

脊椎的转移性肿瘤、血管瘤和骨髓瘤等往往引起患者难以忍受的剧痛，还常伴有脊髓麻痹和不同程度的神经功能障碍，同时护理困难、生活质量下降，加速了患者的死亡。传统的治疗手段为放疗、核素内照射治疗、药物治疗及外科手术切除加内固定术等，但传统方法无法改善因肿瘤破坏而造成的脊柱不稳定，故不能充分有效地改善神经功能。

经皮椎体成形术治疗可与这些治疗序贯或同时进行联合，在骨水泥对椎体转移瘤进行治疗的同时，可迅速缓解疼痛、增强椎体强度，提高了患者的生活质量，安全、有效、简便。

（三）介入治疗适应证与禁忌证

1.适应证　椎体肿瘤合并压缩性骨折：椎体转移瘤、椎体血管瘤、椎体淋巴瘤、多发性骨髓瘤所致椎体骨质破坏，合并的椎体压缩骨折。尤其对伴严重或经药物治疗无效的疼痛患者，更应及早选择经皮椎体成形术。

2.禁忌证

（1）绝对禁忌证

1）椎体结核、细菌感染。

2）出凝血功能严重障碍，且无法纠正。

3）有严重心肺疾病，体质极度虚弱，不能耐受手术。

（2）相对禁忌证

1）椎体后缘骨质破坏广泛、较大范围不完整。

2）椎体压缩程度超过75%，预计无穿刺入路。

3）椎体转移肿瘤为成骨型且合并椎弓根明显成骨硬化，预计穿刺困难。

4）出凝血功能障碍，有出血倾向。

（四）器械要求和术前准备

1.常用器械

（1）穿刺针：为11～15G带针芯骨穿刺针（胸、腰椎用11～13G，颈椎用14～15G），针尖呈坡形或菱形。

（2）外科锤、克氏针、高精度骨钻、软组织扩张器及工作套管、球囊及球囊扩张压力泵（图5-1）。

（3）螺旋注射器（图5-2）、骨填充器（骨水泥注射器）（图5-3）等。

（4）骨水泥：低黏度医用骨水泥（图5-4）。

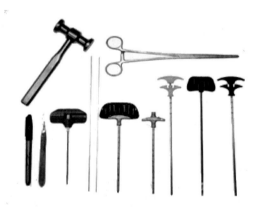

图 5-1 PVP 常用器械

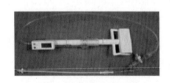
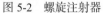

图 5-2 螺旋注射器

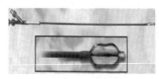

图 5-3 骨水泥注射器

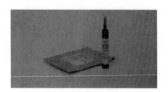

图 5-4 骨水泥

2.术前准备 摄脊柱正侧位X线平片及CT扫描或MRI检查；实验室检查包括血、尿、大便三大常规，肝、肾功能，以及出凝血时间、电解质、红细胞沉降率及超敏C反应蛋白。必要时术前30分钟肌内注射地塞米松10mg。

对患者建立静脉通路，术前半小时可用镇静剂。对疼痛剧烈、难以翻身俯卧的患者，术前10～20分钟可用镇痛治疗，或联系麻醉科医师帮助术中止痛以便于安全完成PVP手术。

（五）操作技术和注意事项

使用 X 线或 DSA 摄取术前脊柱正侧位片，据术前 CT、MR 或术中行三维 DSA 扫描重建患者 CT 图像，分析判断治疗椎体"责任椎体"及穿刺路径。行椎体穿刺及建立工作通道是经皮椎体成形术的关键。

（1）颈椎：前外侧途径（C_3 下椎体）；口咽途径（C_1、C_2）。

（2）胸椎：椎弓根旁（肋椎关节缘）途径。

（3）11、12 胸椎及腰椎：椎弓根粗大，选择椎弓根途径。

胸腰椎穿刺常采用俯卧位经椎弓根进针（图 5-5、图 5-6），颈椎则采用仰卧位经前侧方进针。全程需行心电及指脉血氧监护。颈椎及高位胸椎治疗一般在 CT 引导下进行，以 T_4 以下胸腰椎椎体成形术为例介绍：

患者取俯卧位，施划标记穿刺点后（一般采用左侧 10 点钟、右侧 2 点钟位置），常规选择双侧穿刺，经消毒、铺无菌巾，局部麻醉。

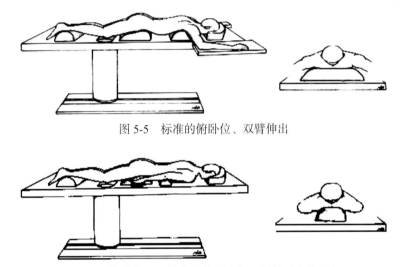

图 5-5　标准的俯卧位、双臂伸出

图 5-6　俯卧位、双臂内收靠近胸部，肘部用窄垫托起

将 DSA 调至侧位，钻入带芯穿刺针，当针尖至椎弓根的 1/2，即正位显示针尖位于椎弓根影的中线处时，可在侧位透视下继续钻入；当侧位显示针尖到达椎体后壁时，正位应显示针尖位于椎弓根影的内侧缘，可继续钻 2～3mm 后停止。抽出穿刺针的内芯，置入导针。拔出穿刺针，按序沿导针置入扩张套管和工作套管，使工作套管的前端位于椎体后缘皮质前方 2～3mm 处。经工作套管将精细钻及活检针等缓慢钻入，当侧位显示钻头尖到达椎体 1/2 处时，正位应显示钻头尖不超过椎弓根与棘突连线的 1/2；当侧位显示钻头尖到达椎体前缘时，正位应显示钻头尖靠近棘突边缘。取出精细骨钻及活检针，留取钻取组织标本，经甲醛溶液浸泡固定后，送病理检查。

如进行 PKP 治疗，接下来经工作通道放入可扩张球囊，侧位显示其理想位置为椎体前 3/4 处，由后上向前下倾斜。同法完成对侧穿刺和球囊的放置（球囊两端的标记必须露出工作通道外）。连接注射装置，扩张球囊，通过 C 型臂监视球囊扩张情况，当球囊达椎体四周骨皮质时停止增压，压力一般不超过 300psi。抽空并取出球囊（图 5-7）。

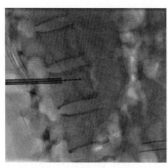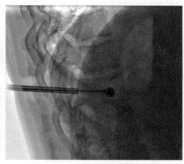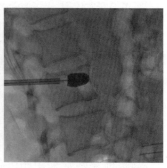

图 5-7　球囊进入椎体内的位置

在 C 型臂下，球囊的两个标记点必须露出通道前缘

配置骨水泥后，DSA 监视下，将处于"牙膏期"的骨水泥经骨填充器（骨水泥注射通道）注入椎体。每个椎体平均注入骨水泥 4～6ml。拔出穿刺针，先置入针芯将残存在穿刺针管内的骨水泥推入椎体，旋转穿刺针后退出，穿刺点局部压迫 3～5 分钟后包扎。

典型病例 1（图 5-8）：女性，51 岁，右肺占位，考虑肺癌可能，腰背部疼痛，腰椎骨质破坏，考虑转移。术中 3D Innova CT 扫描引导下椎体穿刺活检：可见经工作套管的克氏针准确穿刺溶骨性破坏边缘，经高精度骨钻行活检后，行 PKP 治疗。

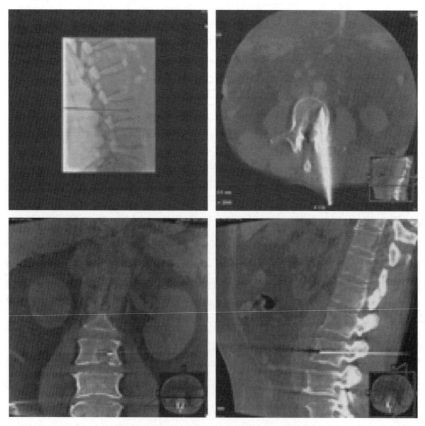

图 5-8　女性，51 岁，右肺癌腰椎转移

3D Innova CT 扫描引导下行 PKP 治疗

患者术后病理：低分化腺癌浸润，免疫组化提示来源于肺，EGFR 基因突变检测显示 19、21 外显子突变。患者据此基因检测结果，选择 TKI 分子靶向药物治疗。

典型病例 2（图 5-9）：患者，女性，14 岁，肝母细胞瘤，第 3 腰椎椎体转移，已行肝肿瘤 TACE 治疗 4 次，出现腰背部剧痛，被动体位，VAS 评分：10 分。给予双磷酸盐等药物治疗，效果不佳，拒绝口服阿片类药物治疗。PKP 治疗术后：腰部疼痛症状明显缓解，VAS 评分降至 2 分。术后联合放疗。

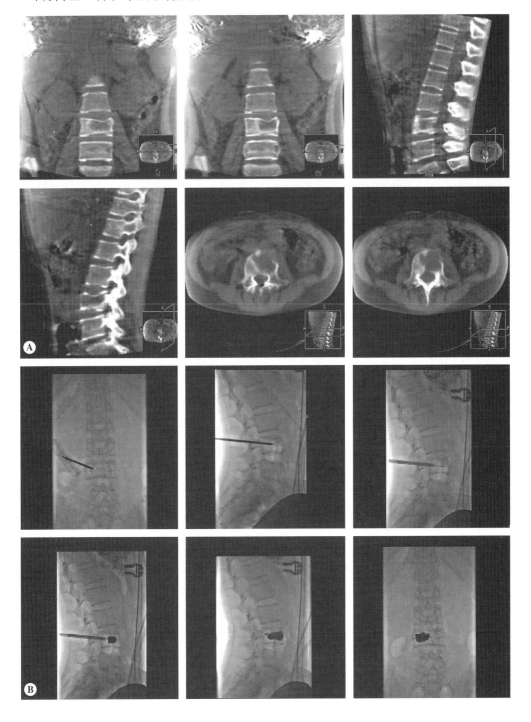

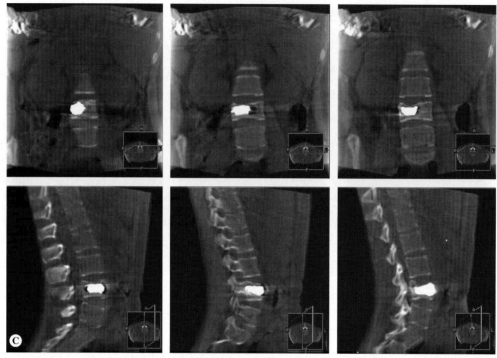

图 5-9　PKP 术前、术中及术后影像图

A. 术前 CT 扫描图像；B. PKP 术中透视图像；C. PKP 术后 3D Innova CT 扫描图像

　　骨水泥填充或灌注多少剂量，既可达到消除临床症状、恢复或增加椎体的耐压强度或硬度的目的，又可减少并发症的发生，是质量控制的焦点。有国外研究认为，PVP 术后，椎体强度和硬度的恢复，与填充或灌注骨水泥的剂量关系极大，而与骨水泥在椎体内的分布影响较小。极少的剂量，即填充椎体容积的 2%，就可恢复到整个椎体原始硬度或强度的 15%，填充 14% 就可恢复到椎体未损伤前的强度和硬度，然而填充 28%，增加椎体的强度和硬度几乎达到椎体原始值 50% 以上。

　　PMMA 聚合热作用及单体的细胞毒作用可对其分布到的肿瘤组织有一定暂时杀伤作用，但此后 PMMA 却不能持续抑制肿瘤组织的生长及对骨质的破坏和向外扩散，所以，在对椎体转移性肿瘤行 PVP 及 PKP 治疗后，可联合放疗或消融的其他局部治疗，从而进一步控制肿瘤，延长患者生存期。

　　（六）术后处理、疗效判断

　　（1）术后拔出工作通道：先置入针芯将残存在工作通道内的 PMMA 推入椎体，旋转工作通道后退出，穿刺点压迫 3 ～ 5 分钟后包扎。

　　（2）平卧 6 ～ 8 小时，监测生命体征，平稳后可下地轻微活动。

　　（3）术后预防椎体感染，对症、止血治疗。

　　（4）1 ～ 2 个月复查 CT 及 MRI 检查，评估椎体治疗情况。

　　（5）疗效判断：观察疼痛的缓解和防止椎体塌陷；疼痛疗效评价多采用 WHO 标准，将缓和程度分为 4 级。

1）CR+PR 为有效。

2）CR（完全缓解）：疼痛症状完全缓解，生活完全自理。

3）PR（部分缓解）：疼痛缓解明显，偶有症状，无需使用口服镇痛药，生活大部分自理。

4）MR（轻微缓解）：时有疼痛症状，使用口服止痛剂能止痛，生活部分自理。

5）NR（无效）：疼痛无缓解，使用口服止痛剂不能止痛，依赖强止痛剂。

也有部分学者研究使用 VAS 疼痛分级法即形象类比评分法评价疗效。

（七）介入治疗并发症处理原则和预防

1. 骨水泥渗漏　如溢入椎周静脉、椎间盘、椎旁软组织及椎管内硬膜外间隙等。预防骨水泥渗漏并发症的主要措施为：①骨水泥必须在黏稠期注射；②透视实时监视下注射，一旦发现椎旁较多渗漏，应立即停止注射；③注射初期，注射速度应缓慢，随着骨水泥进一步变黏稠再加快注射速度。

2. 椎管内血肿　不常见，多由使用较粗穿刺针撕裂硬脊膜或硬脊膜内静脉丛导致椎管内血肿，甚至可引起急性进行性脊髓或硬膜囊受压，需急诊行外科手术减压。临床表现为术后出现神经根受压进行性加重，甚至脊髓受压平面以下感觉及肌力进行减退，行 MRI 检查可较早发现椎管内血肿。

3. 神经根意外损伤　术中麻醉药不要注射到神经根周围，防止神经根被完全麻痹。术中若遇穿刺过程中患肢放射样串痛，应立即变换穿刺针角度，防止神经根被刺伤。

4. 术后感染、椎间盘炎　术前及术中严格按无菌操作规范进行。术后常规给予广谱抗生素静脉滴注治疗 3 天。若术后患者发生意外感染情况，让患者绝对卧床，避免下床活动，做细菌培养及血培养，选择敏感有效的抗生素对症治疗。

5. 肺动脉栓塞　很少见，预防这一严重并发症的关键是避免在稀薄期注射和透视实时监视下注射。

（八）小结

PVP、PKP 治疗创伤小、并发症少、疗效快，能迅速缓解疼痛、加固椎体、改善患者的生活质量。治疗中制订合理椎体穿刺计划、保证椎体穿刺的准确性、快速准确评估术后骨水泥渗漏均要求治疗术前、术中、术后高质量的影像监测和评估。规范化操作是保证治疗效果、减少并发症的有效保证。

（高　嵩）

参 考 文 献

邓钢，何仕诚，滕皋军，等，2005.经皮椎体成形术治疗脊椎恶性肿瘤.介入放射学杂志，14（3）：261-265.

高嵩，朱旭，张宏志，等，2014.经皮椎体后凸成形术治疗椎体转移瘤中 C 臂 CT 的临床应用.介入放射学杂志，23（2）：167-171.

何仕诚，滕皋军，2001.经皮椎体成形术.介入放射学杂志，10（1）：56-58.

金鹏，孙钢，2016.对经皮椎体强化术的再认识.介入放射学杂志，25（6）：463-468.

刘启榆，王忠、杨伟，等，2014.经皮椎体成形术及经皮椎体后凸成形术治疗椎体转移瘤的临床应用.肿瘤预防与治疗，27（1）：24-28.

滕皋军，何仕成，2002.经皮椎体成形术治疗椎体良恶性病变的临床技术应用探讨.中华放射学杂志，36（4）：295-299.

王卫国，吴春根，程永德，等，2009.射频消融术联合经皮椎体成形术治疗脊柱转移性肿瘤.介入放射学杂志，18（5）：362-366.

郑召民，2006.经皮椎体成形术和经皮椎体后凸成形术灾难性并发症——骨水泥渗漏及其预防.中华医学杂志，86（43）：3027-3030.

郑召民，李佛保，2006.经皮椎体成形术和经皮椎体后凸成形术——问题与对策.中华医学杂志，86（27）：1878-1880.

郑召民，刘尚礼，2003.经皮椎体成形术.中国脊柱脊髓杂志，13（2）：115-117.

中华医学会放射学分会介入学组，2014.经皮椎体成形术操作技术专家共识.中华放射学杂志，48（1）：6-9.

Buehbimler R，Osborne RH，Ebeling PR，et a1，2009. A randomized trial of vertebroplasty for painful osteoporotic vertebral fractures. N Engl J Med，361：557-568.

Chai MY，Park KB，Hwang SH，et al，2012. The analysis of patterns and risk factors of newly developed vertebral compression fractures after percutaneous vertebroplasty. Journal of Korean Neurosurgical Society，52（4）：339-345.

Cotten A，Boutry N，Cortet B，et al，1998. Percutaneous vertebroplasty：state of the art. Radiographics A Review Publication of the Radiological Society of North America Inc，18（2）：311.

Cotten A，Dewatre F，Cortet B，et al，1996. Percutaneous vertebroplasty for osteolytic metastases and myeloma：effects of the percentage of lesion filling and the leakage of methyl methacrylate at clinical follow-up. Radiology，200（2）：525.

Erovic BM，Chan HH，Daly MJ，et al，2014.Intraoperative cone-beam computed tomography and multi-slice computed tomography in temporal bone imaging for surgical treatment.Otolaryngology——head and neck surgery：official journal of American academy of otolaryngology . Head and Neck Surgery，150（1）：107-114.

Kaufmann TJ，Trout AT，Kallmes DF，2006. The effects of cement volume on clinical outcomes of percutaneous vertebroplasty. Ajnr American Journal of Neuroradiology，27（9）：1933.

Klazen CA，Lohle PN，de Vries J，et al，2010. Vertebroplasty versus conservative treatment in acute osteoporotic vertebral compression fractures（Vertos Ⅱ）：an open-label randomised trial. Lancet，376（9746）：1085-1092.

Lane MD，Le HBQ，Lee S，et al，2011. Combination radiofrequency ablation and cementoplasty for palliative treatment of painful neoplastic bone metastasis：experience with 53 treated lesions in 36 patients. Skeletal Radiology，40（1）：25-32.

Leschka SC，Babic D，El SS，et al，2012. C-arm cone beam computed tomography needle path overlay for image-guided procedures of the spine and pelvis. Neuroradiology，54（3）：215-223.

Liebschner MA，Rosenberg WS，Keaveny TM，2001. Effects of bone cement volume and distribution on vertebral stiffness after vertebroplasty. Spine，26（14）：1547.

Lim BS，Chang UK，Youn SM，2009. Clinical outcomes after percutaneous vertebroplasty for pathologic compression fractures in osteolytic metastatic spinal disease. Journal of Korean Neurosurgical Society，45（6）：369-374.

Liu JT，Liao WJ，Tan WC，et al，2010. Balloon kyphoplasty versus vertebroplasty for treatment of osteoporotic vertebral compression fracture：a prospective，comparative，and randomized clinical study. Osteoporosis International，21（2）：359-364.

Mathis JM，Barr JD，Belkoff SM，et al，2001. Percutaneous vertebroplasty：a developing standard of care for vertebral compression fractures. AJNR Am J Neuroradiol，22：373-381.

Nan LI，Zhang GL，Da HE，et al，2015. Influence of distribution and volume of bone cement on outcome of percutaneous vertebroplasty. Chinese Journal of Bone & Joint Injury，1：66-68.

Rafferty MA，Siewerdsen JH，Chan Y，et al，2006. Intraoperative cone-beam CT for guidance of temporal bone surgery. Otolaryngology——head and neck surgery：official journal of American academy of otolaryngology .Head and Neck Surgery，134（5）：801.

Robinson Y，Tschöke SK，Stahel PF，et al，2008. Complications and safety aspects of kyphoplasty for osteoporotic vertebral fractures：a prospective follow-up study in 102 consecutive patients.Patient Safety in Surgery，2（1）：2.

Zoarski GH，Snow P，Olan WJ，et a1，2002. Percutaneous vertebroplasty for osteoporotic compression fractures：quantitative prospective evaluation of long-term outcomes.J Vasc Interv Radiol，13：139-148.

二、骨转移瘤局部消融治疗

20世纪，临床上已经注意到高热会使肿瘤缩小，但深入的机制探讨主要在最近的二三十年。高温对细胞有直接的细胞毒性作用，在42～44℃时肿瘤组织对热损伤比正常组织更为敏感，对特定的肿瘤，轻度高温可启动程序性死亡，即细胞凋亡。高温对血管的损伤产生缺血可造成继发性肿瘤细胞坏死（secondary tumor cell death）。肿瘤组织的血管与正常组织的血管相比，从结构到功能都是不完善的，更容易受到高温损伤。

射频、微波等局部热消融技术均具有杀伤肿瘤的作用，射频消融术（radiofrequency ablation，RFA）的原理是经皮将射频电极刺入恶性肿瘤中，通过射频消融仪测控单元和计算机控制，将频率为 460 ～ 500kHz 的射频电流通过消融电极传送到肿瘤组织内，利用肿瘤组织中的导电离子和极化分子按射频交变电流的方向做快速变化，使肿瘤组织本身产生摩擦热。肿瘤高温治疗的基本目的是在肿瘤组织范围内达到均匀的治疗温度，而使周围正常组织的温度保持在安全的水平。标准的射频消融技术可使局部肿瘤组织温度超过 90℃，使肿瘤组织及周围的实体组织发生凝固性坏死，同时肿瘤周围的血管组织凝固形成一个反应带，使之不能断续向肿瘤供血和防止肿瘤转移，组织的微循环系统完全破坏而导致血管栓塞。而大血管因血流较快，可迅速带走射频产生的热量，不会导致血管温度过高而损伤血管。热能将使射频电极周围组织产生一个边界清楚的球形坏死区，使被此区覆盖的肿瘤组织破坏死亡。射频消融技术是肿瘤高温治疗中的一种新兴微创技术，具有操作简单方便、可控性强、创伤小、适应证广、疗效确切、并发症少等优点。

最近的研究表明，骨转移性肿瘤经射频消融治疗后获得了理想的治疗效果，在接受射频消融治疗后的 24 周内，90% ～ 95% 的患者其临床疼痛症状明显缓解，提示射频消融技术应用于适当骨转移瘤患者可以达到缓解症状的目的，能有效缓解疼痛，恢复患者活动能力，并能用于部分放疗效果不佳的患者。

1. 适应证 经临床及病理确诊的骨转移肿瘤：

（1）不能手术或不愿手术。

（2）手术治疗后需局部放射治疗。

（3）不能或不愿行外放射治疗。

（4）外放射治疗后复发。

2. 禁忌证 无绝对禁忌证，相对禁忌证为：

（1）出凝血功能障碍。

（2）全身多脏器功能衰竭。

（3）缺乏安全进针途径。

（4）预计生存时间小于 3 个月。

3. 设备及器械 引导设备（CT）（图 5-10）、射频消融仪（图 5-11）、电极片（图 5-12）、金属导线（图 5-13）、射频消融针（图 5-14）、骨穿刺针、外科锤等。

4. 术前准备 所有患者术前均需完善各项检查，包括询问病史、体格检查、影像学检查、生化检查等。影像学检查包括：病变部位 CT 及 MRI 增强扫描和 ECT 检查，条件允许可行全身 PET-CT 检查评估骨转移病灶的部位、大小、重要毗邻、病变性质等；心电图及胸片评估心肺功能；生化检查包括血常规、凝血功能、肝肾功能及电解质等。术前采用 VAS 分级法（轻度 0 ～ 4 分，中度 5 ～ 6 分，重度 7 ～ 10 分）及 KPS 评分对患者的疼痛程度及生活功能状态给予评价。此外术前应与患者及家属充分沟通，签署知情同意书。

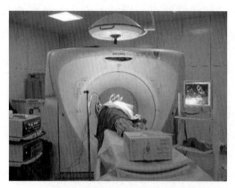

图 5-10　引导的 CT 设备、无影灯等

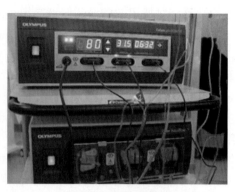

图 5-11　射频消融仪

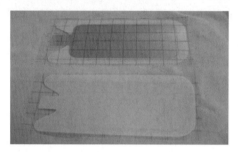

图 5-12　电极片

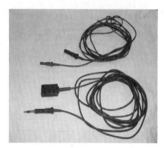

图 5-13　金属导线

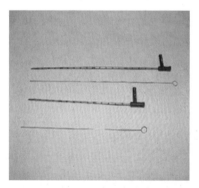

图 5-14　射频消融针

5. 操作步骤　通过术前影像资料的评估，选择合适的体位、穿刺角度和进针途径。穿刺原则是在避开重要毗邻的神经、血管前提下，尽可能选择距离病灶最近的入路，并计算穿刺点到病变的解剖距离。患者手术所采取的体位也是因人而异，通常骨盆病变一般采取俯卧位，脊柱病变可选择俯卧位或侧卧位，胸骨转移瘤可选择仰卧位，四肢长骨病变可采用侧卧、仰卧位、俯卧位，尽可能保证患侧及穿刺点向上。引导设备可选择 CT 或 CT 结合 DSA，脊柱转移瘤选择 DSA 优先考虑，其余四肢长骨、骨盆、肋骨等转移病灶选择 CT 引导是更好的选择。

患者采取合适体位后，单极射频系统需先将电极片粘贴在患者双侧大腿或小腿后侧皮肤，注意为防止电极片粘贴处皮肤灼伤，需在两电极片之间间隔绝缘垫。常规消毒铺巾后，局部麻醉，用外科手术刀在穿刺点切开约 0.5cm 皮肤，扩张皮下组织，如骨皮质不完整可直接采用射频电极针依据影像学设计的穿刺路径穿刺，如骨皮质完整则需要先使用骨穿刺针穿刺，至穿透皮质接近病变中心后，退出针芯，再将射频电极针经骨穿刺针置入病灶内（图 5-15、图 5-16），若遇到骨穿刺针通过骨皮质困难，骨皮质较硬时，可借助外科锤。

再次复查 CT 扫描明确针尖位置位于病灶中心。线路连接妥善后设置消融参数，包括消融有效时间、功率等，启动射频消融仪开始消融直至完成消融治疗。退出射频电极针及骨穿刺针，给予压迫止血后，无菌敷料妥善包扎。再次复查 CT 明确实际消融范围是否满意、有无出血等并发症，如果范围欠满意可以重复上述步骤（图 5-17、图 5-18）。

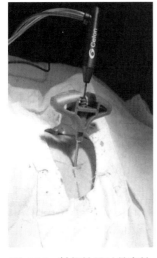 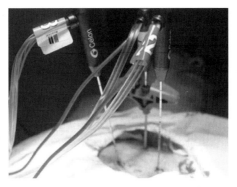

图 5-15 射频针通过骨穿针　　　图 5-16 多针穿刺，射频针通过骨穿针

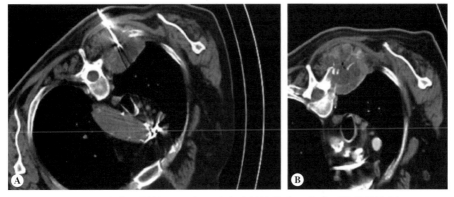

图 5-17 患者，男性，63 岁，肺癌肋骨转移瘤，背痛不能药物控制

A. 射频消融针穿刺至病灶内；B. 射频消融后 CT 扫描显示病灶中心液性坏死

6. 术后处理及注意事项 术后需观察患者穿刺点伤口情况、神经体征及生命体征。患者患肢应尽可能制动 6 小时。术后应对疼痛程度、生活质量进行随访。术后病灶因局部水肿可能出现症状加重，可给予甘露醇脱水等对症治疗。

7. 并发症及处理 几乎所有患者均可耐受手术，除术中疼痛外无明显其他不适，特别是四肢长骨、盆骨、肋骨、胸骨等转移病灶，术后并发症少见。脊柱转移病灶术中及术后可能发生的严重并发症包括神经根性疼痛、出血、椎旁血肿、脊髓损伤等，术后局部疼痛可给予脱水及三阶梯止痛治疗缓解；出血及椎旁血肿的发生原因为穿刺针损伤了血管，热消融本身具有热凝止血的作用，术中、术后注意复查 CT 可早期发现，故少见严重病例，术后注意监测生命体征及神经症状，一旦术后发现血肿或血肿扩大、血红蛋白进行性下降，可明确诊断后给予血管内栓塞治疗，必要时可手术切开清除血肿。椎体转移患者多数合并不同程度的脊髓受压损伤症状，因此术中及术后出现脊髓损伤加重的较为少见，常见原因为术后局部组织肿胀加重了脊髓压迫，该类型患者多出现于术后第二天，给予甘露醇、甘油果糖、皮质醇激素、白蛋白等脱水治疗可能缓解症状；如血肿压迫则参见上文的处理；

而出现热消融本身损伤脊髓则可能为不可逆，故病灶邻近脊髓需充分和患者及家属沟通该并发症的可能，获得充分理解，术中需实时引导，穿刺针应尽可能位于病灶中央，避免贴近脊髓，同时妥善控制消融范围，由于患者采用局部麻醉，术中清醒，可术中在反复进行神经体格检查后逐步扩大消融范围，以避免出现不可逆的脊髓损伤。

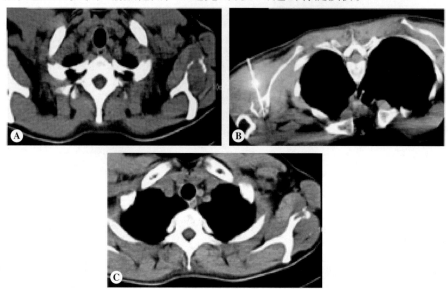

图 5-18　患者，女性，46 岁，肝癌左肩胛骨转移

A. 术前 CT 提示左侧肩胛骨转移病变，骨皮质破坏；B. CT 引导下显示射频穿刺针置入病灶内；C. 射频消融 2 个月后复查病灶较前明显缓解

三、骨转移瘤近距离放射治疗

近距离放射治疗是指采用放射源植入肿瘤之内或附近受癌浸润的组织中（包括其淋巴扩散的途径等组织内）治疗癌症的一种方法，包括腔内（intra-cavitary）、管内（intraluminal）治疗，组织间（interstitial）、手术中（intraoperative）治疗等。组织间近距离放射治疗最常用的核素为 ^{125}I。^{125}I 半衰期为 59.5 天，其衰变过程中 93% 的衰变能量经内转换释放 X 线和电子线，放射源周围的剂量分布是按与放射源距离的平方成反比的方式下降，随着离放射源距离的增加剂量迅速下降，另 7% 释放 γ 射线，其平均光子能量为 0.028 ～ 0.035MeV，其产生低剂量的 γ 射线对肿瘤 DNA 分子具有直接杀伤作用：导致单链断裂、双键断裂；同时还具有间接作用：使机体内水分子电离，产生自由基。自由基与生物大分子相互作用，引起组织细胞损伤。DNA 合成期及有丝分裂期的肿瘤组织对射线最敏感，少量的射线即能破坏肿瘤细胞的繁殖能力，由于 ^{125}I 具有较长的半衰期，能持续对肿瘤组织起作用，不断杀死进入 DNA 合成期及有丝分裂期的肿瘤细胞从而达到治疗目的。同时，内放射所使用的放射性核素放射活度小，可使肿瘤之外的正常组织所受剂量锐减，从而减少了周围正常组织的损伤。

近期有一些研究报道表明 ^{125}I 粒子近距离照射治疗是一种可接受的、有效的微创治疗骨转移性疼痛的姑息性治疗手段，但仍缺乏与其他姑息性治疗的对照研究证明其优势。

1. 适应证　经临床及病理确诊的骨转移肿瘤。

（1）不能手术或不愿手术。

（2）手术治疗后需局部放射治疗。

（3）不能或不愿行外放射治疗。

（4）外放射治疗后复发。

2. 禁忌证　无绝对禁忌证，相对禁忌证如下：

（1）出凝血功能障碍。

（2）全身多脏器功能衰竭。

（3）缺乏安全进针途径。

（4）预计生存时间小于 3 个月。

3. 设备及器械　^{125}I 放射性粒子（活度为 0.7 ～ 1.0mCi，1mCi=37Mbq），半衰期为 59.43 天（图 5-19、图 5-20）。植入器械采用与粒子配套的粒子植入枪及植入针（图 5-21）、粒子保存罐（图 5-22）、引导设备（超声设备、CT 设备）、治疗计划系统（treatment planning system，TPS）（图 5-23、图 5-24）。

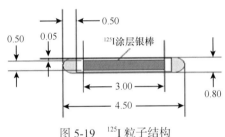

图 5-19　^{125}I 粒子结构

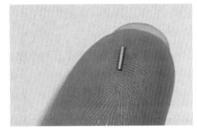

图 5-20　^{125}I 粒子外观

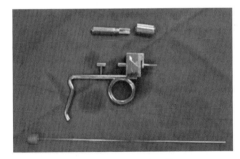

图 5-21　粒子植入枪

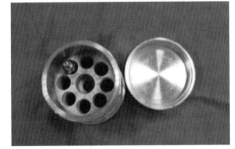

图 5-22　粒子保存罐

4. 术前准备　所有患者术前均行病变部位 CT 及 MRI 检查及常规检查。了解病变大小、部位及周边情况，确定大致穿刺部位及初步穿刺路径规划，了解患者脏器功能及凝血功能有无手术禁忌证。术前采用 VAS 分级法（轻度 0 ～ 4 分，中度 5 ～ 6 分，重度 7 ～ 10 分）及 KPS 评分对患者的疼痛程度及生活功能状态给予评价。此外术前应与患者及家属充分沟通，签署知情同意书。

5. 操作步骤　患者因不同穿刺部位采用适当体位，脊椎肿瘤患者一般取俯卧位，先行 CT 定位扫描，经治疗计

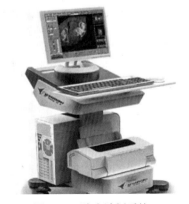

图 5-23　治疗计划系统

划系统（TPS）计算治疗所需的 ^{125}I 粒子数量及活度，设计粒子分布，做好体表定位。

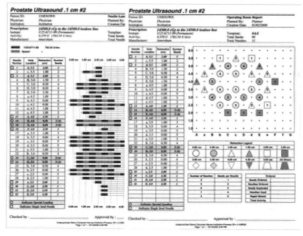

图 5-24　TPS 设计界面

常规消毒铺巾，依据 CT 设计的进针路径穿刺，胸腰椎一般经椎弓根途径进入椎体前中 1 /3 处，胸椎亦可经胸肋关节途径，颈椎可经前外侧途径或椎间盘途径穿刺靶椎体。髂骨、髋臼穿刺时，避开重要的神经及血管，选取最短距离到达穿刺病变中心区，病变较大时，需进行多点穿刺，股骨头穿刺需要经过股骨颈长轴到达病变区（图 5-25、图 5-26）。

扫一扫见
彩图 5-25

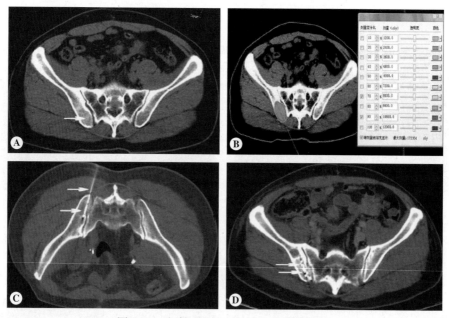

图 5-25　患者，男性，72 岁，肺癌骨转移

A. CT 平扫显示右侧髂骨后翼转移病灶；B. TPS 设计穿刺方案和计划；C. 依据 TPS 设计以粒子穿刺针 CT 引导下穿刺目标病灶；
D. 经针道植入粒子后复查 CT 见粒子排布位置良好

如骨内病灶或病变皮质完好者，需用斜面 13G 骨穿针，穿透力强，具有方向性。而颈椎穿刺时采用巴德鞘代替 13G 骨穿针，用手指按压分离颈动脉鞘与气管，经前外侧路径穿刺靶椎体。胸骨穿刺时取仰卧位,直接使用骨穿针在 DSA 机透视引导下经皮穿刺胸骨病变区。对于血供丰富的转移瘤病灶,直接穿刺可能会出血多,术前最好先行经皮动脉栓塞术,栓塞部分肿瘤供血血管,然后再行椎体穿刺及粒子植入。

复查 CT 明确穿刺针到位后,连接粒子植入枪,通过穿刺针将粒子植入靶区,术后常规行薄层 CT 扫描了解粒子分布情况,并进行验证,必要时补充植入。对局部穿刺点止血后,用无菌敷料包扎穿刺点,以铅裙遮盖患者粒子植入部位。

6. 术后处理及注意事项 术后对疼痛程度、生活质量进行随访。邻近脊髓的病变因局部水肿可能出现症状加重,可给予甘露醇脱水等对症治疗。

7. 并发症及处理 几乎所有患者均可耐受手术,除术中疼痛外无明显其他不适,特别是四肢长骨、盆骨、肋骨、胸骨等转移病灶,术后并发症少见。脊柱转移病灶术中及术后可能发生的严重并发症包括神经根性疼痛、出血、椎旁血肿、粒子移位等,治疗及处理同射频消融治疗。

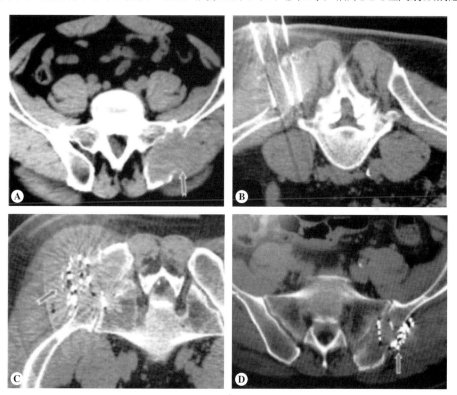

图 5-26 患者,男性,68 岁,肺癌左髂骨转移

A. 左侧髂骨后翼转移病灶;B. TPS 设计穿刺方案和计划,依据 TPS 设计以粒子穿刺针穿刺目标病灶;C. 经针道植入粒子后复查 CT 见粒子排布良好;D. 4 个月后复查 CT 见病灶较前完全缓解

(徐霁充 刘玉金)

参 考 文 献

Bertolini DR,Nedwin GE,Bringman TS,et al,1985. Stimulation of bone resorption and inhibition of bone formation in vitro by human tumour necrosis factors. Nature,319(6053)(1986):516-518.

Bhardwaj S,Holland JF,1982. Chemotherapy of metastatic cancer in bone. Clin Orthop,169:28-37.

Body JJ,1992. Metastatic bone disease:clinical and therapeutic aspects. Bone,13(Suppl. 1):577-562.

Byrne TN,1992. Spinal cord compression from epidural metastases. N. Engl. J. Med,327(9):614-619.

Callstrom MR，Charboneau JW，Goetz MP，et al，2006. Image-guided ablation of painful metastatic bone tumors：a new and effective approach to a difficult problem. Skeletal Radiol，35：1-15.

Canalis E，1985. Effect of partially purified bone morphogenetic protein on DNA synthesis and cell replication in calvarial and fibroblast cultures. Clin. Orthop，193：246-263.

Chow E，Zeng L，Salvo N，et al，2012. Update on the systematic review of palliative radiotherapy trials for bone metastases. Clin Oncol（R Coll Radiol），24：112-124.

Cramer SF，Fried L，Carter KJ，1981. The cellular basis of metastatic bone disease in patients with lung cancer. Cancer，48（12）：2649-2660.

Durie BG，Salmon SE，Mundy GR，1981. Relation of osteoclast activating factor production to extent of bone disease in multiple myeloma. Br. J，Haematol，47（1）：21-30.

Eilon G，Mundy GR，1983. Association of increased cyclic adenosine 3'：5'-monophosphate content in cultured human breast cancer cells and release of hydrolytic enzymes and bone-resorbing activity. Cancer Res，43（12）：5792-5694.

Findlay PA，Wreght DC，Rosenow U，et al，1985. [125]I interstitial brachytherapy for primary maligment brain tumors：technical aspects of treatment planning and implantation methods. Int J Radiat Oncol Biol Phys，11（11）：2021-2026.

Galasko CS，1986. Skeletal metastases. Clin Orthop，210：18-30.

Garrett IR，1993. Bone destruction in cancer. Semin. Oncol，20（3 Suppl. 2）：4-9.

Goetz MP，Callstrom MR，Charboneau JW，et al，2004. Percutaneous image-guided radiofrequency ablation of painful metastases involving bone：a multicenter study. J Clin Oncol，22：300-306.

Goetz MP，Callstrom MR，Charboneau JW，et al，2004. Percutaneous image-guided radiofrequency ablation of painful metastases involving bone：a multicenter study. J Clin Oncol，22（2）：300-306.

Goffinet DR，Martinez A，Freiha F，et al，1980. [125]Iodine prostate implants for recurrent carcinomas after external beam irradiation：preliminary results. Cancer，45（11）：2717-2724.

Hirshorn JE，Vrhovsek E，Posen S，et al，1979. Carcinoma of the breast associated with hypercalcemia and the presence of parathyroid hormone-like substances in the tumor. J. Chin. Endocrinol. Metab，48（2）：217-221.

Ibbotson KJ，Twardzik DR，D'Souza SM，et al，1985. Stimulation of bone resorption in vitro by synthetic transforming growth factor-alpha. Science，228（4702）：1007-1009.

Keller ET，Zhang J，Cooper CR，et al，2001. Prostate carcinoma skeletal metastases：cross-talk between tumor and bone. Cancer Metastasis Rev，20（3-4）：333-349.

Magro C，Orr FW，Manishen WJ，et al，1985. Adhesion，chemotaxis，and aggregation of Walker carcinosarcoma cells in response to products of resorbing bone. J. Natl. Cancer Inst，74（4）：829-838.

Mantyh PW，Clohisy DR，Koltzenburg M，et al，2002. Molecular mechanisms of cancer pain. Nat. Rev. Cancer，2（3）：201-209.

Meningher H，Benary V，Chaitchick S，et al，1990. A planning method for ^{125}I implants in cancer therapy. Phys Med Biol，35（12）：1633-1640.

Mundy GR，2002. Metastasis to bone：causes，consequences and therapeutic opportunities. Nat. Rev. Cancer，2（8）：584-593.

Nielsen OS，Munro AJ，Tannock IF，1991. Bone metastases：pathophysiology and management policy. J. Clin. Oncol，9（3）：509-524.

Rabbani SA，Gladu J，Harakidas P，et al，1999. Over-production of parathyroid hormone-related peptide results in increased osteolytic skeletal metastasis by prostate cancer cells in vivo. J. Cancer，80（2）：257-264.

Scher HI，Yagoda A，1987. Bone metastases：pathogenesis，treatment，and rationale for use of resorption inhibitors. Am J Med，82（2A）：6-28.

Serafini AN，1994. Current status of systemic intravenous radiopharmaceuticals for the treatment of painful metastatic bone disease. Int. J. Radiat Oncol Biol Phys，30（5）：1187-1194.

Sze WM，Shelley M，Held I，et al，2004. Palliation of metastatic bone pain：single fraction versus multifraction radiotherapy-a systematic review of the randomized trials. Cochrane Database Syst Rev，CD004721.

Tong D，Gillick L，Hendrickson FR，1982. The palliation of symptomatic osseous metastases：final results of the Study by the Radiation Therapy Oncology Group. Cancer，50：893-899.

Valkenburg KC，Steensma MR，Williams BO，et al，2013. Skeletal metastasis：treatments，mouse models，and the Wnt signaling. Chin J Cancer，32：380-396.

Xiang ZW，Mo ZQ，et al，2016. [125]I brachytherapy in the palliation of painful bone metastases from lung cancer after failure or rejection of conventional treatments. Oncotarget，7：18384-18393.

Zhang Y，Fujita N，Oh-hara T，et al，1998. Production of interleukin-11 in bone-derived endothelial cells and its role in the formation of osteolytic bone metastasis. Oncogene，16（6）：693-703.

四、骨转移瘤区域性动脉灌注化疗栓塞术

肿瘤供血动脉内化疗栓塞术已经广泛用于骨与软组织肿瘤的术前新辅助治疗、姑息治疗及切除术后的辅助治疗。1975 年 Feldman 首次将区域性动脉灌注化疗栓塞应用到恶性骨肿瘤中，展现了良好的治疗效果。对于富血供骨肿瘤的术前动脉灌注化疗栓塞已得到广泛应用，其能有效减少术中出血及降低术后死亡率。对于无法手术切除的富血供骨转移瘤亦能减轻症状，有效控制疾病进展。

（一）适应证

（1）血供丰富的局限性骨转移瘤，经过放疗、化疗或其他全身治疗无效者。
（2）不宜行 PVP 或外科手术的椎体转移瘤。
（3）骨转移瘤外科术前的辅助栓塞治疗。

（二）禁忌证

（1）血常规异常，白细胞 $< 3.0 \times 10^9/L$。
（2）凝血功能明显下降，凝血酶原时间延长 1 倍以上，血小板 $< 20 \times 10^9/L$。
（3）严重心肺、肝肾功能异常。
（4）恶病质、极度衰弱或全身广泛骨转移。

（三）术前准备

1. 影像学检查　术前完善 CT、MR、ECT 等检查以全面评估肿瘤的部位、大小及血供情况。

2. 实验室检查
（1）血常规、尿常规和大便常规检查。
（2）肝功能、肾功能、电解质和凝血功能检查。
（3）肿瘤标志物检查：CEA、CA199、AFP、PSA 和 CA125 等指标。
（4）乙型肝炎病毒、丙型肝炎病毒标志物及梅毒、艾滋病抗体检查。包括乙型肝炎病毒表面抗原（HBsAg）、表面抗体（anti-HBs）、e 抗原（HBeAg）、e 抗体（anti-HBe）、核心抗体（anti-HBc）、乙肝病毒的脱氧核糖核酸（HBV-DNA）、丙型肝炎病毒抗体（anti-HCV）、梅毒血清特异抗体、HIV 抗原抗体等。
（5）血糖水平测定。
（6）心电图检查，必要时心、肺功能检查。

3. 治疗设备及药物准备
（1）常用血管造影器械包括穿刺针、导管鞘、导管、导丝、3F 及以下微导管等。
（2）药物：①血管造影对比剂，常用非离子型对比剂；②肿瘤化疗药物，选择对原发肿瘤敏感的化疗药；③栓塞材料，如明胶海绵、聚乙烯醇（polyvinyl alcohol，PVA）、微球、弹簧圈等；④止吐药，5-HT$_3$ 受体拮抗剂，如格拉司琼、昂丹司琼等；⑤镇痛药，如盐酸曲马多缓释片、盐酸羟考酮缓释片、硫酸吗啡缓释片、芬太尼透皮贴剂、盐酸吗啡注射液、盐酸哌替啶注射液等；⑥其他药物，如地塞米松、利多卡因、阿托品、硝苯地平、硝酸甘油、肾上腺素、多巴胺等。

4. 签署知情同意书 与患者和（或）患者家属谈话，介绍骨转移瘤介入诊疗的必要性、疗效、手术操作过程和术后可能发生的并发症及风险，签署介入治疗的知情同意书。

5. 术前 4 小时禁饮食

（四）手术操作

（1）常规行局部皮肤消毒，铺无菌巾，在腹股沟韧带下方 1 ～ 2cm 股动脉搏动最强处用 2% 利多卡因做局部浸润麻醉。

（2）按 Seldinger 插管技术行股动脉或其他动脉插管。

（3）插管至肿瘤供血动脉造影，判断肿瘤供血靶血管及其数目、侧支循环、供血程度、有无动静脉瘘、肿瘤与周围组织器官的关系，腰动脉及肋间动脉栓塞要特别注意避开根髓动脉，然后将导管头端尽可能超选插管至供血动脉的远端。

（4）动脉插管到位后，行化疗和栓塞治疗。根据治疗目的，一般联合使用多种化疗药和多种栓塞剂，但是不主张用弹簧圈栓塞供血动脉主干。对肢体肿瘤栓塞前务必辨认靶动脉发出的皮支，以防误栓致皮肤缺血坏死。

（5）栓塞结束后再行供血动脉造影，了解栓塞情况，必要时补充栓塞（图 5-27、图 5-28）。

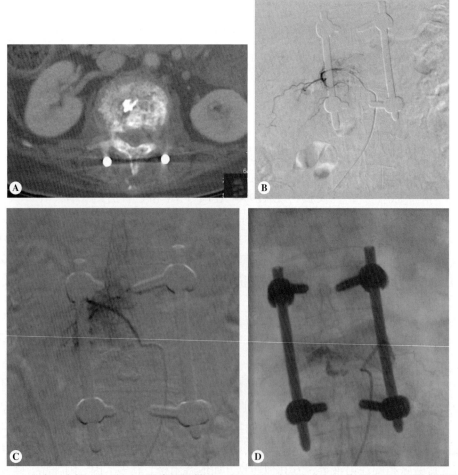

图 5-27　患者，女性，59 岁，左肺癌腰椎转移，经 PVP、内固定术后 6 个月，再次发作性腰腿痛
A. CT 显示椎体及附件骨破坏、周围形成软组织肿块侵犯椎管；B ～ D. 腰动脉造影并灌注化疗栓塞术后，腰腿痛症状缓解

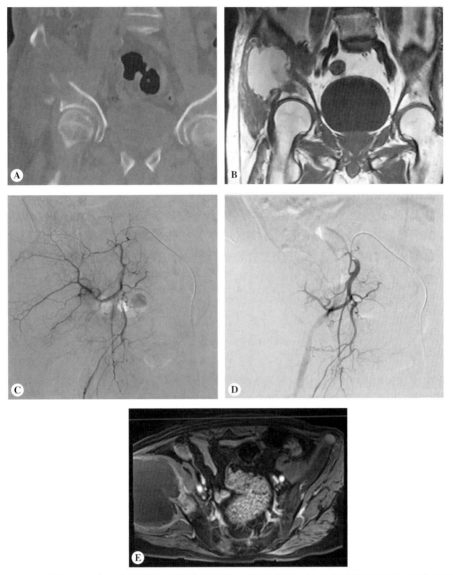

图 5-28 患者，男性，60 岁，左肺鳞癌右侧髂骨转移、疼痛难忍，放疗后无明显缓解。行右侧臀上动脉灌注化疗栓塞术后疼痛明显缓解

A. 盆部 CT 重建图像，显示右髂骨破坏并周围软组织形成；B. 磁共振图像，显示右髂骨肿瘤形成与 A 图像一致；C. 栓塞前 DSA 图像，显示右臀上动脉为主向肿瘤供血，并发出分支包绕肿瘤；D. 栓塞后 DSA 图像，显示肿瘤各个供血动脉栓塞；E. 栓塞后 MRI 图像，显示肿瘤基本坏死

（6）拔除导管及导管鞘，压迫穿刺部位止血，加压包扎。患者仰卧，穿刺侧下肢伸直、制动 6 ～ 12 小时。若采用缝合器或其他止血器成功止血后，右下肢制动时间可缩短至 2 小时。

（五）术后处理

（1）穿刺点局部加压包扎，穿刺侧下肢制动 6 ～ 8 小时，卧床 24 小时，观察足背动脉搏动情况。

（2）观察穿刺部位有无出血、血肿。

（3）根据需要适当补液、水化、利尿及必要的对症止痛、止吐等处理。

（六）并发症及处理

1. 化疗副作用　动脉内局部灌注化疗的副作用明显小于相同剂量的全身静脉化疗，可出现胃肠道反应或轻度骨髓抑制。灌注药物前可预防性给予止吐、补液、胃肠道保护治疗，术后继续维持治疗 3～5 天，至症状缓解。

2. 栓塞后综合征　主要见于四肢骨与软组织肿瘤。表现为病变部位疼痛加重、肿胀、发热等，一般栓塞后 1 周内较重，1 周后逐渐缓解。严重栓塞后并发症少见，有异位栓塞、血栓形成和局部皮肤皮疹、坏死，特别是误栓脊髓根髓动脉致截瘫。因此，栓塞时要熟悉栓塞部位的血管解剖，选择合适的导管和栓塞剂，操作要轻柔，掌握注射压力，切忌在供血动脉开口处漂注颗粒性栓塞剂。栓塞过程要严密透视监视，以防栓塞剂反流。

栓塞术的严重并发症是异位栓塞和血栓形成，术后要密切观察肢体的血供情况，以便早期发现、及时处理、防止发生皮肤坏死或神经症状。必要时给予活血药物、适当扩容等治疗。

（七）疗效评价

骨转移瘤的经动脉介入性化疗栓塞治疗的疗效标准可参照以下几点。

（1）介入后临床症状缓解情况及患者功能状态改善情况，可按照 PS 评分标准评价。

（2）肿瘤客观缓解情况：采用实体肿瘤疗效评价标准 1.1 版（RECIST1.1）评价。

（3）生存期观察：无进展生存期（PFS）、生存期（OS）。

（高　峰　刘玉金）

参 考 文 献

程永德，颜志平，程英升，2013. 常见恶性肿瘤介入治疗指南. 北京：科学出版社 .

Berenson JR，Rajdev L，Broder M，2006. Treatment strategies for skeletal complications of cancer. Cancer Biol Ther，5（9）：1074-1077.

Breslau J，Eskridge JM，1995. Preoperative embolization of spinal tumors. J Vasc Interv Radiol，6：871-875.

Coleman RE，1997. Skeletal complications of malignancy. Cancer，80（8）：1588-1594.

Feldman F，Casarella WJ，Dick HM，1975. Selective intraarterial embolization of bone tumors：a useful adjunct in the management of selected lesions. AJR，123：130-139.

Gorich J，Solymosi L，Hasan I，1995. Embolization of bone metastases. Radiologe，35：55-59.

Layalle I，Flandroy P，Trotteur G，1998. Arterial embolization of bone metastases：is it worthwhile? J Belge Radiol，81：223-225.

Murakami R，Baba Y，Furusawa M，et al，1996. Short communication：the value of embolization therapy in painful osseous metastases from hepatocellular carcinomas—comparative study with radiation therapy. Br J Radiol，69：1042-1044.

Roscoe MW，McBroom RJ，Louis ES，1989. Preoperative embolization in the treatment of osseous metastases from renal cell carcinoma. Clin Orthop，238：302-307.

Smit JW，Vielvoye GJ，Goslings BM，2000. Embolization for vertebral metastases of follicular thyroid carcinoma. J Clin Endocrinol Metab，85：989-994.

Uemura A，Fujimoto H，Yasuda S，et al，2001. Transcatheter arterial embolization for bone metastases from hepatocellular carcinoma. Eur Radiol，11：1457-1462.

第二节　肿瘤并发疼痛的神经阻滞术

一、腹腔神经丛阻滞术

经皮腹腔神经丛阻滞术（percutaneous neurolytic celiac plexus block，PNCPB）是在影像引导下，以细针经皮直接穿刺至腹腔神经丛注入神经阻滞剂破坏神经传导通路，直接阻断来自内脏的感觉传入神经通路，以解除或缓解上腹部顽固性疼痛的有效方法。近年来随着影像设备和穿刺技术等方法学的进步，CT引导下的PNCPB以其定位准确、安全可靠、并发症少等特点，成为目前治疗癌性上腹痛的主要方法。

（一）解剖和原理

腹腔神经丛由腹腔神经节、终止于该节的内脏大神经及神经发出的纤维和迷走神经后干的腹腔支共同组成。位于腹主动脉上段和胸12椎体至腰1椎体前方及两侧，围绕腹腔动脉及肠系膜上动脉根部。腹腔内脏痛觉纤维及腹腔神经丛内脏大神经传入脊髓（图5-29、图5-30）。

经皮穿刺注入神经阻滞剂，如无水乙醇，使腹腔神经丛神经退变，失去传导和痛觉功能，以解除或缓解内脏痛（图5-31）。

（二）适应证

由晚期胰腺癌、胃癌或其他恶性肿瘤伴腹膜后淋巴结转移引起的上腹部深在的顽固性持续性疼痛，在使用镇痛药物治疗无效或效果欠佳，或需要较大量的麻醉性镇痛药时，可行 PNCPB。

（三）禁忌证

因为腹腔神经丛阻滞术安全性较高，一般来说并没有绝对的禁忌证，相对禁忌证包括：

（1）凝血功能明显下降，凝血酶原时间延长1倍以上，血小板 $< 20 \times 10^9/L$。

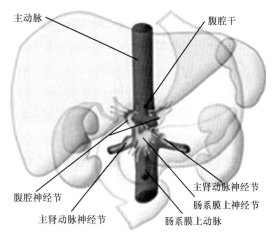

A

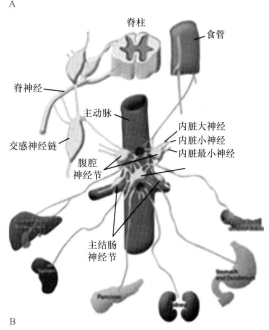

B

图 5-29　显示腹腔神经丛的形态和功能的解剖学
A. 腹腔神经丛与腹主动脉和腹腔干空间结构关系；B. 腹腔神经丛的神经连接。腹腔神经丛支配范围包括肝脏、胆囊、胆道、胰腺、脾脏、肾上腺、肾脏、肠系膜、小肠和近端大肠到横结肠 [资料来源：Kambadakone A, et al, 2011. 31（6）：1602]

（2）交感神经活性低下。

（3）明显的心、肺、肝、肾功能障碍，不能耐受。

（4）对乙醇或对阻滞剂过敏。

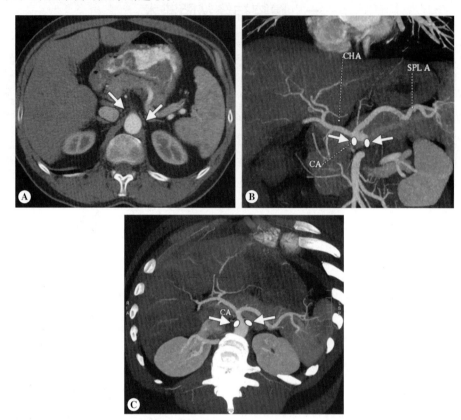

图 5-30　患者，男性，46 岁，伴腹部局限疼痛，多层螺旋 CT 扫描显示正常腹腔神经节

A. 轴位多排 CT 扫描显示正常腹腔神经节，表现为纤细线性结构软组织（箭头）包裹在主动脉的前两侧。左腹腔神经节在左肾上腺前内侧，右腹腔神经节夹在中间在膈膜与下腔静脉之间；B、C. 分别为冠状位和轴位最大密度投影图像，显示腹腔神经节大致的位置（白色椭圆形，箭头）[资料来源：Kambadakone A，et al，2011. 31（6）：1601]

（四）术前准备

1. 辅助检查　必需的实验室检查包括血常规、肝功能、生化及凝血酶原时间等，其他辅助检查包括血压、心电图、X 线胸片等，以及相关病变的 CT 或 MRI 检查。

2. 谈话、签字　需将病情、治疗情况及可能出现的问题向患者家属讲清，根据患者的心理承受能力向其适当介绍治疗过程中可能出现的一些反应（疼痛、醉酒感等）以取得配合，并签署知情同意书或委托书。

3. 患者准备　不需备皮，术前半小时肌内注射 10mg 地西泮，建立静脉通道，并行心电监护以观察血压、心率的变化。后入路者一般不需禁食，前入路者需术前 6 小时禁食。

4. 器械、药物准备　可用专用的 21 ～ 22G 无水乙醇注射针。2% 利多卡因、无水乙醇适量。

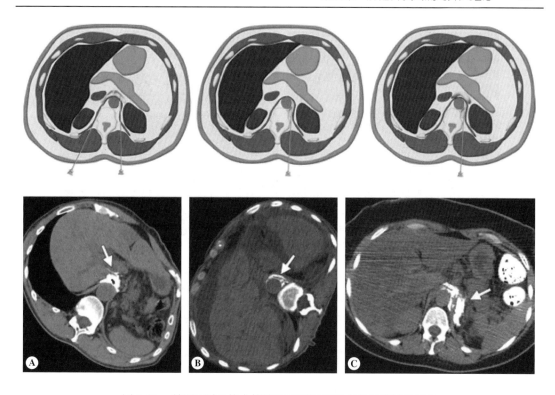

图 5-31　利用不同的技术使神经破坏剂扩散来破坏腹腔神经丛

A. 前膈脚前腹腔神经丛阻滞术，其中神经溶解液主动脉前方扩散，导致靶向破坏腹腔神经节（箭头）；B. 膈脚后的神经节阻滞术，其中神经阻滞液在膈肌后方扩散（箭头）；C.膈脚前后混合神经节阻滞术，神经阻滞液在膈肌前后方向扩散（箭头）[资料来源：Kambadakone A，et al，2011.31（6）：1609]

5. 术前常规建立静脉通道　滴注林格液 1000ml 扩容，肌内注射地西泮镇静，并行术中心电监护以观察血压、心率的变化。

扫一扫见
彩图 5-31

（五）操作程序

入路方式有后方进针方式和前方进针方式。

1. 后方进针方式

（1）CT 导引下经椎旁入路：目前临床上多用于双侧膈肌脚前、后阻滞。患者取俯卧或侧卧位，行 T_{12} ～ L_1 横断扫描，明确患者 T_{12} ～ L_1 平面各脏器、血管、淋巴、膈脚、肿块等的位置，在此基础上决定穿刺点、进针路线及穿刺针抵达部位，用 22 ～ 24G 的 Chiba 穿刺针按拟定路线双侧穿刺，扫描确定进针位置正确，抽吸无回血后，注入对比剂与局麻药的混合液，再行扫描观察对比剂的分布，观察 10 分钟，如对比剂在腹主动脉前方扩散满意，患者无双下肢麻木、运动障碍，并有腹痛缓解，则可经穿刺针注入神经阻滞剂，注射完毕后注入生理盐水或局部麻醉药 2 ～ 5ml，以防拔针时针管内阻滞剂流出，刺激腰脊神经产生烧灼疼痛感（图 5-32）。

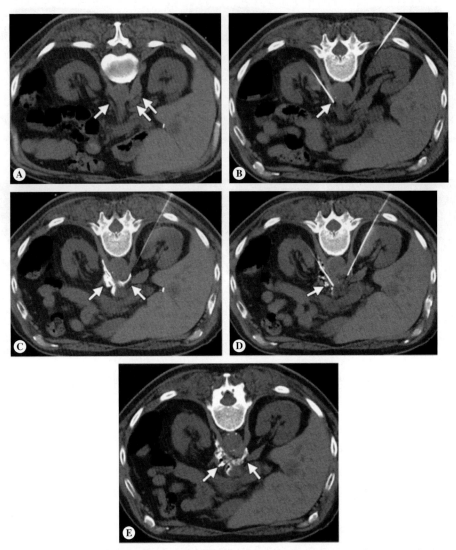

图 5-32　患者，男性，55 岁，胰腺癌患者接受经双侧椎旁入路腹腔神经丛毁损术

A. 多层螺旋 CT 轴位平扫显示双侧腹腔神经丛位于主动脉前侧（箭头）；B. 术中 CT 轴位扫描图像显示针尖在左侧腹腔神经节（箭头）和椎旁路径通路；C. 多层螺旋 CT 扫描显示对比剂位于横膈尾侧，图像证明了对比剂在横膈尾侧膈脚前方自由扩散；D. 多层螺旋 CT 显示了两个针尖分别位于主动脉两侧主动脉旁（箭头），在左侧通过针尖注射神经阻滞剂和对比剂的混合剂形成低密度区域；E. 术后多层螺旋 CT 图像，显示在主动脉前外侧面混合密度流体分层（箭头）表明神经阻滞剂在膈脚前方空间内充分扩散 [资料来源：Kambadakone A, et al, 2011. 31（6）：1611]

（2）CT 导引下经椎间盘入路：该法较适用于膈脚间隙变异较大，采用经椎旁入路有困难者，扫描方法同上。针尖进入椎间盘后，继续进针至针尖突破前纵韧带产生落空感。此时针尖恰位于腹主动脉侧方或稍前侧方，必要时亦可穿过腹主动脉，穿刺针直抵腹腔动脉侧或前方，而且因穿刺针尖抵达部位是经椎间盘后才止于椎体前方，故可避免阻滞药物反流至椎间孔内和（或）腰背肌群引发脊髓损伤和（或）腰背痛；避免了损伤其他器官，如肝、肾、肠和胰等。在腹主动脉移位的情况下，经椎间盘后，较易到达其侧方。但是对于胸、腰椎退行性变严重者，穿刺较困难，而且较易刺入腹主动脉，可能引起腹膜后血肿

等并发症。穿刺必须通过椎间盘，有可能对椎间盘造成损伤，引起椎间盘变性，构成椎间盘医源性并发症，但是目前没有相关的报道（图 5-33）。

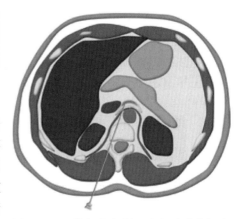

扫一扫见
彩图 5-33

（3）CT 导引直接经腹主动脉入路：行 CT 预扫描，了解腹主动脉、腹腔动脉及肠系膜上动脉的具体位置。针尖穿入腹主动脉时有落空感，且可顺利抽到动脉血。用生理盐水冲洗穿刺针，同时继续向前进针，突破主动脉前壁时有突破感。回抽无气、血时，注入对比剂，观察其弥散情况，如沿腹主动脉周围分布，则可行 PNCPB。本入路针尖置于腹主动脉前方，药物弥散时可阻滞其

图 5-33　经椎间盘穿刺至腹主动脉前侧方
示意图

两侧神经丛，采用单侧（多选左侧）即可完成。阻滞剂难以弥散到椎间孔部位，脊髓损伤等并发症减少。但是将主动脉两次穿破，在有高血压或凝血机制障碍等疾病时，可能并发出血、血肿及动脉血管继发性医源性病变等（图 5-34）。

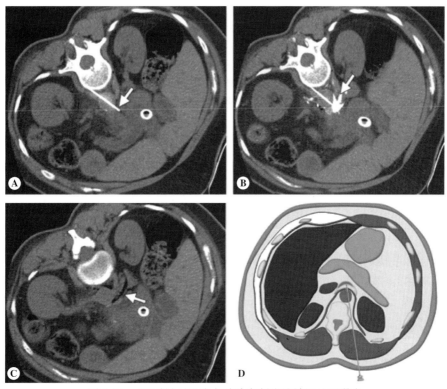

图 5-34　CT 引导下经腹主动脉穿刺腹腔神经丛阻滞术

A. 多层螺旋 CT 扫描显示穿刺针穿透腹主动脉前后壁；B. 多层螺旋 CT 扫描显示穿刺针尖位于腹主动脉前，注射对比剂扩散在腹主动脉前方区域；C. 多层螺旋 CT 扫描显示注射神经溶解药物后分布于副主动脉前方周围区域；D. 经腹主动脉路径穿刺示意图 [资料来源：Kambadakone A, et al, 2011. 31（6）：1614]

扫一扫见
彩图 5-34

（4）CT 导引下经淋巴结入路：在腹腔神经节和（或）内脏神经均已完全被肿大的淋巴结所包裹，融合成大的肿块时，阻滞药物无法直接经淋巴结周边

对腹腔神经起作用，穿刺针一定要穿至淋巴结内，可以采用多点给药的方式，使药物在肿物内均匀分布，更彻底毁损神经丛，取得较好的临床效果(图 5-35)。另外该法在毁损肿物的同时毁损了神经丛，故对肿物本身也有一定的治疗作用。但是由于穿刺肿块，就有可能引发出血、血肿等并发症。

扫一扫见
彩图 5-35

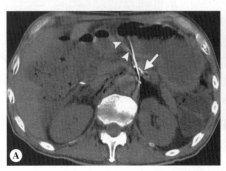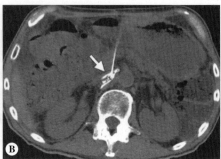

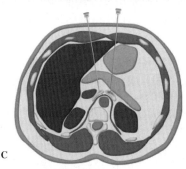

图 5-35　患者，女性，65 岁，转移性胆管癌患者接受经前入路腹腔神经丛阻滞术

A、B. 多层螺旋 CT 图像显示针尖位于腹腔干左右两侧，这个位置就是提示针尖到位并可注射对比剂（箭头），高密度对比剂区域内的低密度区域对应的是无水乙醇神经阻滞剂，在 A 图中穿刺针通过胃腔到达腹腔神经丛；C. 穿刺路径示意图 [资料来源：Kambadakone A, et al, 2011. 31（6）：1612]

2. 前方进针方式　CT 导引下经腹垂直入路。患者仰卧位，在 CT 导引下采用单针穿刺，垂直进针，经胃、胰腺后，到达腹主动脉和膈脚的正前方。针尖位于腹腔干旁，或腹腔干与肠系膜上动脉根部之间。该入路简便、节时、确切，患者仰卧位，易于接受。减少了对肾脏、脊髓的损伤。缺点为经过胃、肠管、肝脏和胰腺等，有可能造成胃瘘、胰瘘。

（六）术后处理

术后应卧床休息 12 小时。严密观察生命体征，注意观察双下肢运动、感觉和大小便情况。

（七）并发症及处理

1. 疼痛　第一种为术后腹部、胸部和背中部的胀痛和烧灼性疼痛，常持续达 30 分钟，可被局麻药及经静脉的麻醉药减轻。第二种为钝性疼痛，可持续 48 小时，被认为是阻滞剂对膈肌及背部肌肉的刺激所致。第三种疼痛为阻滞术后交感神经兴奋性减少，副交感神经兴奋缺乏抑制，如有便秘（麻醉药常见并发症）及其他肠道受阻导致肠道痉挛，可引起梗阻性疼痛。术前清洗肠道可以减轻。

2. 直立性低血压　由交感张力降低、内脏血管扩张、回心血液减少所致，发生率约为10%，仅 10%～30% 的患者需要治疗。术中及术后及时补充血容量多可自行恢复。

3. 腹泻　机制尚不完全清楚，可能与肠道交感神经传出纤维被阻断、副交感兴奋缺乏抑制有关。慢性腹泻并不多见。其原因与阻滞剂的持续损害和神经的再生速度有关。对慢性腹泻常规治疗效果欠佳，奥曲肽（ocrteoride acetate）及阿托品有明显的疗效。

4. 永久性截瘫　NCPB 术最为严重的并发症，极为罕见。穿刺失当和注射时针尖位置发生改变，致使阻滞剂直接或通过硬膜渗透间接进入脑脊液是其重要原因。此外还有阻滞剂弥散到腰丛引起的单侧麻痹，进入蛛网膜下腔引起双侧轻瘫，进入血管内可引起一过性感觉缺失。

5. 动脉夹层　是 NCPB 术中不可忽视的并发症。有人认为针尖的原始位置在注射时发生移动，既可撕裂动脉壁又可产生内膜破口是造成夹层的原因之一。

6. 其他并发症　如局部血肿、胸膜炎、心包炎、肾穿孔、腹膜炎、组织坏死（横纹肌溶解）、阳痿、腹膜后纤维化等偶有报道。

（八）疗效评价

经皮腹腔神经丛阻滞术后，以疼痛的缓解程度为主要评效依据。

二、外周神经阻滞术

疼痛是肿瘤晚期患者最常见和最难治的临床症状，是影响肿瘤晚期患者的生活质量的最主要原因，控制癌痛也是肿瘤相关临床医师要做的最主要工作。全球同时有约 500 万肿瘤患者在承受着癌痛的折磨，虽然止痛药物在近些年有了很大的发展，但仍有一半以上的患者在晚期通过药物无法得到足够的缓解。三阶梯止痛治疗是癌痛的规范治疗，但到肿瘤晚期往往趋于无效，并且部分患者由于药物反应较大而无法真正做到规范的治疗。外周神经阻滞术（peripheral nerve block，PNB）作为一种治疗晚期癌痛的有效手段，往往能够起到立竿见影的疗效，应该得到临床的重视。

（一）肿瘤性疼痛的病理生理

疼痛是身体对正在进行或即将发生的组织损伤做出的警示，是机体的一种保护性反应。根据在 2011 年，美国一个医学研究所发布的报告指出：1/3 的美国人经历着慢性疼痛，这个比例比心脏病、癌症、糖尿病患者的总和还要多。在欧洲，慢性疼痛的发生率是 25%～30%。在所有慢性疼痛患者中，大概有 1/5 的患者患有神经病理性疼痛。

身体组织损伤后产生疼痛需要四个基本要素：①转导，伤害性感受器将伤害性刺激转化为伤害性信号。②传递，将伤害性信号从伤处沿神经纤维传递至中枢神经系统。③转变或重塑，在突触水平和中枢神经系统水平通过上行、下行或者局部易化和抑制的转变调节伤害性信号。④感知，整合认知和情感对伤害性信号的应答，是临床上疼痛的重要成分。

虽然可以将所有疼痛定义为同一概念，但这过于简单。实际上疼痛可以分为很多类型，且每种类型具有不同的神经生物学和病理生理学机制。最常见的是将疼痛分为两种主要类型：神经病理性疼痛和伤害感受性疼痛。这种分型极为重要，因为它不仅反映疼痛的病因，更能指导后续治疗。

伤害性疼痛又可被分为躯体性疼痛和内脏性疼痛。由于伤害感受器在躯体组织分布较多，因此慢性躯体疼痛一般很容易定位，经常由于退行性变所致（如关节炎）。相反，内脏则对传统的疼痛刺激（如切割、烧灼）不敏感，但对缺血、炎症、梗阻等非常敏感。神经病理性疼痛是指躯体感觉系统的损伤或功能障碍所引起的疼痛。在此类疼痛中，组织损伤直接影响神经系统，导致绕过转导的异位放电的发生。

神经病理性疼痛与伤害性疼痛的区别：①伤害性疼痛需要经过信号转导如从非电信号通路转导为一个电化学信号通路，而神经病理性疼痛包含直接的神经刺激，无需转导。②预后不同：大多数伤害性疼痛患者恢复后可达到无痛状态，而损伤主要神经的患者则长期处于疼痛状态。也有许多研究证明，在这两种不同性质的疼痛中，均存在很多神经递质、神经肽、细胞因子和酶类等物质。而在神经病理性和非神经病理性疼痛中，其脊髓上行传导通路、处理疼痛信号的脊髓上区域、下行调节通路是完全相同的。再结合这两种不同性质的疼痛具有很多成分重叠的特点，因此，可以将慢性疼痛不同分型看作同一连续体的不同节点。

（二）外周神经阻滞的解剖学基础

外周神经系统是除脑和脊髓以外的神经，根据神经支配的组织器官的不同，可分为躯体神经系统和内脏神经系统。躯体神经系统主要支配皮肤、肌肉、骨骼等组织的运动和感觉，根据功能不同可分为运动神经和感觉神经，躯体运动神经在人的意识的支配下能够使肌肉进行自主的活动，躯体感觉神经主要负责上述组织的感觉功能。内脏神经系统也包括内脏感觉神经和内脏运动神经，内脏感觉神经主要负责内脏的感觉，而内脏运动神经又称为自主神经，主要支配内脏的活动，在一定程度上不受意识的支配，并且能够根据环境的变化自行调节。大部分的外周神经为混合神经，既包含感觉神经纤维又包含运动神经纤维，部分还包含内脏神经成分，如脊神经。外周神经阻滞术的靶神经是感觉神经，但由于感觉神经和运动神经往往错综交杂，因此很难做到仅阻滞感觉神经而保留运动神经功能，对于部分皮神经，可在神经刺激器的帮助下定位特定的皮神经进行阻滞，能够选择性地阻滞感觉神经。图 5-36 为根据功能进行的神经分类。

根据外周神经的解剖结构，外周神经可分为脑神经、脊神经和内脏神经。这些神经中大部分为混合神经，其内既有内脏运动神经成分（交感神经），又有内脏感觉神经成分。脑神经共有 12 对，这些神经通过颅底的孔道和裂隙出颅，进入相应的组织和器官。其中嗅神经经过筛板进入颅腔；视神经经视神经管进入颅腔；动眼神经、滑车神经、眼神经、展神经经眶上裂进入颅腔；上颌神经经圆孔，下颌神经经卵圆孔进入颅腔；面神经、位听神经经内耳门进入颅腔；舌

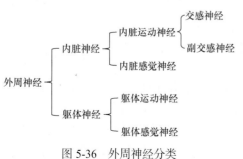

图 5-36　外周神经分类

咽神经、迷走神经、副神经经颈静脉孔进入颅腔；舌下神经经舌下神经管内口进入颅腔。这些神经主要分布于头面部，其中迷走神经还分布到胸腹腔内脏器官。脑神经既有纯的运动神经，也有单纯感觉神经，还有混合神经（表 5-1）。脊神经是混合性神经，其感觉纤维始于脊神经节的假单极神经元。假单极神经元的中枢突组成后根入脊髓；周围突加入脊神经，分布于皮肤、肌、关节及内脏的感受器等（表 5-2），将躯体与内脏的感觉冲动传向中枢。运动纤维由脊髓灰质的前角、胸腰部侧角和骶副交感核运动神经元的轴突组成，分布于横纹肌、平滑肌和腺体。脊神经共 31 对，共计有颈神经 8 对，胸神经 12 对，腰神经 5 对，骶神经 5 对，尾神经 1 对。

表 5-1　脑神经的功能组成

感觉性神经	运动性神经	混合性神经
Ⅰ嗅神经、Ⅱ视神经、Ⅷ前庭蜗神经	Ⅲ动眼神经、Ⅳ滑车神经、Ⅵ展神经、Ⅺ副神经、Ⅻ舌下神经	Ⅴ三叉神经、Ⅶ面神经、Ⅸ舌咽神经、Ⅹ迷走神经

表 5-2　主要皮节分布

C5	锁骨	T4	乳头	L1，L2，L3，L4	下肢前内侧	S1	足和小指外侧
C5，C6，C7	上肢外侧部	T8	肋弓	L4，L5，S1	足	S2，S3，S4	会阴区
C8，T1	上肢内侧部	T10	脐水平	L4	跨趾内侧部		
C6，C7，C8	手	T12	腹股沟	L5，S1，S2	下肢后外侧区		
C8	环指和小指						

　　如同躯体感觉神经一样，内脏感觉神经元的细胞体位于脑神经节和脊神经节内，是假单极神经元。脑神经节包括膝神经节、舌咽神经下节、迷走神经下节，神经节细胞的周围突随同面神经、舌咽神经和迷走神经分布于内脏器官，中枢突进入脑干，终止于孤束核。脊神经节细胞的周围突，随同交感神经和骶部副交感神经分布于内脏器官，中枢突进入脊髓，终止于脊髓灰质后角。在中枢内，内脏感觉纤维一方面与内脏运动神经元相联系，以完成内脏 - 内脏反射；或与躯体运动神经元联系，形成内脏 - 躯体反射；另一方面则可经过较复杂的传导途径，将冲动传导到大脑皮质，形成内脏感觉。内脏运动神经包括交感神经和副交感神经两种。这两种神经在功能上既互相拮抗，又互相配合，共同完成内脏的运动生理功能。交感神经的低级中枢位于脊髓胸 1 至腰 3 节段的侧角，由此发出节前纤维；交感神经的周围部由交感干、交感神经节及其发出的节后纤维组成。交感神经节分椎旁节和椎前节两大类。椎旁节位于脊柱两旁，为 21 ~ 26 对，同侧椎旁节借节间支相连成串珠状的结构称为交感干。椎前节位于椎体前方的动脉根部，包括成对的腹腔神经节、主动脉肾神经节及单个的肠系膜上神经节、肠系膜下神经节等。在椎旁节与相应的脊神经之间借交通支相连，其中白交通支是脊髓侧角发出的具有髓鞘的节前纤维，经脊神经前根、脊神经进入交感干神经节；灰交通支是由椎旁节发出的无髓鞘的节后纤维返至脊神经。副交感神经是自主神经的一部分，其中枢部包括脑部和骶部。脑部的中枢位于脑干内，总称为副交感核，发出纤维走行在第 3、7、9、10 对脑神经内。周围的神经节有器官旁节和器官内节，其中位于颅部的器官旁节较大，肉眼可见。颅部副交感神经的节前纤维在此交换神经

元后发出节后纤维到所支配的器官。骶部的中枢，位于骶髓 2 ～ 4 节段灰质内的骶中间外侧核，发出节前纤维至脏器附近的器官旁节和脏器壁内的器官内节，组成盆神经，支配降结肠以下的消化管、盆腔脏器及外生殖器。

（三）肿瘤性疼痛的外周神经阻滞术

疼痛是肿瘤患者最常见的临床并发症，也是影响肿瘤患者生活质量的最重要因素，约70% 的肿瘤患者会合并疼痛，到肿瘤晚期约有一半患者疼痛无法得到足够的缓解。肿瘤性疼痛主要是神经病理性疼痛，主要是由于肿瘤侵犯神经所致，其他原因包括手术后、放化疗后所致的神经病理性疼痛。虽然目前药物三阶梯治疗能够使大部分患者的疼痛得到有效缓解，但随着肿瘤的发展，药物的耐受及药物的副作用，往往使药物控制趋于无效。对于这部分患者，神经阻滞术是有效的治疗方法。

理论上，任何疼痛都要通过神经纤维信号传递这一途径才能进入中枢系统形成疼痛的感觉。因此，对相应感觉纤维的彻底阻滞理论上能够治疗任何类型的神经病理性疼痛。但在实际操作中，情况却非常复杂。第一，机体感觉神经的支配范围并非完全固定，在个体之间往往有差异。第二，疼痛的中枢敏感化和"上扬"现象：各种原因引起的组织损伤导致传导疼痛信号的脊髓神经元敏感性增高，表现为神经元的阈值降低、反应增高，兴奋性感受野扩大，成为中枢敏感化；损伤时，C 型纤维高频 / 持续放电，使初级传入纤维去极化，导致大量的伤害感受性信息传入，重复的冲动使背角神经元细胞膜去极化，背角神经元对兴奋的反应随着 C 型纤维冲动传入的持续性而增加，这使机体对疼痛的感知增强，称为"上扬"现象。第三，在操作过程中，能否准确将阻滞液注射到靶神经部位，也是影响阻滞效果的关键。理论上，最理想的神经阻滞是阻滞感觉神经功能而保留运动神经功能，但解剖上，大部分外周神经为混合神经，因此在神经阻滞和毁损时，往往会影响相应的运动神经功能。神经阻滞术和神经毁损术，由于是牺牲一部分神经功能为代价的治疗，因此不应作为目前癌痛治疗的首选方法，而是作为药物治疗无效的重要补充治疗手段。

神经阻滞包括诊断性阻滞和治疗性阻滞，诊断性阻滞目前常用的药物为局麻药物，最常用利多卡因，考虑为炎症导致的疼痛可联合使用激素类药物（如得宝松）和神经营养药物（如维生素 B_{12}）。若要取得长期缓解疼痛的效果，需要使用乙醇、酚甘油，国内主要以乙醇为主。但对于乙醇的浓度，学术界有不同的观点，李昌熙等曾对 50%、75% 和无水乙醇三种不同浓度的乙醇进行对比，认为 50% 乙醇阻滞效果较后两者差，并发症率后两者较前者高。75% 乙醇和无水乙醇的有效率类似，因此推荐使用 75% 乙醇。还有学者主张可使用低浓度乙醇多次注射，也能够达到类似的效果。

神经阻滞术作为治疗癌性疼痛的重要方法，虽然在临床工作中显示出良好的疗效，但由于癌性疼痛的复杂性、患者的异质性和治疗方法的异质性，目前高质量的随机对照试验（RCT）研究不多，国内外仍然没有癌性疼痛神经阻滞术的指南性的文献。综合国内外多篇文献，目前认为以下癌性疼痛患者可考虑行神经阻滞术。

（1）癌性疼痛经药物治疗控制不佳，疼痛评分仍然在中度疼痛及以上。

（2）患者因为药物副作用不能耐受无法进行有效药物治疗。

（3）患者因为各种原因导致的给药障碍或药物吸收不佳。

神经阻滞术作为一种微创介入技术，在 CT 或 DSA 引导下，能够比较精确地将穿刺针或射频针置于欲阻滞的神经周围，使用较细的穿刺针穿刺，具有较高的安全性。同上所述，目前还没有关于癌痛患者神经阻滞的指南性文献。结合国内外文献，认为以下情况应该作为神经阻滞的禁忌证。

（1）严重的心、肝、肾等重要脏器功能疾患。

（2）严重凝血功能障碍。

（3）没有安全的穿刺途径，或穿刺途径有感染性病变存在。

（4）可能引起除止痛以外的严重神经功能障碍。

（5）终末期患者。

（四）肋间神经阻滞术

肋间神经阻滞主要应用于胸部手术后的胸壁痛、乳腺癌手术后、胸壁转移瘤、胸壁原发性肿瘤、肺部肿瘤累及胸壁、带状疱疹后遗神经痛等，可用于药物治疗无效的疼痛，是一项简单而又有效的治疗方法。

1. 术前准备

（1）详实的体格检查，如疼痛部位、疼痛范围、疼痛性质等，初步判断疼痛所涉及的神经支配。

（2）完善术前相关临床检查，评估患者心、肝、肾脏功能，尤其是要注意凝血功能，有无血小板降低，有无乙肝等传染病，有无潜在的严重心脏疾患，如频发室性早搏等。

（3）详细分析术前的影像学资料，重点观察肿瘤的部位、大小、累及范围，患者有无肺气肿、肺大疱等，选择合适的穿刺路径。

（4）与患者及家属进行详细的沟通，说明手术获益、风险及术中和术后可能出现的不适，解除患者紧张情绪以更好地配合手术进行。

2. 手术操作

（1）肋间神经阻滞最好在 CT 或 DSA 引导下进行，若没有条件或患者情况不允许，也可在床旁进行。

（2）穿刺前定位穿刺点，一般选择在肋骨走行到腋后线的位置。因为相邻的两根肋间神经可能有上下重叠区域，因此导致癌痛的肋间神经的上下两支也需要阻滞。

（3）一般阻滞两侧肋间神经选择俯卧位，阻滞单侧肋间神经选择侧卧位。使用 22G 穿刺针，穿刺相应肋间神经的肋骨下缘，碰到肋骨后，记录进针深度。将穿刺针退至皮下，将针和皮肤同时稍向下移，使针穿越肋骨下缘，在之前进针深度的基础上再进 2～3mm，使针尖进入含肋间神经、肋间动脉、肋间静脉的肋沟内。若在 CT 引导下进行，需要 CT 扫描进一步证实针尖位置是否理想（图 5-37）。

（4）针尖到位后小心回抽，无血液和气体，小心缓慢注射 1% 利多卡因 3～5ml，观察 5～10 分钟，注意患者疼痛缓解情况。若疼痛缓解明显，可使用 75% 乙醇 2～3ml 缓慢注射，并密切观察患者反应，若有剧烈疼痛不适需立即停止注射。注射完毕，CT 扫描或透视有无气胸形成，无气胸形成则穿刺点包扎返回病房。

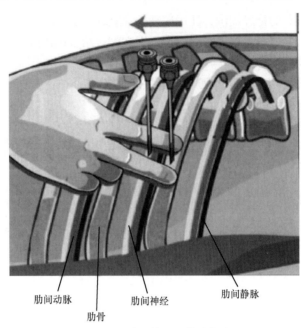

肋间动脉　　　肋间神经　　　肋间静脉

肋骨

图 5-37　肋间神经阻滞示意图

资料来源：瓦德曼，2005.疼痛介入诊疗图谱.佟小强等，译.北京：北京大学医学出版社，208

3. 术后注意事项

（1）术后密切观察患者的疼痛缓解情况。

（2）术后密切观察患者有无呼吸困难、剧烈胸痛等不适症状。

（3）使用乙醇阻滞的患者，观察有无过敏等情况。

4. 并发症及处理

（1）气胸：是肋间神经阻滞最常见的并发症。对于合并肺气肿、肺大疱和极度消瘦的患者，发生率更高。对于少量气胸无需特殊处理，需密切观察。对于大量气胸，需要积极进行胸腔闭式引流。

（2）误栓导致组织坏死：乙醇进入动脉系统，可导致动脉栓塞。由于乙醇是液体栓塞剂，严重可导致皮肤组织坏死。术前抽回血是预防的重要环节，推注时要缓慢，若有剧烈疼痛及时停止。

（3）胸腔内注射：无水乙醇进入胸腔，可刺激胸膜引起剧烈疼痛，导致胸腔积液。发生后可注射稀释的利多卡因缓解疼痛症状。

（4）胸腔积血：主要是损伤肋间动脉所致。术后发生大量胸腔积液，需要考虑到肋间动脉出血可能，需要密切观察出血情况。出血量持续增加，需要进行性动脉栓塞治疗。

（周　兵　高　峰　李浏博　刘玉金）

参 考 文 献

陈颐，颜志平，王建华，等，2007.经皮腹腔神经丛阻滞治疗癌性疼痛.中国临床医学，14：914-916.

程永德，颜志平，程英升，2013.常见恶性肿瘤介入治疗指南.北京：科学出版社.

崔恒武，田建明，王培军，等，1999.CT导引下腹腔神经丛阻滞治疗上腹部顽固性癌性疼痛的研究.中华放射学杂志，33（12）：

831-833.

郭燕春，王旬果，陈少平，等，2015.三维适形放疗联合腹腔神经丛阻滞治疗局部晚期胰腺癌疼痛.中国中西医结合外科杂志，21：460-463.

黄丽霞，曲丕盛，王振，等，2009.腹腔神经丛联合上腹下神经丛阻滞对顽固性腹部和（或）盆腔癌痛的作用.中国中西医结合外科杂志，15：587-590.

李昌熙，方华，严相默，等，2006.不同浓度乙醇腹腔神经丛阻滞治疗上腹部癌痛的临床观察.四川医学，27：612-614.

廖丽君，李顺，胡馨，2013.CT引导下经椎间盘双针交叉入路上腹下神经丛阻滞术治疗顽固性盆腔癌痛的疗效观察.中华医学杂志，93：2950-2952.

倪家骧，郭玉娜，任玉娥，2004.CT引导下腹腔神经丛毁损术治疗慢性顽固性腹部癌痛.中国疼痛医学杂志，10（4）：198-199.

王培军，左长京，崔恒武，等，2001.穿入淋巴结内腹腔神经丛阻滞术的临床应用研究.放射学实践，16（6）：384-387.

严相默，2007.WHO三阶梯法不可控制性癌性疼痛的治疗进展.实用疼痛学杂志，3：360-366.

姚鹏，赵广翔，姜长林，等，2007.CT引导内脏与腹腔神经丛阻滞治疗上腹癌痛的比较.中国临床医学影像杂志，18：265-268.

张丽娟，石崇俭，王振海，2004.上腹下神经丛阻滞治疗痛经.中国疼痛医学杂志，10：181-183.

郑向东，陈玉辉，林赐荣，等，2006.影像导向腹腔神经丛阻滞术的临床应用进展.人民军医，49：37-39.

周军，念丁芳，黄祥龙，2004.CT引导下阻滞腹腔神经丛治疗顽固性癌痛.介入放射学杂志，13（1）：64-65.

Ahmed DG，Mohamed MF，Mohamed SA，2015. Superior hypogastric plexus combined with ganglion impar neurolytic blocks for pelvic and/or perineal cancer pain relief. Pain Physician，18：E49-56.

De Pinto M，Naidu R K，2015. Peripheral and neuraxial chemical neurolysis for the management of intractable lower extremity pain in a patient with terminal cancer. Pain Physician，18：E651-656.

Dolly A，Singh S，Prakash R，et al，2016. Comparative evaluation of different volumes of 70% alcohol in celiac plexus block for upper abdominal malignsancies. South Asian J Cancer，5：204-209.

Edelstein MR，Gabriel RT，Elbich JD，et al，2017. Pain outcomes in patients undergoing CT-guided celiac plexus neurolysis for intractable abdominal visceral pain. Am J Hosp Palliat Care，34：111-114.

Erdek MA，Halpert DE，González Fernández M，et al，2010. Assessment of celiac plexus block and neurolysis outcomes and technique in the management of refractory visceral cancer pain. Pain Med，11：92-100.

Ghoneim AA，Mansour SM，2014. Comparative study between computed tomography guided superior hypogastric plexus block and the classic posterior approach：a prospective randomized study. Saudi J Anaesth，8：378-383.

Kambadakone A，Thabet A，Gervais DA，et al，2011. CT-guided celiac plexus neurolysis：a review of anatomy，indications，technique，and tips for successful treatment. Radiographics，31（6）：1599-1621.

Kastler A，Cadel G，Comte A，et al，2014. Alcohol percutaneous neurolysis of the sphenopalatine ganglion in the management of refractory cranio-facial pain. Neuroradiology，56：589 -596.

Lee MJ，Mueller PR，van Sonnenberg E，et al，1993. CT-guided celiac ganglion block with alcohol. AJR，161（3）：633-636.

Liao LJ，Li S，Hu X，2013. Clinical observation of CT guided two needles puncturing crossed through disc for superior hypogastric block to manage intractable pelvic cancer pain. Zhonghua Yi Xue Za Zhi，93：2950 -2952.

Matchett G，2016. Intercostal nerve block and neurolysis for intractable cancer pain. J Pain Palliat Care Pharmacother，30：114-117.

Rapp H，Ledin Eriksson S，Smith P，2017. Superior hypogastric plexus block as a new method of pain relief after abdominal hysterectomy：double-blind，randomised clinical trial of efficacy. BJOG，124：270-276.

Wang PJ，Shang MY，Qian Z，et al，2006. CT-guided percutaneous neurolytic celiacplexus block technique. Abdom Imaging，31：710-718.

Yang FR，Wu BS，Lai GH，et al，2012. Assessment of consecutive neurolytic celiac plexus block（NCPB）technique outcomes in the management of refractory visceral cancer pain. Pain Med，13：518-521.

第六章　肿瘤并发体腔积液的介入治疗

第一节　恶性胸腹腔积液的介入治疗

除原发性脑瘤和四肢肿瘤外，几乎所有的恶性肿瘤在发生胸膜、腹膜转移时均可引起胸腔积液、腹腔积液。恶性胸腔积液（malignant pleural effusion，MPE）在晚期肺癌中多见，发生率可高达60%，且呈进行性加重。发病原因主要是胸膜转移结节侵犯及阻塞毛细血管和淋巴管，造成通透性增加，故胸腔积液中含有大量蛋白质和血液有形成分，血性胸腔积液约占75%。有效血浆容量减少常通过神经体液调节机制导致水钠潴留，醛固酮和抗利尿激素分泌增加，更加重了胸腔积液的聚积。恶性腹腔积液以妇科肿瘤、消化道肿瘤、肺癌和肝癌多见，同样以血性腹腔积液为主。其发生机制与恶性胸腔积液基本相同。

一、恶性胸腔积液

恶性胸腔积液又称癌性胸水，是晚期恶性肿瘤的常见并发症，大多数是由于肺内的肿瘤直接侵犯胸膜、胸膜发生转移或者肺外的肿瘤经淋巴或者血行转移至胸膜所致。恶性胸腔积液的出现，即提示肿瘤的病变已经具有局部的转移或者广泛性的播散。对于大多数患者而言，肿瘤的治疗已经处于晚期，很难具有治愈的可能性。临床资料统计表明，在众多引发恶性胸腔积液的疾病中，肺癌的发生率最高，肺癌并发恶性胸腔积液占24%～45%，尤其是肺腺癌患者多见。乳腺癌并发恶性胸腔积液约占25%，纵隔淋巴瘤约占10%，其他的卵巢癌约占6%，血液肿瘤约占4%，其他少见的肿瘤包括恶性黑素瘤、子宫癌、胃肠道癌、胰腺癌、肉瘤、间皮瘤等，此外，原发灶不明的恶性胸腔积液占10%左右。肺癌是恶性胸腔积液的主要原因，15%左右的肺癌患者，首次就诊时即可出现恶性胸腔积液，且其胸腔积液的发展较为迅速，控制也较为困难，随着疾病的进展，有35%～40%的患者在疾病的进程中都可以出现不同程度的、性质不同的胸腔积液。此外，部分患者的恶性胸腔积液发生可以早于原发病灶的发现，临床上经常可以见到在恶性胸腔积液中已经查找到肿瘤细胞，但是临床上难以找到明确的原发病灶，此种病例在部分肾透明细胞癌患者中多见。

（一）病因

除脑肿瘤以外的所有恶性肿瘤几乎都可引起恶性胸腔积液。由肿瘤细胞浸润胸膜表面使毛细血管通透性增加而形成的胸腔积液称为周围性胸腔积液；由肿瘤阻塞淋巴管、静脉，使脏层胸膜静水压增高而形成的胸腔积液称为中心性胸腔积液。传统观念认为，在正常生理情况下，24小时内5～10L的液体流往胸膜腔，再以每小时35%～75%的速率被重吸收，仅留下 10 ～ 30ml 的液体在胸膜腔内起润滑作用。传统的胸膜腔循环理论，符合 Frank-Starling 定律，其影响因素与毛细血管通透性（滤过系数）、毛细血管静水压、胸膜腔负压、胸膜血浆胶体渗透压和胸腔积液胶体渗透压等相关，其中增加毛细血管通透性（滤过系数）、增加毛细血管静水压、增加胸膜腔内负压、降低胸膜血浆胶体渗透压、增加胸腔积液胶体渗透压等因素均可以引起胸腔积液。胸腔积液的形成是多种因素综合作用的结果，但癌性胸腔积液最常见的原因还是由于毛细血管内皮细胞炎症引起的毛细血管通透性增加，以及因纵隔转移瘤或放射治疗所致纤维化引起的纵隔淋巴管阻塞导致的淋巴液流体静压增加。

（二）病理生理

胸膜腔内液体的异常聚积是由于毛细血管渗透性增加、流体静压增高（充血性心力衰竭）、胸腔内负压增高（肺不张）、血浆渗透压降低（低白蛋白血症）、胸水渗透压增高（胸膜肿瘤生长）等原因所致。胸膜淋巴系统引流障碍也可导致胸腔积液，纵隔淋巴结肿瘤浸润与胸腔积液有重要关系。壁层胸膜的间皮细胞之间有 2 ～ 12μm 的小孔，小孔直接与淋巴网相连引流至纵隔淋巴管。壁层胸膜小孔被肿瘤阻塞；纵隔肿大淋巴结的压迫使淋巴引流减少；胸膜小孔与纵隔淋巴结之间的淋巴管被肿瘤栓塞；肿瘤局部压迫或直接侵犯胸导管；或上述多种病理因素并存。此时胸腔积液常为浆液性或乳糜性而非血性，一般找不到癌细胞。此外，胸膜肿瘤浸润导致间皮脱落，继而造成胸膜增厚，胸膜的原发或转移性病变及伴有的炎症可使毛细血管通透性增高，胸膜毛细血管充血和淋巴细胞浸润，可产生富含淋巴细胞的血性胸腔积液，主要是由肿瘤直接侵犯血管、小静脉阻塞及血管活性物质诱发的血管扩张所致，一般可以找到癌细胞。尽管癌症患者可因低白蛋白血症、心力衰竭或肝脏疾患而产生漏出液，但恶性胸腔积液属于典型的渗出液：蛋白含量大于30g/L，比重大于 1.015。随着胸腔积液蛋白浓度的增加，其渗透压相应增高，从而阻碍了胸腔积液的回吸收。胸腔积液葡萄糖含量降低（葡萄糖转运受阻及肿瘤对葡萄糖利用增加）、pH 降低，可能反映肿瘤负荷较大及生存期缩短。

（三）临床表现

呼吸困难、咳嗽和胸痛是最常见的临床症状。恶性胸腔积液临床症状、体征的发生及程度与恶性胸腔积液的量和发生速度相关。少量的胸腔积液和起病缓慢的积液可以没有任何临床症状和体征，或者症状较为轻微、不典型。而胸腔积液量较大、发展迅速的胸腔积液患者其临床症状则较为突出。临床上，约 25% 的恶性胸腔积液患者无症状，50% ～ 90% 的原发或继发胸膜转移瘤患者一开始就有症状。90% 以上的确诊患者胸腔积液量超过 500ml，大约 1/3 的患者确诊时有双侧胸腔积液。呼吸困难是由于肺压缩所致，壁层胸膜的炎症可导致刺激性胸腔疼痛，而持续性钝痛则是由于壁层胸膜转移所致，膈面胸膜刺激常可放射至同侧肩部，咳嗽常为干咳、无痰，是由支气管壁受积液压迫所致。

体征包括患侧胸部叩诊浊音、呼吸音降低或消失、胸壁扩张受限、语颤减弱、肋间隙增宽等，尚可能有较难觉察的膈式呼吸，大量积液可导致气管向对侧移位，严重时不能平卧。大量胸腔积液时在消瘦患者可见胸壁向外膨出。

（四）诊断

患者有恶性肿瘤病史、体检或影像学检查证实胸腔积液存在、胸腔积液检查有典型生化特征即可临床诊断。在 B 超的引导下行诊断性胸腔穿刺，临床上血性胸腔积液大多为恶性，胸腔积液液基细胞学检查常可找到恶性肿瘤细胞。当细胞学检查无法确诊时，在 CT 或 B 超的引导下做针吸胸膜活检术，大约 70% 的恶性积液患者可以确诊。对那些经上述方法仍然不能确诊且高度怀疑为恶性胸腔积液者，必要时可通过胸腔镜做胸膜活检，约 95% 以上的患者可得到明确诊断。

（五）恶性胸腔积液的实验室及影像学检查

1. 细胞学检查　胸腔积液的细胞病理学检查是恶性胸腔积液确诊的主要手段。胸腔积液中发现明确的肿瘤细胞对于诊断具有明确的意义，而且其诊断依据充分可靠。但是，在大量有关胸腔积液细胞学检查的报告中，标本的阳性率并非一致。检查已知肿瘤患者的细胞学标本时，其阳性结果为 42% ～ 96%，而假阳性率为 0 ～ 3%。恶性胸腔积液癌细胞检出率一般与原发肿瘤的性质、生长部位、医务人员的经验、临床操作技术、胸腔积液的送检及时性，以及标本的病理检查技术相关。临床上为了进一步提高病理检查的阳性率，应同时进行多种制片检查方法，多次送检。

2. 生化分析　恶性胸腔积液有下列生化特征：多为渗出性或血性，蛋白含量较高，胸腔积液蛋白浓度与血清蛋白浓度比大于 0.5，胸腔积液乳酸脱氢酶与血清乳酸脱氢酶浓度比大于 0.6。测定胸腔积液中癌胚抗原（CEA）有助于检测恶性胸腔积液，如胸腔积液 CEA 水平高于 20ng/ml，提示有腺癌的可能性，其敏感性为 91%，特异性达 92%。在众多的肿瘤标志物中，CEA、鳞状细胞癌抗原（SCC）、肿瘤多肽抗原（TPA）、CA125、CA153、CA19-9 及 CA50 对诊断恶性胸腔积液有较高的特异性。尤其对于其他检查未能获得阳性结果，以及为寻找和诊断隐匿性病灶提供依据和进一步的检查方向。

3. 胸膜活检　对于临床高度怀疑恶性肿瘤性疾病，但细胞学检查为阴性时，可以进一步行胸膜活检获得组织学诊断依据，其阳性率可为 39% ～ 75%。部分病例将胸膜活检与胸腔积液细胞学检查相结合后，可以增加 7% ～ 10% 的阳性率。胸膜活检最好在有影像学监测的基础上实施，超声引导当为首选。最常用的穿刺活检针为 Cope、Abrams 和 Tru-Cut 针。活检应在抽取积液以前进行，以免发生肺部损伤。

4. 胸部影像学检查

（1）X 线检查：对恶性胸腔积液行胸部 X 线摄片是最基础的检查，立位 X 线摄片肋膈角变钝提示有少量积液（175 ～ 525ml），大量胸腔积液常伴有肺不张和纵隔向健侧移位。X 线检查结果直观、准确，同时还可了解肺部实质浸润的有无和纵隔的位置，对于胸腔积液量较少的患者还可以看见肺内的肿块和胸膜的肿块影。

（2）CT 或 MRI 检查：可了解胸腔积液量，同时可详细观察有无胸部肿瘤存在，以及肿瘤的位置和肺门、纵隔淋巴结的情况。此外，对于胸部 X 线平片检查较为困难的局限性叶间胸膜积液或肺下积液也有助于鉴别诊断。

（3）B 超检查：为目前临床常用的检查方法，超声检查是判定胸腔积液量的最好方法，同时还可了解肿瘤对胸膜的侵袭情况，有助于确定胸腔穿刺的恰当位置和进针深度，为诊断或治疗性操作提供即时的指导。同时，超声检查还可以为胸腔内肿瘤或胸膜肿块的活组织检查提供指导和及时的监测。

5. 胸腔镜检查 电视胸腔镜技术（VTS）是近年来开展的新技术，其手术的损伤小、手术视野广，可窥视全部胸腔，直视下可以精确地定位、选择肿瘤的病变部位进行活组织检查。因可明确病变范围和程度，同时又可以在直视下更有效地应用胸膜硬化剂施行胸膜切除术或胸腔闭锁术，有效提高了恶性胸腔积液的治疗效率，这些操作一般较为简单、安全、实用性强，对于患者的要求一般不是很高，耐受性较为满意，患者容易接受，所以这一迅速发展的技术具有很好的应用前景。

（六）恶性胸腔积液的介入治疗

应该说，大多数恶性胸腔积液是肿瘤全身性疾病的一个局部表现。恶性胸腔积液的治疗应该包括全身治疗和局部治疗。两者合理地结合、序贯和多种手段的综合应用可以明显提高治疗疗效，降低治疗毒副反应，改善预后。

1. 全身治疗 一般治疗包括低盐饮食、增加易消化和吸收的高质量蛋白质食品。当出现低蛋白血症时，应定期从静脉补充蛋白质，以增加血浆胶体渗透压，减少渗出。利尿剂应用推荐氢氯噻嗪 50～100mg/d 和螺内酯（安体舒通）50～100mg/d 合并使用，可减少钾的损失。对于化疗敏感的恶性肿瘤，如恶性淋巴瘤、小细胞肺癌及乳腺癌伴有胸腔积液的患者，全身化疗也可有较为满意的效果。化疗方案依原发肿瘤性质而定。据报道，对于化疗敏感的小细胞肺癌患者单纯采用全身化疗可以使 17%～38% 的患者胸腔积液完全消失。然而，单纯的静脉化疗毕竟难以使胸腔内局部具有较高的药物浓度，治疗往往达不到消除胸腔积液的效果，需要结合局部治疗以缓解症状，有时局部治疗的意义显得更加重要。

2. 局部治疗 主要包括在引出胸腔积液的基础上使用化疗药物、非特异性硬化剂或采用有关的生物治疗，以控制局部积液。

（1）胸腔穿刺：穿刺抽液是紧急解除患者气急的方法，然而，此法有效率低，属于临时性措施，一般 3 天左右又恢复到原来的积液量；反复多次抽液可引起蛋白质大量丢失，水、电解质及酸碱平衡紊乱，还可导致脓胸、气胸、支气管胸膜瘘、包裹性积液等并发症。因此，胸腔穿刺抽液仅应用于病理检查或紧急的胸腔减压治疗，不能作为治疗恶性胸腔积液的常规方法。

胸腔穿刺引流操作方法：嘱患者取坐位面向椅背，两前臂置于椅背上，前额伏于前臂上。不能起床者可取半卧位，患侧前臂上举抱于枕部。穿刺点选在胸部叩诊实音最明显部位进行，胸液较多时一般常取肩胛线或腋后线第 7～9 肋间，有时也选腋中线第 6～7 肋间或腋前线第 5 肋间为穿刺点。气胸穿刺点多在锁骨中线外侧第 2 肋间或腋前线 4～5 肋间。进针部位为下一肋间的上缘。包裹性积液可结合 X 线或超声检查确定，穿刺点用蘸结晶紫的棉签在皮肤上标记。常规消毒皮肤，戴无菌手套，覆盖消毒洞巾。用 2% 利多卡因在下一肋骨上缘的穿刺点自皮至胸膜壁层进行局部浸润麻醉。术者以左手示指与中指固定穿刺部位的皮肤，先将针座后连接的胶皮管用血管钳夹住，然后垂直胸壁进行穿刺，进入胸腔后再接上注射器，松开止血钳，抽吸胸腔内积液，抽满后再次用血管钳夹闭胶管，而后取下注射器，将液体注入弯盘，计量或送检。抽液结束拔出穿刺针，覆盖无菌纱布，稍用力压迫片刻，用胶布固定后嘱患者静卧。术后 2 小时内由操作者或助手完成操作记录。

（2）胸腔积液闭式引流术：中至大量胸腔积液的患者，B超定位后，选择穿刺点，通过小手术切口或穿刺针置入胶管或硅胶管，管子用缝线或穿刺薄膜固定，接上负压水封瓶或体液引流袋。待检查各接口均封闭严密后，放开引流管夹子进行连续胸腔闭式引流。对大量胸腔积液，可先连续引流 800 ～ 1000ml，然后根据胸腔积液流出的速度，控制在 100 ～ 200ml/h，持续引流 24 小时以上，尽可能引流出较多的胸腔积液，最后通过引流管胸膜腔内注入抗癌药物，拔管。

胸腔积液闭式引流术操作和引流过程中应密切观察患者呼吸、心率和血压情况，注意控制胸腔积液引流速度，大量快速放液可导致纵隔摆动和复张后肺水肿。复张后肺水肿的发生机制主要为：大量迅速引流后，胸膜腔负压明显增加，萎陷的肺组织快速复张，肺间质内静水压下降，导致血管内液体渗漏至肺间质内。患者突然出现胸痛、气急、咳粉红色泡沫痰等。但引流速度也不宜过缓，长时间引流常使纤维素阻塞硅胶管腔，致使引流不彻底，胸腔内残存较多的胸腔积液，注入药物后易形成包裹性积液。

（3）胸膜腔闭锁术：胸腔积液闭式引流术加粘连剂使胸膜腔闭锁是目前治疗恶性胸腔积液较为有效的治疗方法。胸膜腔闭锁术的机制是引起胸膜快速而广泛的炎症反应，使胸膜腔纤维化，继而胸膜腔闭塞而达到治愈，其成功的前提是胸膜腔积液引流彻底，肺完全膨胀。脏层胸膜和壁层胸膜紧贴。此后再注入有效的胸膜粘连剂，如化疗药物和非特异性刺激药物等。但是，无论采用何种治疗手段或何种药物达到闭合胸膜腔，实际上胸膜纤维蛋白渗出及脏、壁层胸膜粘连的结果是造成胸膜的机化，部分患者因机化胸膜的收缩而使胸腔狭窄、胸廓变小、横膈抬高，从而影响呼吸，引起患侧不适或疼痛。因此，临床应用上应根据患者的年龄、一般情况、原发肿瘤的性质、病期、可能的预后，以及患者本人对后遗症的理解程度来确定。

（4）胸膜部分或全部剥离术：绝大部分恶性胸腔积液为进展期肿瘤，不适合手术治疗。因手术范围大，手术死亡率较高，因此，病例必须慎重选择。除非对于不能确诊的胸腔积液患者进行开胸探查或者有较长预期寿命而其他多种治疗无效的患者。即使这样，采用胸膜剥离术治疗恶性胸腔积液的手术损伤仍然较大，手术副作用、并发症较多，目前临床已经较少倾向于外科手段治疗。

（5）胸膜腔内化疗：是目前临床常用的治疗方法。胸膜腔内化疗一般在胸腔穿刺排液后注入化疗药物，1 ～ 2 次 / 周，争取达到局部药物高浓度，提高治疗效果。细胞毒性化疗药物很有可能是通过在胸腔内诱发炎性胸膜固定而起作用，单用或 2 ～ 3 种药物联合，总有效率可达 40% ～ 60%。已经用于胸腔内治疗的常用药物包括氟尿嘧啶（5-FU）、丝裂霉素（MMC）、顺铂（DDP）、卡铂（CBP）、博来霉素（BLM）、阿霉素（ADM）、表阿霉素（EPI-ADM）、环磷酰胺（CTX）和氮芥，其主要副作用为骨髓抑制和白细胞减少。胸腔内注入药物后应在 1 ～ 2 小时变动 1 次体位，一般以 15 ～ 20 分钟变换体位为宜。使药液与胸膜充分接触而利于发挥作用。

1）博来霉素：60mg + 5% 葡萄糖溶液 50ml，胸腔内注射，必要时 7 天再重复给药 1 次。本品的毒性小，有效率达 80% 左右，不良反应包括注药时有不同程度的胸膜疼痛及发热。可视情况给予对症处理。

2）丝裂霉素：10 ～ 30mg + 生理盐水 50ml，胸腔内注射，必要时 7 天再重复给药 1 次。

不良反应包括消化道反应及骨髓抑制。

3）氮芥：10～30mg＋生理盐水20ml，尽量抽尽胸腔积液后，胸腔内注射，必要时5～7天再重复给药1次。不良反应有消化道反应及骨髓抑制。应注意本品在打开后的8分钟内注入胸腔，否则药物失去作用。多数患者在用药后都有暂时性胸痛，预先给予止痛药或胸腔内局部注入利多卡因可避免疼痛。由于氮芥在使用时受到安全性、方便性、耐受性等很多因素的限制，目前氮芥已经较少在临床上使用。

4）顺铂：60～120mg＋生理盐水50ml，胸腔内注射。铂类药物是目前应用最为广泛的化疗药物，在胸腔积液治疗中，顺铂已经取代了氮芥的治疗地位而常被首选使用。应用顺铂易出现肾毒性（有人统计约占10%），胸膜腔内大剂量使用时应注意保护肾脏。在胸腔内注射大剂量顺铂同时将硫代硫酸钠（STS）12～20g加入到5%葡萄糖溶液1000ml中静脉滴注。血液循环中的STS可阻断顺铂与血浆蛋白结合，并与顺铂形成共价键，生成无毒性的复合物而促使铂排出体外，因而降低了顺铂的毒性，提高其局部疗效。

5）其他药物：氟尿嘧啶750～1000mg、塞替派30mg、阿霉素30～60mg、羟基喜树碱10～20mg、米托蒽醌30～40mg等，均可考虑使用。

（6）硬化疗法：处理恶性胸腔积液时，在通过置入较粗的胸腔引流管消灭腔隙后，尚需适当的硬化治疗技术。抽除胸腔内积液使脏层和壁层胸膜相互接触，通过持续负压吸引消灭由液体占据的空腔，再向胸腔内注入硬化剂，以促使胸膜间皮纤维化、破坏胸膜小血管，诱发强烈的化学性胸膜炎而产生胸膜闭锁。

1）四环素：1g＋5%葡萄糖溶液50ml，经胸腔引流管注入胸腔内，然后嘱患者15分钟变换1次体位以使药物与胸膜均匀接触达1小时。本品安全、有效、经济，有效率可达70%以上。但是部分患者可以有明显的胸痛，一般建议在给药前1小时肌内注射吗啡5～10mg或给药前15分钟胸腔内注入利多卡因10ml，有助于避免或缓解胸痛，少数患者治疗后可能发热，一般无需处理。四环素的费用低廉，更重要的是其没有骨髓抑制及其他化疗相关副作用，故至今仍有人将其作为治疗恶性胸腔积液的首选疗法。但大部分药厂均不生产该药注射剂，药品来源受限，现在已经很少应用。

2）滑石粉（talc）：选择不含石棉的滑石粉，在125℃干燥烘箱烘烤12小时，然后进行细菌培养7天，排除细菌或真菌污染的可能后，可在手术中应用。经胸腔镜将滑石粉吹入管中引入胸腔，成年患者常规剂量不超过10.5g。在全麻下开胸或经胸腔镜手术，如能保证塌陷肺全部膨胀，滑石粉治疗有效率可达85%～100%。或者在局部或全身麻醉后，将滑石粉以颗粒悬液的形式通过胸腔引流管注入胸腔内。但是该疗法不良反应也较大，主要为肺膨胀不全和剧烈胸痛。必要时再给予麻醉镇痛药物至疼痛缓解。只有在其他方法均无效的情况下，才考虑使用该方法。

3）榄香烯乳：300～400mg＋5%葡萄糖溶液50ml，经胸腔引流管注入胸腔内，然后嘱患者15分钟变换1次体位以使药物与胸膜均匀接触达1小时，必要时5～7天重复给药1次。榄香烯是从中药温郁金挥发油中分离出来的倍半烯类化合物，以β-榄香烯为主要成分。该药除具有抗癌作用以外，还可以使胸膜肥厚硬化，对于胸腔残腔起闭合作用，而且毒副作用低，又无化疗药物常见的骨髓抑制及明显的消化道反应。不良反应为发热、胸痛及轻度消化道反应。部分患者可有明显的胸痛，一般建议在给药前1小时肌内注射吗啡5～10mg或给药前15分钟胸腔内注入利多卡因10ml，有助于避免或缓解胸痛，少数患者治疗后可能发热，可在术前预防性给予解热镇痛药吲哚美辛栓 1 粒肛塞。

（7）生物反应调节剂：近年通过生物反应调节剂胸膜腔内注入治疗恶性胸腔积液的报道较多，主要原理是通过生物制剂激活机体的免疫系统来杀灭肿瘤，同时刺激胸膜炎性渗出，使脏层、壁层胸膜粘连，达到封闭胸膜腔的目的。

1）短小棒状杆菌（CP）：4～6mg + 生理盐水 20ml，胸腔内注射，必要时 7 天重复给药 1 次。几乎 100% 患者有发热和胸痛，并伴有恶心、呕吐、乏力、纳差，甚至休克，目前未能广泛推广。注药前半小时给予吲哚美辛栓 50mg 肛塞可减轻发热反应。

2）济南假单胞菌苗注射液（PVI）：2～4ml + 生理盐水 20ml，胸腔内注射，用法及不良反应同 CP，但不良反应较 CP 轻。治疗前也应预防性使用解热镇痛药物。

3）白介素 -2（IL-2）：200 万～400 万 U + 生理盐水 20ml，胸腔内注射，必要时 5～7 天重复给药 1 次。不良反应为轻度发热、胸痛等。

4）香菇多糖：4～8mg + 生理盐水 20ml，胸腔内注射，必要时 7 天重复给药 1 次。是从香菇子实体的热水提取物中分离出的一种高纯度、高分子结构的葡聚糖。实验证实，胸腔局部应用香菇多糖具有免疫调节药的作用，能使胸腔积液中的单核细胞、NK 细胞的活性增加，且使 LAK 细胞维持高水平，故认为香菇多糖是通过激活胸腔内渗出的免疫细胞，间接起到杀伤肿瘤细胞作用。未发现明显毒副作用。

5）高聚生：3000U～5000U + 生理盐水 20ml，胸腔内注射，必要时 7 天重复给药 1 次。

6）胞必佳：200μg + 生理盐水 20ml，胸腔内注射，必要时 7 天重复给药 1 次。它是一种国产红色诺卡菌细胞壁，可使胸膜局部产生人工主动免疫，包括免疫细胞和纤维蛋白原的渗出，闭合胸膜腔。目前胸腺肽及恩度（重组人血管内皮抑制素）胸腔灌注也逐渐应用于临床。

二、恶性腹腔积液

肿瘤患者出现腹水习惯上称为恶性腹腔积液、癌性腹水或恶性腹水（malignant peritoneal effusion，MPE），但实际上并非都由癌症直接所致，也可由其他原因引起，如营养不良或原发性腹膜炎等。腹腔正常情况下有少量液体，一般不超过 200ml，起润滑作用。由于各种原因引起腹腔内游离液体的积聚称为腹腔积液或腹水。恶性肿瘤患者腹腔内出现腹腔积液，最大的可能是肿瘤腹膜转移。如积液中查到癌细胞，则称之为恶性腹腔积液。恶性腹腔积液通常是肿瘤的晚期表现，是肿瘤广泛播散的征象，一旦发生，患者的中位生存期大约仅为数周至数月。应选择对症处理方法，尽可能减轻患者的痛苦。在某些特殊情况下，恶性腹腔积液可能是肿瘤临床表现的一部分，如淋巴瘤或卵巢癌，尽管病情较重，仍应采取治愈性的措施，以达到使肿瘤彻底消退及延长生存期的目的。

（一）病因

恶性腹腔积液的发生主要与腹腔内的各种原发性肿瘤及转移性肿瘤相关，对于消化道肿瘤及妇科肿瘤发生腹腔积液最为常见，部分病例甚至以恶性腹腔积液为首发症状。原发于腹膜的恶性肿瘤临床上较为少见，临床上多见的是继发性的腹膜肿瘤或者肿瘤并发有广泛性的腹膜种植、转移和播散的病例。恶性腹腔积液大部分是由腹腔内肿瘤所引发的，易于引发恶性腹腔积液的腹腔恶性肿瘤首推卵巢癌，其发生率为30%～50%，其他常见肿瘤的发生率依次为子宫内膜癌、肝癌、结肠癌、胃癌、胰腺癌。全身其他腹腔外部位恶性肿瘤如乳腺癌、睾丸癌、食管癌、前列腺癌、多发性骨髓瘤、恶性淋巴瘤及白血病腹腔转移或腹膜浸润等也很多见。腹腔间皮肉瘤和黏液瘤亦易产生腹腔积液。就性别因素而言，在女性患者中以卵巢癌多见，在男性患者中以肝癌多见。此外，在临床上尚有13%～22%的恶性腹腔积液病例在诊疗过程中始终无法找到原发肿瘤病灶。

（二）病理生理

恶性腹腔积液形成是一个多因素相互作用的结果。首先，肿瘤细胞在腹膜播散、种植，常可以引发腹膜或者大网膜的淋巴管阻塞，淋巴管回流、引流障碍。此外，肿瘤侵及或压迫胸导管、乳糜池或腹腔内淋巴管阻塞或损害，以及淋巴回流障碍，可以导致淋巴液外溢形成乳糜性腹腔积液。其次，肿瘤的直接压迫或者肿大的淋巴结压迫，以及癌栓的形成均可以引起门静脉、肝静脉或下腔静脉的回流受阻。这种阻塞或肿块压迫，使门静脉或肝静脉血液循环障碍，静脉血管床充血、扭曲、狭窄，静水压增高，组织液回收减少而漏入腹腔，导致腹腔积液。此外，晚期肿瘤患者常伴有营养不良和肝功能损害，形成低蛋白血症，血浆胶体渗透压降低，导致血浆外渗形成腹腔积液。部分恶性肿瘤出现伴癌综合征时分泌异位激素。肾素 - 血管紧张素 - 醛固酮系统活性增高，肿瘤细胞分泌各种异位激素，如抗利尿激素、醛固酮等增多，引起水与电解质代谢紊乱、水钠潴留，从而发生或者加剧恶性腹腔积液的产生。

（三）临床表现

临床可表现为腹胀、下肢水肿、呼吸短促、消化不良、消瘦及腹围增加。在腹腔积液量较少或起病初期，患者可以无自觉症状或为原发癌表现所掩盖而不被发现，仅在超声检查中偶然发现。当腹腔积液增加到一定程度时，由于腹膜被牵拉而出现腹胀及轻微腹痛，并可能发现腹围增加。腹腔积液增长较快或大量腹腔积液时，患者可出现呼吸困难，此系膈肌上抬所致，部分患者还可以出现腹壁静脉曲张、腹部膨隆甚至出现脐疝。腹腔积液压迫胃肠道可引起恶心、呕吐、食欲缺乏、饱胀感或早饱症。对于原发癌灶隐匿者，腹腔积液可以为首发症状。甚至长时间或始终找不到原发病灶，称之为原发灶不明的恶性腹腔积液。

查体包括腹部膨隆、叩诊有浊音，亦可有腹块、腹部压痛及反跳痛。在临床上，一般腹腔积液量达到1000～1500ml及以上时，身体检查才可以发现移动性浊音阳性或者出现波动感。

（四）诊断

患者有恶性肿瘤病史，体检或影像学检查提示腹腔积液存在即可临床诊断，通过B超行诊断性腹腔穿刺抽取腹腔积液，肿瘤细胞学检查阳性可获得细胞学诊断依据。如配合腹膜活检或在B超引导下做经皮壁层腹膜肿物穿刺活检术，可进一步提高诊断率。

（五）恶性腹腔积液的实验室及影像学检查

1. 腹腔积液常规和生化检查　可帮助鉴别腹腔积液是渗出液还是漏出液。检查的项目包括腹腔积液的颜色、透明度、凝固性、比重、Rivalta实验检查、细胞数量、中性粒细胞比例、腹腔积液中蛋白、葡萄糖及氯化物含量等多个项目。恶性腹腔积液多为较稠厚的渗出性液体，血性腹腔积液一般高度提示恶性腹腔积液和肿瘤转移存在。

2. 腹腔积液的细胞病理学检查　腹腔积液中找到癌细胞对诊断恶性腹腔积液有决定性意义，腹腔积液细胞学检查阳性率为 40% ～ 75%。随着诊断技术的发展，液基细胞学检查有助于提高腹腔积液癌细胞检出率及诊断准确率，细胞学类型对寻找肿瘤原发灶有提示作用。

3. 腹腔积液的肿瘤标志物检查　对于临床诊断具有指导性作用和提示性作用，临床上提倡进行多指标联合检测，只有这样才可以最大限度地提高检测的灵敏度和特异性。

（1）甲胎蛋白（AFP）：肝癌患者腹腔积液中甲胎蛋白的含量明显增高，往往可以高于 300μg /L，诊断意义极强。

（2）癌胚抗原（CEA）和卵巢癌相关抗原（CA125）：CEA 分子量大，在腹腔积液中不易进入血液，所以腹腔积液中 CEA 升高更显著。癌胚抗原检测支持恶性腹腔积液的诊断，但是诊断肿瘤特异性较差，尚需要结合其他指标配合诊断。对于 CEA 正常而 CA125 升高的患者，提示卵巢癌或者子宫内膜癌；对于 CA125 正常而 CEA 升高的患者，一般提示可能来源于乳腺或者胃肠道肿瘤。

（3）其他肿瘤标志物的联合检测：下列各种肿瘤的联合检测指标，仅供临床使用中参考。肝癌：AFP、CEA；直结肠癌：CEA、CA19-9；胃癌：CEA、CA19-9、CA724；肺癌：CEA、CA125、鳞状细胞癌抗原（SCC）、CA211、神经元特异性烯醇化酶（NSE）；胰腺癌：CA19-9、CA242、CEA；乳腺癌：CA153、CA125、CEA；卵巢癌：CA125、AFP、CEA；子宫颈癌：SCC、CEA；前列腺癌：总前列腺特异性抗原（TPSA）、游离前列腺特异性抗原（FPSA）。

4. 腹腔镜检查与腹膜活检　腹腔镜可以直视腹腔内脏器和腹膜的变化，可以直观、准确地观察病变的大小、部位、形态、颜色、界限、血管情况、肿瘤分布及其牵涉情况，对于可疑部位进行直视下病变活组织检查，对于恶性腹腔积液的诊断率可以达到 86% ～ 94%，但是对于患者毕竟属于有创的检查。因此，临床开展此项技术需要具有较为严格的适应证，这样可以减少相关并发症的发生。腹膜活检技术通过腹膜活检针来获取腹膜组织进行组织病理学检查，但也受到穿刺部位、穿刺针、取材的多少、检查技术和病理学检查等多因素的影响。

5. 腹腔积液的影像学检查

（1）B超检查：对腹腔积液有较高的检出率，可以发现腹腔内 150 ～ 250ml 的液体，并且可以对液体处于游离状态还是分隔状态等存在形式加以明确。B 超检查还可作为腹腔穿刺的定位检查，可了解腹腔有无包块及肝脾情况，尤其是腹腔内囊肿的鉴别。B 超检查的设备简单、技术判断明确、对于人体无损害、直观明了、可重复性强、敏感性高，目前已经成为腹腔积液检查的常规项目。

（2）CT 及 MRI 检查：可明确腹腔积液的量、是否有腹膜后淋巴结肿大、有无腹腔包块及肝脾是否肿大。可以判断出腹腔积液的密度与均匀程度，可以对腹腔内实性或者囊性肿物进行鉴别，并同时对于腹腔内容易出现异常的肝脏、腹部、盆腔及腹膜后病变做出判断。

（六）恶性腹腔积液的介入治疗

恶性腹腔积液的存在常预示为病程晚期，很多治疗措施的基本原则是缓解症状，但是有针对性的治疗可以提高晚期肿瘤患者的生活质量。与之对应的一般性支持治疗也极其重要，一般性治疗和对症支持治疗可以纠正肿瘤患者不良状态，具有重要的、协同的治疗意义。

1. 全身治疗

（1）一般支持疗法：腹腔积液患者应注意卧床休息、减少活动。饮食上注意补充足够的蛋白质、适量的高糖与脂肪，补充维生素 C、复合维生素 B 类，有出血倾向患者可间断补充维生素 K_1。中到大量腹腔积液患者应适当限制钠盐和水分的摄取。恶性肿瘤患者常伴有低蛋白血症，积极纠正低蛋白血症可改善血浆胶体渗透压，减少腹腔积液。除保证各种营养能量等供给外，适当给予人体白蛋白输注，对部分患者的腹腔积液可获得暂时缓解。

（2）利尿疗法：近年来，随着对腹腔积液成因研究的不断深入，以及临床上恶性腹腔积液治疗中的探索使用，利尿药的作用和效果逐渐被临床所认可。中等量以上的腹腔积液患者，尤其是合并有肝损害的患者，醛固酮活性多有不同程度的增高，通常以螺内酯治疗为主，辅以呋塞米（速尿）或氢氯噻嗪等进行利尿治疗。在进行利尿治疗过程中，要注意电解质的平衡，长期应用利尿药治疗者，应适当补钾。对于利尿药的使用需要注意减少药物的耐药及药物性副作用发生。

（3）全身化疗：对化疗敏感的肿瘤，如卵巢癌、淋巴瘤、乳腺癌引起的腹腔积液应采用有效的全身化疗，可能收到良好效果。卵巢癌可选用 CAP（CTX、ADM、DDP）或紫杉醇联合卡铂；淋巴瘤选择 CHOP（CTX、VCR、ADM、PDN）；乳腺癌选用 CAF（CTX、ADM、5FU）或含紫杉类等联合化疗方案。

2. 局部治疗　用于治疗恶性胸腔积液的抗癌药物及生物制剂，也可以用于恶性腹腔积液的治疗，剂量应较治疗恶性胸腔积液相应提高，恶性腹腔积液的疗效及预后一般较恶性胸腔积液差。

（1）腹腔穿刺：腹腔穿刺引流术是治疗恶性腹腔积液的常用方法。虽然其作用维持时间较短，但是大约 90% 的患者可以迅速缓解症状。对于利尿药治疗无效，以及短时间腹腔积液症状增长迅速的病例极其适用，此外穿刺放液还可为腹腔的化疗做好准备。需要注意的是原发性肝癌伴有肝硬化患者、老年人及一般情况较差患者，不宜一次大量排放腹腔积液，排放腹腔积液后应密切观察，以决定是否继续应用利尿药和其他治疗。对于大量腹腔穿刺抽液的患者，需要注意进行生命体征的监测，防止快速抽液后血压下降出现休克症状。对于此类患者可以在穿刺放液以后进行局部腹带束缚腹部，减少腹腔积液的再形成量和速度，对于丢失的蛋白及电解质，必须通过各种途径给予补充。不可依靠反复排放腹腔积液来控制病情，否则不仅收不到预期目的，还会导致蛋白质及体液的大量丢失，出现腹腔积液形成的恶性循环。另外，反复腹腔穿刺放液可以引发很多不良反应和并发症，如腹腔感染、继发于大量体液丢失的水电解质平衡紊乱、低蛋白血症、腹腔内脏损伤等。

（2）腹腔内化疗：腹腔内灌注化疗是治疗恶性腹腔积液的重要方法。患者如果没有黄疸、肝肾功能不全、严重骨髓抑制及感染、梗阻等并发症，可考虑给予腹腔内灌注化疗。大量临床研究表明，腹腔化疗具有很多优点：化疗药物直接灌注到腹腔内，使得药物可以直接作用于腹腔肿瘤组织，接触面积增大；腹腔内局部药物浓度很高，可以达到几十倍甚至上百倍，提高了病灶局部细胞毒作用；灌注的化疗药物主要在腹腔内聚集，较少通过腹膜的吸收进入血液，血液中药物浓度较之于腹腔内的高浓度则低得多，因此，全身药物毒副反应也就小得多；腹腔内药物的吸收主要以肝门静脉属支血管为主，大量相对高浓度的化疗药物经过门静脉吸收，在肝脏进行代谢，理论上对部分合并有门静脉癌栓的患者具有局部治疗的作用，也具有预防通过门静脉肝转移的作用。

腹腔化疗实施可以采用多种方式，以往临床上多数采用"单点单次穿刺法"，此方法以常规腹腔穿刺技术为基础，一个穿刺点单次进行，可以在向腹腔灌注药物之前抽吸并放出部分腹腔积液，再将药物一次性灌注，也可以直接灌注药物，此方法简便、易行，可以反复进行。但是对于多次治疗患者容易增加局部感染的机会。目前临床上使用较多的方法是留置导管法，一般选择经皮腹腔穿刺的方法，将腹腔引流导管留置在腹腔内，体外部分外固定，起到引流和注药的双重作用。

临床上常用的腹腔化疗药物多为腹膜/血浆药时曲线下面积（AUC）比值较高的药物，如丝裂霉素、顺铂、卡铂、氮芥、塞替派、氟尿嘧啶、平阳霉素、多柔比星、表阿霉素、吡柔比星、甲氨蝶呤、羟基喜树碱、紫杉醇等。一般建议使用单一化疗药物灌注，也可以采用两种化疗药物的联合灌注，或者采用一种化疗药物与一种生物反应调节剂合用，治疗有效率为 25% ～ 50%，其中卵巢癌伴发的恶性腹腔积液治疗效果较好，生存 5 年以上者并不少见。

具体做法是：尽量通过腹腔引流管将腹腔积液引流至最少，然后通过引流管先灌注地塞米松 5 ～ 10mg，托烷司琼 5mg 注入腹腔内，然后再给予顺铂 60mg/m^2（肾功能不佳者可选用丝裂霉素 10 ～ 20mg 或 5-FU 0.5 ～ 1.0g 或塞替派 40 ～ 60mg）加生理盐水 50ml 注入腹腔，治疗中注意监测血压、脉搏，必要时留置腹带，给药后让患者在 1 小时内每 15 分钟变换 1 次体位，以便药物在腹腔积液中均匀分布；一般 2 ～ 3 周给药 1 次，2 ～ 3 个疗程后疗效不佳可更换其他药物。腹腔灌注化疗的主要不良反应为：少见的肠粘连、肠梗阻，全身轻度胃肠道反应和骨髓抑制等。

（3）腹腔内温热疗法：医学研究表明，与正常细胞相比，癌细胞更怕高温，在 42℃以上，癌细胞逐渐死亡。具体做法是：将生理盐水与抗肿瘤药物（如丝裂霉素、铂类药物、双糖胞苷、紫杉醇、环磷酰胺等已证实同热疗有协同作用的化疗药物）加入水浴至所需温度，以医用输液泵做连续的腹腔内灌注，每分钟经输液管流入腹腔 100ml，从另一腹腔引流管流出收回。每次 40 ～ 60 分钟，总液体量为 3000 ～ 5000ml，注入液体温度为 46 ～ 49℃。近期有不少研究报道，采用温热疗法结合腹腔内化疗既能直接杀灭游离的癌细胞，又能使高温生理盐水和抗癌药物发挥协同作用，特别是针对消化道肿瘤和卵巢肿瘤合并腹腔积液患者，取得了较好的治疗效果。

（4）生物反应调节剂的治疗：用于治疗恶性胸腔积液的生物反应调节剂，也可以用于恶性腹腔积液的治疗，使用剂量应比治疗恶性胸腔积液相应提高，如 IL-2、香菇多糖、免疫核糖核酸、金黄色葡萄球菌滤液、肿瘤坏死因子等，或者采用生物反应调节剂与化疗药物联合使用，均有一定的效果。

（宋伟祥　刘玉金）

参 考 文 献

方学辉，吴倩，韩雪梅，等，2011.腹腔热灌注化疗治疗恶性腹腔积液 34 例.肿瘤学杂志，17（6）：479-480.

胡成平，2015.2014 恶性胸腔积液诊断和治疗专家共识要点解读.东北地区呼吸疾病学术会议，765-766.

胡卫东，陈家宽，高幼军，2001.顺铂联合生物反应调节剂腔内治疗恶性胸腹腔积液.实用癌症杂志，16（6）：610-611.

李向南，张国俊，2015.恶性胸腔积液治疗进展.肿瘤基础与临床，28（1）：84-86.

林江涛，庞海燕，杜娟，等，2001.胸膜活检联合胸水脱落细胞学检查在恶性胸腔积液诊断中的应用.内科急危重症杂志，7（1）：6-8.

刘秀峰，秦叔逵，王琳，等，2011.重组人血管内皮抑素治疗恶性浆膜腔积液的临床研究.临床肿瘤学杂志，16（9）：800-804.

罗海涛，梁彩霞，郑航，等，2004.生物化疗方法治疗恶性胸腹腔积液 192 例临床分析.临床肿瘤学杂志，9（1）：55-57.

孟亚新，2010.超声引导腹膜活检在良恶性腹腔积液诊断中的应用.中国医药导报，7（19）：254.

王婷婷，刘宝瑞，钱晓萍，2007.恶性腹腔积液的治疗进展.临床肿瘤学杂志，12（10）：787-790.

王育生，杨昭玲，刘晓玲，等，2006.腹腔注射香菇多糖治疗晚期胃肠道肿瘤所致恶性腹腔积液的临床观察.肿瘤研究与临床，18（11）：764-765.

吴晓芝，富艳冰，张振华，等，2000.702 例浆膜腔积液恶性细胞学检查分析.中国医科大学学报，29（5）：385-386.

解好群，白萱，罗玲，等，2004.胸膜活检对不明原因胸腔积液的诊断价值.临床医学，24（12）：17-18.

杨纪华，2009.循环热灌注化疗治疗恶性腹腔积液疗效观察.西安：第四军医大学.

Clive AO，Jones HE，Bhatnagar R，et al，2016. Interventions for the management of malignant pleural effusions：a network meta-analysis. Cochrane Database of Systematic Reviews，5（5）：CD010529.

Gilly FN，Carry PY，Bracket A，et al，1992. Treatment of malignant peritoneal effusion in digestive and ovarian cancer. Medical Oncology，9（4）：177.

Hausheer FH，Yarbro JW，1987. Diagnosis and treatment of malignant pleural effusion. Cancer and Metastasis Reviews，12（1）：54-75.

Roberts ME，Neville E，Berrisford RG，et al，2010. Management of a malignant pleural effusion：British thoracic society pleural disease guideline 2010. Thorax，65 Suppl 2（Suppl 2）：ii32.

TitovKS，Gritsai AN，Demidov LV，et al，2014. Intraperitoneal biotherapy of malignant peritoneal effusions in ovarian cancer patients，3-4.

第二节　心包积液的介入治疗

癌性心包积液（malignant pericardial effusion）是指恶性肿瘤引起心包腔液体过度聚积。肿瘤患者的发生率约为 3%。虽然恶性心包积液并不常见，但该病变可导致急性心脏压塞而猝死。心脏压塞（pericardial tamponade）是指心包腔内积聚过多的液体，而使得心包内的压力升高，达到一定的限度以后，引发心室的舒张充盈受限，导致心脏的搏出量降低，体循环静脉压、肺循环压增高等心脏受压的一系列临床急症。在累及心脏或心包的恶性肿瘤中，最常见的有肺癌、乳腺癌、白血病、霍奇金和（或）非霍奇金淋巴瘤、黑色素瘤、原发于胃肠道的肿瘤及肉瘤等。

一、病　　因

肺癌、乳腺癌、淋巴瘤及白血病是发生心脏和心包转移的最常见病因，其次为黑色素瘤及肉瘤。霍奇金淋巴瘤患者纵隔放疗后约 5% 的患者发生心包积液。有时鉴别心包积液的性质比较困难。

肺癌和乳腺癌占所有心包积液患者的 60% ～ 75%。尸检资料证实 35% 的肺癌患者、25% 的乳腺癌患者发生心包转移。但临床证实的心包转移远低于尸检结果。转移通常为直接侵犯、血行播散和淋巴转移。

二、病 理 生 理

心包腔是由脏层和壁层心包膜组成的潜在腔隙，正常情况下，心包腔内有不超过 50ml 的液体，起润滑作用，心包腔对于作用于心脏上的重力起到平衡及缓冲的作用。心脏压塞主要是在这个潜在的腔隙内充满了液体和其他成分，心脏压塞对于血液循环的影响主要取决于心包积液的增长速度。如产生的速度较快，则心包腔内压力增加，心舒张期充盈减弱，心排血量锐减，导致心脏压塞的症状加快出现。相反，缓慢增加的心包积液，即使心包积液达到 1000ml，心脏压塞的症状可能会很轻或是基本没有任何临床表现。恶性肿瘤纵隔淋巴结受累，常见于肺癌和乳腺癌，可破坏心脏和心包淋巴结的淋巴引流。肿瘤病理学观察发现，心包转移可扩展形成一个纵隔肿物，心包单独受累或侵及整个心脏。心包可密布结节状浸润性肿瘤，或形成单发或多发的结节性肿块。

三、临 床 表 现

肿瘤累及心包的症状有呼吸困难、咳嗽、胸痛、端坐呼吸、心悸、虚弱、疲乏无力、头晕、意识错乱、烦躁不安、呃逆、少尿及水肿等，多数症状缺乏特异性，往往为其他晚期肿瘤的症状所掩盖。此外，还有相当数量的患者伴有胸腔积液。大量心包积液可同时压迫周围邻近器官，如肺、气管、支气管、食管和大血管，这种压迫可以引发肺淤血，出现呼吸困难加重、咳嗽、咳血丝痰甚至咯血。因此，患者常采取坐位并前倾，使心包积液向前、向下移位，以减轻压迫症状。

心脏压塞的患者查体可以发现心动过速、心律失常、心音减弱、心音低钝遥远、颈静脉怒张（Kussmaul's sign）、周围性水肿和心包摩擦音；随着心脏压塞的发展，可以出现低血压、心律不齐和中心静脉压增高。心脏压塞的特点是奇脉，表现为吸气末脉搏减弱伴随收缩压下降 10mmHg 以上，患者可出现低排血量表现。严重的心脏压塞，如不能有效地处理最终将导致心脏衰竭。

四、诊　　断

由于心包积液和心脏压塞缺乏特异性的临床症状和体征，因此临床诊断除了需要详细询问病史以外，主要依赖于临床相关辅助检查手段。临床上对于晚期肿瘤患者出现难以解释的心脏病症状和体征，特别是在已明确肺癌、恶性淋巴瘤、乳腺癌等诊断时，应高度怀疑心脏转移的可能，需要在认真体检的基础上尽早进行相关的辅助检查。心脏超声检查是诊断心包积液最有效且简便的方法。B 超引导下的心包穿刺术，不但能缓解症状，而且心包积液细胞学检查阳性可以明确诊断。如细胞学检查呈阴性，必要时可做心包活检术。

五、癌性心包积液的实验室及影像学检查

1. 心包穿刺检查　在二维超声心动图引导下经皮心包穿刺，对癌性心包积液的诊断率高，并发症少，且能迅速缓解压塞症状。一般用于心包积液量＞ 200ml 的病例，此心包穿刺较为安全。癌性心包积液大多为血性，细胞学检查结果常为阳性（特别是肺癌）。放射性心包积液多为浆液性纤维蛋白渗出，多为浆细胞和淋巴细胞浸润，少见中性粒细胞。这类患者的细胞学检查常为阴性。结合病史即能做出明确诊断，但是细胞学阴性不能除外心包转移的存在。在心包穿刺液中多次未找到肿瘤细胞，临床诊断必要时，可考虑经前胸切开做心包活检术，但该方法存在较高的并发症发生率和死亡率。

2. X 线检查　直立前后位胸部 X 线片上心影外形有改变时，如伴有呼吸困难的症状，应考虑心包转移的可能性。但胸部 X 线平片正常，并不能完全排除心包积液的存在。一般心包积液 ＞ 250ml 时，常可出现心影扩大，心脏边缘的正常轮廓消失，呈水壶状或烧杯状，X 线透视可见心脏搏动减弱或消失。目前，临床上确定心包积液和心脏压塞的诊断很少直接利用 X 线影像学检查，多数情况下是在进行其他检查和诊疗过程中发现异常现象而引发对于此症的再认识和警觉。

3. 心电图　病变局限或渗出较少时心电图改变可不明显。早期表现为 ST 段呈弓背向下抬高，T 波高尖，一般持续 2 天至 2 周；以后出现 T 波减低、变平，QRS 波群低电压。如伴有心律失常，则表现为窦性心动过速、期前收缩、心房颤动。如出现心脏压塞，则出现 P 波、QRS 波群和 T 波全部心电交替。对心包积液进行适当处理后，这些心电图改变即可消失。

4. 超声心动图（ECHO）　在快速确定并定量恶性心包积液时，超声心动图是最省时、最精确、非侵入性的诊断方法，目前已经成为诊断心包积液和心脏压塞的首选方法。当心包积液超过 50ml 时，超声心动图可查见心脏后液性暗区。当出现心脏压塞时，舒张期右心房和右心室塌陷是最有特异性的表象。另外，超声心动图可提供最佳心包穿刺点并在其监测下完成心包置管。

5. CT 检查　有助于发现心包积液及肿瘤结节，并可以观察原发肿瘤的大小、部位与邻近器官间的结构关系，以及明确纵隔淋巴结的转移情况，对于明确心包积液的原因与性质具有积极的意义。CT 检查可较普通 X 线片更早期、更准确地检出心包心脏受累情况。CT 检查时如有下列表现，应怀疑为恶性心包疾病：CT 上表现为高密度的心包积液；局限性或弥漫性心包增厚；发自心包或邻近心包的肿块；心脏旁肿块与心脏或心包之间正常组织界限平面消失。

6. MRI 检查　能清晰显示心包积液的含量和分布范围，并了解胸部有无肿瘤。对于因放射性心包损伤而出现的含蛋白量较多的渗出液，以及肿瘤侵犯心包而出现的血性渗出，渗液常呈中、高信号。

六、癌性心包积液的介入治疗

对肿瘤心脏转移的治疗，主要是针对心包积液。当患者没有相关的症状或症状较轻，没有血流动力学异常时，应该进行全身治疗，尤其是对于化疗敏感的肿瘤如淋巴瘤、白血病、小细胞肺癌和乳腺癌等。放射治疗则适用于淋巴瘤、乳腺癌、肺癌相关性的心包积液。对于心包积液的治疗效果评价推荐使用超声心动图进行监测。

1. 一般治疗　减少心脏输出，如卧床休息、给氧、利尿、给予镇静药或止痛药减轻患者的紧张情绪和减少中重度疼痛的发生。在监测电解质水平的基础上，适当使用糖皮质激素与利尿药，同时控制感染，补充适量的蛋白质与维生素。急性放射性心包炎可给予糖皮质激素和非甾体类抗炎药保守治疗。

2. 心包穿刺置管引流术　对于无症状或症状轻微的患者，不需要做局部处理，应采用有效的全身治疗。对于急性渗出性的心包积液，在超声心动图引导下行心包穿刺抽液可立即减轻心脏压塞出现的症状，解救患者的生命。

心包穿刺的适应证，包括患者出现面色发绀、呼吸困难、休克及神志丧失时，或出现奇脉，或外周血压降低 > 20mmHg，或外周静脉压 > 13mmHg 时。在二维 B 超引导下，心包内穿刺置管间断性或持续引流是一种改善心脏搏血量安全有效的方法，应作为首选。有时抽出 50 ～ 100ml 时，就可以看见临床症状的明显改善，一次较大量的心包积液抽出，最多达 200ml 也是安全的。对于心包积液增长迅速的患者，治疗上一般采用心包腔内留置引流导管进行缓慢的持续性心包积液引流，可以免去多次操作的麻烦和不安全因素，也使得心包积液的引流速度稳定，减少单次引流所带来的不良反应，也可以作为药物注射和再引流的途径。引流过程中需每日记录引流液体量，当 24 小时内引流量 < 50ml 时，可以考虑关闭导管观察或拔除导管。值得注意的是，避免引流速度过快，以免出现心脏急症。在没有明确诊断之前，应在引流的心包积液标本中加进抗凝剂送检，项目包括细胞分类、生化及细菌学检查、细胞学、病理学检查等。

心包穿刺引流操作方法：患者一般取坐位或半卧位，暴露前胸及上腹部，用清洁布巾盖住面部后，仔细叩出心浊音界，选好穿刺点。选积液量最多的部位，但应尽可能使穿刺部位离心包最近，同时尽量远离、避免损伤周围脏器。必要时可采用心脏超声定位，以决定穿刺点、进针方向和进针的距离。穿刺点通常采用剑突与左肋弓缘夹角处或心尖部内侧。术者及助手戴帽子、口罩，常规消毒局部皮肤后，戴无菌手套，铺好无菌洞巾。根据穿刺点和穿刺方向，用 2% 利多卡因从皮肤至心包壁层做逐层局部麻醉。术者将连于穿刺针的橡胶皮管夹闭，持穿刺针在选定且局麻后的部位穿刺。

剑突下穿刺：剑突与左肋弓夹角处进针，针体与腹壁成 30° ～ 40° 角，向后、向上并稍向左侧，刺入心包腔下后部。

心尖部穿刺：如果选择心尖部进针，在左侧第 5 肋间心浊音界内 2.0cm 左右进针，穿刺针自下而上，向脊柱方向缓慢刺入心包腔。

超声定位穿刺：沿超声确定的穿刺点、穿刺方向和穿刺深度进针。

穿刺过程中如果感觉到针尖抵抗感突然消失，提示穿刺针已穿过心包壁层，如果针尖同时感到心脏搏动，此时应退针少许，以免划伤心脏和血管，同时固定针体；若达到测量的深度，仍无液体流出可退针至皮下，略改变穿刺方向后再试。术者确定穿刺针进入心包腔后，助手将注射器接于橡皮管上，放开钳夹处，缓慢抽液，当针管吸满后，取下针管前，应先用止血钳夹闭橡皮管，以防空气进入。记录抽液量，留标本送检。抽液完毕，拔出针头或套管，覆盖消毒纱布，压迫数分钟，并以胶布固定。若需行心包积液持续引流，术者确定穿刺针进入心包腔后，由助手沿穿刺针送入导丝，术者退出穿刺针，尖刀稍微切开穿刺点皮肤。然后，沿导丝置入扩张管，捻转前进，以扩张穿刺部位皮肤及皮下组织，再退出扩张管。最后，沿导丝置入心包引流管后撤出导丝，观察引流效果，必要时可适当调整引流管深度及位置，保证引流通畅。固定引流管后接引流袋，缓慢引流并记录引流的液体量，同时取一定量的标本送检。引流管的保持时间根据病情需要决定。病情稳定后，可拔出引流管，盖消毒纱布并压迫数分钟，用胶布固定。

对于引流管的选择，国内临床上目前多采用中心静脉导管引流。此导管包括单腔端孔管和双腔端、侧双孔管及三腔端、侧三孔管三种类型。由于双腔和三腔管的端、侧孔之间有至少 3cm 的距离及心包腔本身的容积不大，因此，临床推荐选择单腔端孔管引流较为适合。但是单腔端孔管的孔径较双腔和三腔管细，极容易被堵塞，特别是心包腔内具有纤维性成分或其他极易堵塞的物质时，临床上解决的办法有保持导管持续性开放状态，或在抽液完毕时由导管注入肝素氯化钠溶液（肝素 12 500 U 加入 0.9% 氯化钠溶液 500ml 中）1ml 封闭导管（导管容积约为 0.7ml），也可以在导管的末端联加正压肝素帽维持导管内正压状态。两者联合使用效果最好。

3. 心包腔内灌注化疗 对于化疗敏感的肿瘤，如小细胞肺癌、非霍奇金淋巴瘤、乳腺癌等，给予全身化疗可能控制心包积液的产生。但对大部分恶性心包积液，则需心包腔内局部化疗才能有效。心包积液内查到癌细胞或临床能肯定为癌性心包积液，则可在心包腔内注入化疗药物。在给药之前，务必回抽确定针头仍在心包腔内，因为药物漏出到心肌内可能发生严重的并发症，甚至死亡。选用药物的原则是有效、低毒，且对原发肿瘤敏感。常用的有：氮芥（10 ~ 20mg）、塞替派（20 ~ 30mg）、氟尿嘧啶（500 ~ 750mg）、丝裂霉素（6 ~ 8mg）、顺铂（20 ~ 40mg）、甲氨蝶呤（10 ~ 20mg）、平阳霉素（10 ~ 20mg）。以上药物均为单次用量，可选用其中 1 ~ 2 种，以生理盐水 10 ~ 20ml 稀释后注入心包腔内，并同时给予地塞米松 5mg，视疗效情况可隔 3 ~ 7 天再注射 1 次，但一般不超过 3 次。氮芥、塞替派等用于心包内滴注，可引起严重疼痛并具有骨髓抑制毒性，现已少用。

心包腔内可灌注的硬化剂有滑石粉（0.5 ~ 2g）、四环素（500mg）、博来霉素（20 ~ 40mg）等，其中滑石粉和四环素可引起严重疼痛，博来霉素对心脏的不良反应特别是疼痛较四环素减轻。据报道，心包腔内注入以上硬化剂并不会引起心包的严重纤维化，也不会引起心包增厚。心包腔内注入免疫调节剂可能有一定作用，包括干扰素、白细胞介素 -2 和卡介苗等，但疗效尚在观察之中。

放射治疗对放疗敏感肿瘤所致的心包积液有效，如小细胞肺癌、淋巴瘤和白血病等，在心包积液引流后做心前区放疗，可获得 50% 的局部控制率，常规照射（每天每次 1.5 ~ 2.0Gy），总剂量 25 ~ 30Gy。对特别敏感的肿瘤，则可适当减少照射的总量。

外科手术治疗包括心包"开窗"或心包切除。采用何种方式，应根据患者的一般状况、病期、肿瘤类型和预期生存时间来决定。对那些生存期估计只有几周或数月的患者不宜选择高危险性的治疗方法。心包切除术对恶性心包积液的治疗作用不大，但对霍奇金淋巴瘤放疗后引起的放射性心包炎持续达数年之久，且无肿瘤活动证据的患者，选择心包切除术的预后很好。

七、癌性心包积液的预后

恶性心包疾病的预后取决于患者的一般情况、有无其他转移性病灶、全身辅助治疗的情况，以及为保证填塞样症状的长期缓解。出现癌性心包积液但无纵隔及肺部病变，并且原发肿瘤又对放疗或化疗敏感者，通过积极的全身与局部治疗，可望缓解症状并获得相当长的生存期。有全身包括纵隔及心脏转移者，预后往往恶劣。但由于癌性心包积液的疗效优于其他浆膜腔积液，即使是对化疗和（或）放疗不敏感的肿瘤，也不应该放弃治疗，以减轻患者痛苦，提高生存质量。但关于各种局部治疗方法的远期疗效及生存率，目前尚无前瞻性随机对照研究报道。

（宋伟祥　张庆荃）

参 考 文 献

黄瑞燕，韩峰，2016. 心电图初步诊断恶性心包积液的临床价值 . 江苏实用心电学杂志，25（3）：193-195.

王红梅，罗健，廖国清，等，2005. 恶性心包积液置管引流并腔内化疗的疗效观察 . 中华肿瘤防治杂志，12（12）：947-948.

王津生，张玲莉，郭振霞，2002. 超声心动图引导心包穿刺导管留置及穿刺点选择 . 临床心血管病杂志，18（4）：182-183.

王中民，饶鹏飞，谢军，2015. 心包腔内灌注化疗治疗恶性心包积液疗效观察 . 医疗装备，（5）：40.

吴艳芳，于雷，王金万，2007. 恶性心包积液的内科治疗进展 . 癌症进展，5（4）：352-354.

杨帆，戚维波，2016. 持续导管引流联合顺铂或博莱霉素心包灌注治疗肺癌性心包积液的疗效观察 . 中国生化药物杂志，（1）：71-73.

杨恒，2017. 心包穿刺中心静脉导管置管引流术治疗心包积液的疗效观察 . 河南外科学杂志，23（1）：74.

于铭，韩增辉，周晓东，等，2007. 超声引导下心包积液穿刺及置管引流的临床研究 . 临床超声医学杂志，9（1）：25-26.

张晓东，黄梅芳，金懋林，等，2002. 恶性心包积液的临床处理（附 48 例分析）. 中国肿瘤临床，29（9）：633-635.

赵俐玲，2000. 中心静脉导管在大量心包积液病人中的应用 . 中国实用护理杂志，16（1）：37-38.

Burazor I, Imazio M, Markel G, et al, 2013. Malignant pericardial effusion. Cardiology, 124（4）：224-232.

Kaira K, Takise A, Kobayashi G, et al, 2005. Management of malignant pericardial effusion with instillation of mitomycin C in non-small cell lung cancer. Japanese Journal of Clinical Oncology, 35（2）：57-60.

Khalid N, Chhabra L, Spodick DH, 2015. Malignant pericardial effusion：Different therapeutic perspectives.Journal of Thoracic & Cardiovascular Surgery, 149（5）：1468-1469.

Kheterpal P, Singh M, Mondul A, et al, 2001. Malignant pericardial effusion and cardiac tamponade in endometrial adenocarcinoma. Gynecologic Oncology, 83（1）：143-145.

下篇

肿瘤诊疗相关并发症的介入治疗

第七章 肿瘤治疗后脓肿、胆汁瘤、胆瘘、胰瘘等穿刺引流术

第一节 肝脓肿的介入治疗

肝脓肿是细菌、真菌或溶组织内阿米巴原虫等多种微生物引起的肝脏化脓性病变，若不积极治疗，死亡率可高达10%～30%。肝脏内管道系统丰富，包括胆道系统、门静脉系统、肝动静脉系统及淋巴系统，大大增加了微生物寄生、感染的概率。临床上肝脓肿分为三种类型，包括细菌性肝脓肿、真菌性肝脓肿和阿米巴性肝脓肿，其中细菌性肝脓肿常为多种细菌所致的混合感染，其发生率约占80%，阿米巴性肝脓肿约占10%，而真菌性肝脓肿低于10%。肿瘤因手术、化疗栓塞、消融等治疗后残留的积液、液化坏死合并感染后形成多为细菌性肝脓肿，少见真菌性肝脓肿。

一、肝脓肿病因及病理

（一）病因

肝脏肿瘤因手术、化疗栓塞、消融等治疗后残留的积液、液化坏死合并感染后局限在肝内、肝周可以形成脓肿，在下列诱因下，细菌容易侵入肝脏，如果患者抵抗力弱，可发生脓肿。

（1）胆道感染、结石、胆肠吻合术后、胆管引流、胆管支架置入术后等，细菌容易沿着胆管上行进入肝内，是引起细菌性肝脓肿的主要原因。

（2）肝脏肿瘤患者并发体内任何部位的化脓性病变，如骨髓炎、中耳炎、痈等，特别在发生脓毒血症时，细菌可经肝动脉血流进入肝脏。

（3）门静脉途径如痔核感染、坏疽性阑尾炎、细菌性痢疾等，引起门静脉属支的血栓性静脉炎，脓毒栓子脱落进入肝内，即可引起脓肿。

（二）病理

临床上肝脓肿多为细菌性肝脓肿，常为多种细菌所致的混合感染，致病菌以大肠埃希菌、变形杆菌、铜绿假单胞菌多见。手术后长期住院应用抗生素的患者可合并发生真菌性肝脓肿。阿米巴性肝脓肿多发生在阿米巴痢疾患者，是溶组织内阿米巴滋养体从肠道病变处经血流进入肝脏，使肝发生坏死。肿瘤治疗后主要为细菌性肝脓肿。一般肝脓肿形成大致分为化脓炎症期、脓肿形成初期和脓肿形成期，化脓炎症期病理为肝组织的局部炎症、

充血、水肿。脓肿形成初期肝组织开始坏死、部分液化。脓肿形成期脓腔坏死液化彻底，脓肿壁形成，脓肿壁由纤维肉芽组织或炎症充血带形成，脓肿周围肝组织往往伴有充血水肿。肝脏肿瘤手术后残腔及肝脏周围积液、肿瘤因化疗栓塞或消融后液化坏死在上述诱因下合并感染则可以直接形成脓肿或肝脏周围积脓，而没有或很少有邻近肝组织的液化坏死。

二、肝脓肿的临床表现及诊断

细菌性肝脓肿多为继发病变，其临床表现受原发疾病的影响，多系在原发病病程中骤起寒战、高热、大汗，肝区或右上腹痛并伴有厌食、乏力和体重减轻等症状，多发性肝脓肿症状最重，单发性者症状较为隐匿。查体有时可见右季肋区呈饱满状态，有时甚至可见局限性隆起，右下胸及肝区叩击痛，肋间有压痛及皮肤可出现凹陷性水肿；肝脏常肿大，有明显触痛，严重时，由于肝脏的广泛性损害可出现黄疸和腹腔积液。化验检查白细胞计数及中性粒细胞增多，有时出现贫血。肝功能试验可出现不同程度的损害，X线胸部透视，右叶脓肿可见右膈肌升高，运动受限；肝影增大或局限性隆起；有时伴有反应性胸膜腔积液。左叶脓肿，X线钡餐检查常有胃小弯受压、推移征象。超声检查在肝内可显示液平面。CT及选择性肝动脉造影对诊断肝脓肿的存在和定位有一定价值。细菌性肝脓肿的严重并发症是向膈下、腹腔、胸腔穿破及胆源性肝脓肿引起胆道大出血。

三、肝脓肿的实验室及影像学检查

1. 实验室检查　白细胞及中性粒细胞升高，尤以细菌性肝脓肿明显，可达（20～30）×10^9/L，阿米巴肝脓肿粪中偶可找到阿米巴包囊或滋养体，酶联免疫吸附（ELISA）测定血中抗阿米巴抗体，可帮助确定脓肿的性质，阳性率为85%～95%。

2. 肝穿刺　细菌性可抽出黄绿色或黄白色脓液，培养可获得致病菌。阿米巴肝脓肿可抽出巧克力色脓液。脓液应做AFP测定，以除外肝癌液化。

3. 卡松尼皮试　可除外肝包虫病。

4. X线检查　可见右侧膈肌抬高，活动度受限，有时可见胸膜反应或胸腔积液。

5. B型超声波检查　对诊断及确定脓肿部位有较肯定的价值，早期脓肿液化不全时需与肝癌鉴别。

6. CT检查　可见单个或多个圆形或卵圆形界限清楚、密度不均的低密区，内可见气泡。增强扫描脓腔密度无变化，腔壁有密度不规则增高的强化，称为"环月征"或"日晕征"。

四、肝脓肿的介入治疗

1. 穿刺引流适应证

（1）已液化的单发性或多发性脓肿，直径≥3cm。

（2）单纯抗感染无效或中毒症状较重者。

（3）无腹膜炎或其他需要手术治疗的疾病。

（4）年老体弱、病情危重不能耐受手术者。

（5）诊断性穿刺，以了解肝脓肿类型，行细菌学检查，选择治疗方法。

2. 穿刺引流禁忌证

（1）用临床常规检查方法已可达到目的者。

（2）有出血倾向的患者，如血友病、海绵状肝血管病、凝血时间延长、血小板减少达 50×10^9/L 以下者。

（3）大量腹腔积液或重度黄疸、肝性脑病不能合作者。

（4）疑为肝包虫病或肝血管瘤者。

（5）右侧脓胸、膈下脓肿、胸腔积液或其他脏器有急性疾病者，穿刺处局部感染者为相对禁忌证。

3. 穿刺引流术前准备

（1）完善必要的化验检查：血细胞计数、肝肾功能生化、电解质、凝血状态等，以及心电图、腹部超声、CT 或 MR 扫描。

（2）制订穿刺方案：通常术前经 CT 或 MR 检查明确，术中亦以 B 超引导下穿刺为宜。

（3）签署知情同意书：肝脓肿患者总体预后差，病程较长。介入医师要向患者家属充分交代病情，让家属甚至患者本人深刻理解传统抗炎方法已经没有指征（希望）。穿刺引流对缓解病情最直接有效，但部分患者需较长时间带管，且需要反复冲洗，以及长时间抗炎、支持治疗。在患者及家属充分知情同意后签署知情同意书。

4. 穿刺引流操作方法

（1）选择穿刺点：在 B 超引导下，确定体表与脓腔之间能避开腹腔内其他脏器的直接径路。

（2）在穿刺点做局部麻醉后，可先用细针穿刺，吸出脓液后，将标本送培养及镜检，然后更换 14 号粗穿刺针尽量抽净脓液，并用生理盐水反复冲洗，再注入抗生素。

（3）如脓腔较大，可将套管针刺入脓腔，经外套管向脓腔内放入一条多孔引流管，拔出套管后，以缝线将引流管固定于皮肤上，管端接无菌引流瓶，以备冲洗引流（图 7-1、图 7-2）。

（4）脓液黏稠或脓腔内有较多坏死组织碎片时，应反复冲洗，临床推荐庆大霉素或

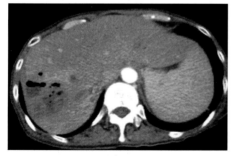

图 7-1 肝癌楔形切除术后 3 天高热，图示肝右叶低密度区并气泡影

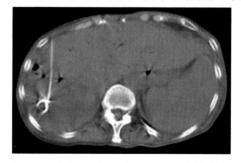

图 7-2 上病例于 CT 定位下以一步法穿刺套管（6F Angiotech）穿刺引流，血培养及脓培养均检出屎肠球菌

甲硝唑灌洗。

5. 注意事项

（1）穿刺时患者呼吸应平稳。

（2）改换穿刺方向时，必须将穿刺针退至皮下，再行穿刺。

（3）穿刺过程中应注意观察患者呼吸、脉搏及血压变化，注意是否有内出血及气胸的征象。

（4）有侧孔的引流管，侧孔应全部置入脓腔内，以免污染腹腔或出血。

6. 并发症及处理

作为治疗肝脓肿的一种有效方法，穿刺引流的并发症种类较多，有些可导致患者死亡，但大部分并发症可通过术前充分准备、术中熟练操作及周密的术后护理加以预防。

（徐家华　刘玉金）

参 考 文 献

刘建辉，梁捷，张敏，等，2003.彩超引导经皮肝穿治疗细菌性肝脓肿的治疗临床体会.中华临床新医学，3（8）：747-748.

吴恩惠，刘玉清，贺能树，1993.介入性治疗学.北京：人民卫生出版社，292.

Barrio J，Cosme A，Ojeda E，et al，2000. Pyogenic liver abscesses of bacterial origin. A study of 45 cases. Rev Esp Enferm Dig，92：232-239.

Cheng HP，Siu LK，Chang FY，2003. Extended spectrumcephalosporin compared to cefazolin for treatmentof Klebsfeffa Pneumoniae-caused liver abscess. Antimicrob Agents Chemother，47：2088-2092.

Lim SW，Lee EJ，Lee SW，et al，2003. Clinical significance of Klebsiella pneumoniae in liver abscess. Korean J Gastroenterol，42：226-231.

Nah BK，Kim YS，Moon HS，et al，2003. Recent changes of organism and treatment in pyogenic liver abscess. Tachan Kan Hakhoe Chi，9：275-283.

Okano H，Shiraki K，Inoue H，et al，2002. Clinico patholocal analysis of liver abscess in Japan. Int J MoL Med，10：627-630.

Rahimian J，Wilson T，Oram V，et al，2004. Pyogenic liver abscess：recent trends in etiology and mortality. Clin Infect Dis，39：1654.

Yang CC，Yen CH，Ho MW，et al，2004. Comparison of pyogenic liver abscess caused by non-Klebsiella pneumoniae and Klebsiella pneumoniae. J Micro biolImmunol Infect，37：176-184.

Yang DM，Kim HN，Kang JH，et al，2004. Complications of pyogenic hepatic abscess：computed tomography and clinical features. Journal of Computer Assisted Tomography，28（3）：311-317.

第二节　胆汁瘤的介入治疗

传统概念上的胆汁瘤是指继发于肝胆手术后的并发症，是由于胆汁漏出包裹后形成的胆汁瘤囊肿，多位于小网膜囊，与假性胰腺囊肿相似。

一、胆汁瘤病因及分类

（一）病因

经肝动脉化学栓塞术（TACE）治疗所形成的胆汁瘤是 TACE 致肝内胆管坏死所致，

在肝脏介入治疗后，特别是超选栓塞后，由于肝动脉阻塞可引起胆管上皮的坏死，胆汁可以外溢形成胆汁瘤。肝内胆管的血供全部来自相伴行的细小肝动脉，介入治疗多次栓塞这些邻近肝癌的动脉分支，从而可能引起相应胆管发生缺血性坏死、纤维组织增生，而近端胆管因胆汁淤积、漏出、胆管内压力增高而发生扩张或形成胆汁瘤。目前认为胆汁瘤更多发生于肝转移性肿瘤、少血供肿瘤、无肝硬化者使用铂类制剂与碘油乳化后做 TACE。

（二）分类

（1）肝内胆汁瘤因病因不同可分为：①外伤性胆汁瘤；②医源性胆汁瘤；③自发性胆汁瘤。

（2）根据主要 CT 征象与病理将胆汁瘤分为三种类型：①囊状胆汁瘤；②柱状改变胆汁瘤；③"软藤状"胆管扩张。

二、胆汁瘤的临床表现及诊断

临床表现除上腹部胀痛外多无症状，随着胆汁瘤的增大推挤周围的脏器，可使肝等组织受压移位，出现右上腹疼痛、不适等症状。若压迫肝外胆管造成梗阻，从而引起黄疸等症状。如果囊肿出现破裂可引起急性弥漫性腹膜炎；如果胆汁瘤合并感染，则有发热、白细胞计数及中性粒细胞增高，与肝脓肿不易区分。

三、胆汁瘤的实验室及影像学检查

实验室及影像学检查应该结合患者既往的化验检查结果，根据当前病情变化，选择针对性的必要的化验检查。

常规应该了解患者近期及当前的血细胞计数、肝肾功能、电解质生化指标、肿瘤相关指标的动态变化、凝血状态、心肺功能指标等。

在有条件的情况下，推荐腹部 CT（平扫＋增强）或 MR 作为胆汁瘤影像学诊断的首选方法。

四、胆汁瘤的介入治疗

对症状不明显且证实为单纯胆汁瘤、胆汁瘤较小的病例的治疗，应首先以内科的消炎、利胆、保肝治疗为主，并定期观察。对引起临床症状的病例，经皮肝穿刺胆管造影（PTC）则是最直接、简单的确诊方法之一，同时也可以进行介入治疗。PTC 术中可以显示胆汁瘤的形态、大小、有无伴随肝内胆管扩张、与胆管有无交通及潜行交通，并根据具体情况决定引流方式选择适合的术式。如介入治疗持续引流后胆汁瘤缩小、消失，则不需进行进一步治疗；如果胆汁瘤经内引流后引流道闭塞或引流不畅者，可放置支架以利于引流；如果胆汁瘤与胆道间无交通及潜行交通，可放置外引流管引流；如胆汁瘤经外引流撤管后再出现胆汁瘤者，可再放置引流管引流。如引流术后胆汁瘤无缩小甚至有增大或出现急腹症等情况时，则根据具体情况采用无水乙醇固化或手术进一步治疗。

1. PTC 引流适应证

（1）鉴别黄疸性质。

（2）了解胆道梗阻的原因、部位和范围。

（3）术前胆道减压，改善梗阻性黄疸症状、肝肾功能及免疫功能。

（4）急性梗阻性化脓性胆管炎的急诊胆道减压。

（5）不能手术治疗的晚期肿瘤引起的胆道梗阻患者的姑息性治疗。

（6）为胆道镜检查建立经皮经肝通道。

（7）经皮肝胆囊或胆管结石治疗。

2. PTC 引流禁忌证

（1）凝血机制障碍。

（2）肝肾功能不良伴有腹腔积液。

（3）严重心肺功能不良。

（4）肝包囊虫病。

（5）肝多发性肿瘤。

（6）碘过敏试验阳性。

3. PTC 引流术前准备

（1）完善必要的化验检查：包括血细胞计数、肝肾功能生化、电解质、凝血状态等，以及心电图、腹部超声、CT 或 MR 扫描。

（2）制订穿刺方案：通常术前经 CT 或 MR 检查明确，术中亦以 B 超引导下穿刺。

（3）签署知情同意书：术后恶性肠梗阻患者总体预后差，预期生存期不长。介入医师要向患者家属充分交代病情，让家属甚至患者本人深刻理解传统治疗方法已经没有指征（希望）。区域性灌注化疗的疗效取决于很多不可预知的因素，如肿瘤负荷、合并粘连程度、肠梗阻程度、梗阻时间、药物反应、机体敏感性等。在患者及家属充分知情同意后签署知情同意书。

4. PTC 引流操作方法

（1）经腋路肋间穿刺法

1）穿刺进路，一般采用右腋中线 8～9 肋或 9～10 肋间隙。有条件时，在 X 线监视下，直接观察肝脏的变异，调整穿刺点的高低、方向及进针深度。

2）消毒、铺巾、穿刺点局麻。

3）按上述选定的穿刺点进针，水平方向，针尖指向剑突尖。

4）一般进针 8～13cm，穿刺的胆管较粗。当穿刺针刺入胆管时，可有突破感。此时，拔出针芯，换上注射器，一面缓慢退针，一面抽吸，若抽得胆汁即停止外退，表明针尖已在胆管内。如未抽出胆汁，退针至 1/2 的针道时，为穿刺失败，应退针至皮下，稍改变方向再行穿刺。继续 4～5 次，仍未抽得胆汁者应停止操作，以免损伤过多肝组织。

5）也可采用下列方法：进针至适当深度时，先注入少量对比剂，在 X 线荧光屏显示下判断针头的位置。如针头误入血管内，对比剂将被稀释而迅速流走；如针头在肝实质内，对比剂将停留不动；如对比剂进入肝胆管内，则可见对比剂缓慢流向肝门。

6）穿刺成功后，固定针头，接上带有塑料管的注射器，抽出部分胆汁，送细菌培养；再缓慢注入温热的 30%～50% 泛影葡胺 20ml（图 7-3）。患者感觉肝区微胀时，即应停止注射，进行摄片（图 7-3）。如胆管高度扩张，可适当增加对比剂剂量。

7）摄片后，尽量吸出混有对比剂的胆汁，以免漏胆。如照片满意，即可结束检查。如不满意，可再次注入对比剂进行摄片。

（2）经腹部穿刺法：穿刺部位选在右侧肋缘下，穿刺点在剑突下 2cm，腹中线向右 2cm 处，穿刺点与台面成 40° 角，直刺向肝脏。应用的穿刺针以 12cm 长为宜。本法适用于肝脏肿大的患者。

（3）经腹膜外穿刺法：本法是经肝脏后面裸区进行穿刺。由于该裸区即使在肝脏肿大时仍恒定不变；并且经此穿刺不致损伤重要脏器，亦不致发生胆汁性腹膜炎或腹腔内出血。造影前先行右侧膈神经阻滞术。方法为在右锁骨上 2 ～ 3cm 胸锁乳突肌前缘，用 2% 利多卡因，活动度减低，表明膈神经阻滞有效。然后患者取俯卧位，于右 11 肋骨上缘距后正中线 6 ～ 7cm 处行常规局麻后，用 15cm 长的穿刺针穿刺肝脏，针头微指向上，待刺入 10 ～ 12cm 时，用前述方法退针，抽出胆汁表示穿刺成功。注射对比剂及摄片步骤同前。此入路远不及经腋路穿刺成功率高。

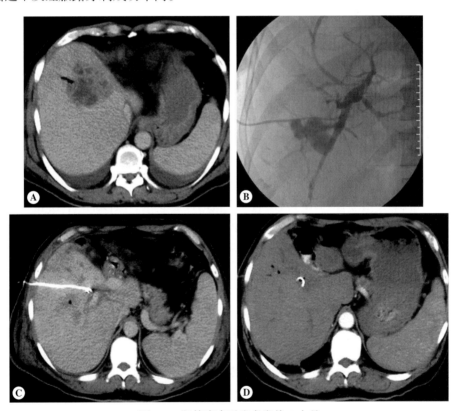

图 7-3　胆管癌术后患者发热 1 个月

A. 入院行 CT 检查示肝右下叶囊实性占位，其内可见胆管积气；B. 行 PTCD 穿刺造影示病灶与右下胆管相同，抽出脓样胆汁；
C、D. 持续引流近 2 周后 CT 复查示引流管位于右下胆管内，右下囊实性病灶基本消失

五、注意事项

1. 避免注入对比剂时造成胆道高压　因对比剂和胆汁沿针头周围漏入腹腔，造成局部

胆汁性腹膜炎，故当穿刺针进入胆管抽得胆汁，应尽量抽弃胆汁以减压。若有测压设备，注入对比剂不应超过抽弃的胆汁量，并先抽出胆汁在注射器中混匀再缓慢注入，造影后也应尽量抽出胆汁，即使有胆血瘘，胆汁入血也较少。

2. 针道胆血瘘的防治　穿刺进入较大管腔时，常有明显的空虚感，应即时抽吸，易吸出血液者证明针尖在血管中，应立即退针，针已穿过血管再入胆管时，不应从原针道做经皮肝穿胆管引流术（PTBD），应另行穿刺。

3. 避免黏稠胆汁对造影的影响　胆道梗阻和感染时，胆汁黏稠度增加，不易与对比剂混匀。为避免黏稠胆汁造成误诊，可缓慢注入少量生理盐水以稀释，再予抽弃、稀释，多次反复，至胆汁颜色减淡后对比造影。若不能抽出胆汁或不能稀释，则不宜即时造影，可插入引流管 3 ～ 5 天后，胆汁稀释时再造影。

4. 注意对比剂在胆汁中的浓度及均匀度　对比剂过浓，可掩盖小结石；过淡时显示不清，均可误诊。

六、并发症及处理

1. 胆道出血　发生率约为 6.8%。胆道出血的主要原因是穿刺时损伤肝内血管，同时，肝脏在穿刺点处裂伤所致。此外，还与患者长期阻塞性黄疸后肝功能受损致凝血功能障碍有关。预防及处理措施：B 超引导经皮肝胆道穿刺同时结合 X 线监视下放置引流管，比单纯 X 线下经皮肝穿胆道置管更具有针对性，可以减少肝内血管的损伤，降低出血的发生率。对于出血较少者，常规给予酚磺乙胺（止血敏）、氨甲苯酸（止血芳酸）即可，此种出血可自行停止。对于较大量出血，则应在常规止血药物基础上，加用血凝酶（立止血）；同时，局部使用肾上腺素冰盐水冲洗胆管（冲洗时注意少量、缓慢推入，防止胆汁反流逆行感染）；此外，术前使用维生素 K₁ 可预防和纠正凝血功能障碍，减少胆道出血并发症的发生。上述措施若无效，则可行肝动脉造影及栓塞止血。若通过造影提示侧孔位于肝实质或肝血管内，则送入引流管使其侧孔完全位于胆道内即可止血。

2. 胆管感染　常表现为反复寒战、发热、血白细胞及中性粒细胞升高，可发生于 PTBD 之前或之后。造成感染的主要原因为胆汁淤积、引流不畅及十二指肠胆管逆行感染。梗阻性黄疸合并胆管感染的可能性较高，有研究报道梗阻性黄疸胆汁细菌培养阳性率达 40% 以上。因此，对肝外梗阻性黄疸患者，尤其对已出现胆管感染表现者，应尽快实施引流术。PTBD 术中应尽量避免注入过多的对比剂，否则可能引起胆管内压力增加，导致败血症的发生。

3. 胆漏　其发生率为 5% ～ 15%。发生原因为：同一部位反复穿刺导致胆管穿刺孔增多；扩张管较内置引流管粗；引流管放置不当，部分侧孔位于肝实质或肝外，或者引流管下段不通畅，胆管压力增高导致胆汁漏出。

预防及处理：穿刺时操作熟练，可选择 B 型超声结合 X 线监视下引导经皮肝胆道穿刺，尽量减少对胆管的损伤。放置引流管时，注意引流管直径与扩张管直径相匹配。造影发现 PTBD 管部分滑脱时，可在 X 线监视下，经导引钢丝重新置管，使侧孔完全位于胆道内。术后出现引流管不通畅时，可用含庆大霉素的生理盐水反复冲洗引流管或在数字减影血管造影（DSA）下用导丝疏通引流管。对于少量胆汁漏入腹腔，一般不需要特殊处理，可密切观察。对于大量胆汁漏入腹腔致腹膜炎症状较为明显者，积极寻找并处理病因后，腹腔积液可以给予放置引流导管以充分引流，同时加强抗感染、营养支持等治疗。

4.胸膜损伤　多见于肋膈角较深的患者或因穿刺位置偏高而引起，主要表现为术后出现右侧胸痛、气短，X线胸片常提示右侧胸腔积液。如PTBD术后出现上述症状，应考虑胸膜损伤可能。对于此类患者，如放置了外引流管，应在建立有效内引流的前提下尽快拔出外引流管。

5.导管堵塞和脱位　是造成引流失败和继发胆道感染的重要原因。堵塞的原因：长期引流致胆汁盐沉积或胆道出血致血凝块阻塞引流管；肠内食物反流阻塞引流管；引流管体内位置固定不确切或外力致引流管外移。处理方法：对导管阻塞者，可使用含庆大霉素的生理盐水冲洗导管或在X线监视下通过导丝疏通，亦可更换引流管。

对于脱位的防治：在术中使引流管前端打圈确切，外固定要确切；在外固定时，可使用蝶形贴膜加以固定。

6.胰腺炎　出现胰腺炎的主要原因在于胆道内的高压力状态，当注入对比剂时压力进一步增高，导致一部分胆汁逆流入胰管内，处理上可先抽出一部分胆汁，然后注入等量对比剂，注射时注意压力不可过大。

7.胆汁过度分泌

8.迷走神经反射　是胆管系统受到牵拉刺激时迷走神经兴奋引起的盗汗、心率减慢、血压下降甚至心搏骤停等现象，经山莨菪碱或阿托品对症治疗后可缓解。在进行胆管介入治疗时，应注意观察胆心反射的发生，及时给予对症治疗。此外，穿刺时应尽量操作轻柔，避免对胆管过度刺激。

总之，PTBD的并发症种类较多，有些可导致患者死亡，但大部分并发症可通过术前充分准备、术中熟练操作及周密的术后护理加以预防。

（徐家华　刘玉金）

参 考 文 献

李琴，唐建华，林毅，等，2016.超声引导下经皮穿刺置管引流术在胆脂瘤治疗中的应用.海南医学，27（8）：1362-1363.

王刚，赵斌，孙尧，等，2011.超声引导经皮穿刺引流治疗胆脂瘤.中华医学超声杂志（电子版），8（7）：1457-1463.

Braithwaite BM，Cabanilla LT，Lilly M，2004. Hepatic subcapsular biloma: a rare complication of laparoscopic cholecystectomy and common bile duct exploration. Current Surgery，60（2）：196-198.

Kannan U，Parshad R，Regmi SK，2010. An unusual presentation of bilom a five years following cholecystectomy: a case report. Cases J，2：8048.

Kim JH，Ko GY，Sung KB，et al，2008. Bile leak following living donor liver transplantation: clinical efficacy of percutaneous trans hepatic treatment. LiverTranspl，14：1142-1149.

Marelli L，Stigliano R，Tnantos C，et al，2007. Transarterial therapy for hepatocellular carcinoma: which technique is more effective?A systematic review of cohort and randomized studies. Cardiovasc Intervent Badiol，30（1）：6-25.

Nakamura Y，Matsuno N，Iwamoto H，et al，2004. Successful case ofadun ABO—incompatibleliver transplantation: beneficial effects of intrahepatic artery infusion therapy: a case report. Transpl Proc，36：2269-2273.

Rácz I，Rejchrt S，Hassan M，2008. Complications of ERCP: ethical obligations and legal consequences. Digestive Diseases，26（1）：49-55.

Stathopoulos V，Georganas M，Stratakis K，et al，2014. Hepatic subcapsular biloma: a rare complication of laparoscopic cholecystectomy. Case Repo Surg，2014：186819.

Tana C，D'Alessandro P，Tartaro A，et al，2013. Sonographic assessment of a suspected biloma: A case report and review of the literature. World J Radiol，5（5）：220-225.

第三节 胆瘘的介入治疗

胆瘘是含胆汁的液体或胆汁持续通过一些非正常的途径流出，主要分为胆内瘘和胆外瘘两种。实施胆道或胆道邻近脏器的外科手术时需对胆道系统进行切开、引流、缝合等操作，可能造成胆汁排出通道受到损伤，继而引起胆汁渗漏或胆管壁愈合不佳，最终导致胆瘘，并且会导致膈下脓肿、盆腔脓肿、肠间脓肿、胆汁性腹膜炎等，严重时会危及患者的生命安全。

一、胆瘘的病因及分类

（一）病因

胆瘘是肝胆外科常见的术后并发症之一，并且会导致更严重的并发症的发生，甚至死亡。形成胆瘘的原因：①创面断裂的胆管结扎不牢、未结扎或结扎线松脱；②手术中已损伤的胆管未发现、未及时处理；③胆肠吻合口瘘等；④术后短期内胆道因结石残留梗阻、胆管内压增高或 T 管放置不严密；⑤创面感染、组织坏死脱落，以及损伤胆管缺血坏死而引起破裂渗漏等；⑥副胆管的损伤及遗漏等；⑦术后营养不良。

（二）分类

胆瘘分为胆外瘘和胆内瘘。如果胆汁通过非正常的途径包括各种胆道通向肠腔、胸腔或其他脏器的异常通道流入肠道、支气管、胃、结肠则为胆内瘘；如果流向游离腹腔或腹腔外者称为胆外瘘。胆外瘘又根据胆汁通过胆瘘是否流入腹腔分为腹腔胆瘘和腹腔外瘘。胆汁流出体外的胆外瘘称为胆瘘。一般来说是病理性的，有时为了治疗一些疾病，也有通过外科手术人为建立胆道的瘘管，如胆囊造瘘、胆总管置管引流等。

二、胆瘘的实验室及影像学检查

（一）实验室检查

（1）腹腔引流管术后连续 3 天有胆汁引出或单次引流胆汁量 ≥ 100ml/d。

（2）未置腹腔引流者，术后出现腹膜刺激征，腹穿抽出胆汁或再次手术发现腹腔内有胆汁聚积。

（二）影像学室检查

1. 瘘管造影 是发现胆汁引流是否充分和是否有脓腔的简单有效的方法，也可以明确窦道，同时胆瘘的位置和潜在的原因也能清楚地显示。早在 19 世纪 40 年代已经应用这种简单的方法明确诊断胆瘘的位置，为手术治疗提供确凿的证据。对于异常解剖的胆管由于损伤造成胆瘘，常规的造影检查有时可能使诊断延误，因为常规胆道造影检查胆管不显影。

当瘘管造影不清楚，或肝内胆管特别是右支不能充分显影时，PTC 是有用的，PTC 对合并有高位胆管梗阻的胆瘘患者有较高的诊断价值，由于胆瘘患者胆管扩张不明显，

PTC 成功率低，应用范围受限。

2. 逆行胰胆管造影（ERCP） 对肝外胆管连续的患者，特别是肝移植患者有诊断和治疗价值。对于合并有梗阻或狭窄的医源性胆管损伤的高位肝门部胆瘘患者，ERCP 不适用。ERCP 的优点：胆道造影成功率高；清楚显示胆道解剖结构，明确胆瘘部位；也可以发现其他病变如残留结石、肿瘤、乳头狭窄等。同时对胆瘘亦可采取进一步治疗。

3. 超声检查 作为无损伤的检查方法，能查出漏出的胆汁积聚，可以检查出大的胆管破裂或者胆管不连续，为导引穿刺引流提供准确的资料，是胆瘘不可缺少的诊断方法。McPherson 等报道使用锝 -99 标记的二甲乙酰苯胺亚氨基双醋酸诊断手术后胆瘘，是无损伤的检查，能了解瘘管的范围和有无合并胆道梗阻，为诊断和治疗选择提供有用的资料。

三、胆瘘的临床表现及诊断

胆瘘的临床表现与所损伤胆管的直径、胆管损伤的大小及是否放置引流管密切相关，主要表现为上腹疼痛、高热乃至黄疸。患者可出现不明原因的低热，合并轻度的腹痛。查体出现腹膜刺激征，不典型患者可表现为腹胀、低热并进行性加重。由于胆汁漏出后被腹腔积液稀释，甚至没有典型的腹膜炎出现，容易造成漏诊。B 超可发现肝下间隙积液。在时间较长或没有及时治疗的病例，热量不足和低蛋白导致体重逐渐下降，电解质平衡紊乱可引起神志和血管活性的改变。长期的胆瘘容易导致感染，如果没有及时治疗加上原发病的存在，可能出现各种严重的后果，如脓毒血症、肾衰竭等。

对胆外瘘的诊断除了明确有胆汁漏出外，更需要明确胆瘘的原因、部位，对胆瘘患者进行各种放射学检查的目的如下：

（1）明确胆瘘的来源。

（2）胆管损伤的范围和表现。

（3）引流是否充分。

（4）胆汁能否流入肠道。

通过各种放射学检查可以明确肝内外胆管树的解剖结构。

四、胆瘘的介入治疗

不管内瘘或外瘘，充分的引流是胆瘘治疗的关键。大部分胆外瘘只要及时解除瘘口远端的胆道梗阻，胆汁的漏出会停止而不需要外科手术治疗。然而，如果合并有持续性的黄疸、脓毒血症或电解质紊乱则应行外科治疗。Zer 等认为：①低流量瘘和高流量瘘的预后明显不同；②低流量瘘一般不需要手术干预，除非瘘持续 1 年以上；③高流量瘘必须手术治疗，最好在胆瘘发生 3 个月以后才进行；④充分引流可以避免瘘管外口过早闭合造成的感染。腹腔胆汁的外引流，选择合适的方法充分引流漏出的胆汁是最重要的治疗措施。

B 超导引下穿刺抽液和置管引流积液或脓肿是首选的治疗方法。当出现弥漫性腹膜炎、腹腔内脓肿过大不能经皮引流、脓肿内有坏死物和碎片堵塞管道时，则需要外科手术治疗。早期外科手术的治疗适用于经皮引流失败，且出现持续性高热、黄疸和胆管炎的患者，此时手术不要试图去修补瘘口，仅需要建立良好的引流就达到目的（图 7-4）。

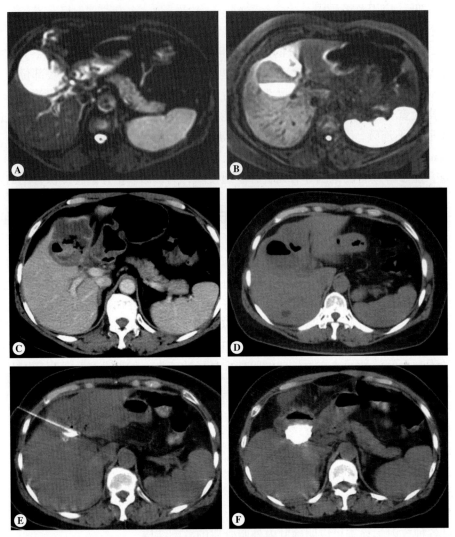

图 7-4　患者腹痛

B 超示胆囊占位收治入院。A、B. 行上腹部 MR 检查示胆囊床实质占位，考虑胆囊癌。对症及保守治疗 1 周后突发腹痛加重，伴恶心、呕吐，查体：Murph 征（＋）。C、D. 急查上腹部 CT 示胆囊结构不清，胆囊床占位内积气。CT 定位下肝内（胆囊床）占位穿刺并抽吸见胆汁样液体。E、F. 注入 5ml 对比剂示胆囊周围对比剂外渗（包裹）

　　当胆管和肠道的连续性完整且胆管远端无梗阻时，PTBD 能延长保守治疗的时间，能使胆瘘自愈，是胆瘘治疗的重要措施。

　　当胆瘘口远端存在胆道狭窄或梗阻，应及时予以处理，否则胆瘘将不能闭合。梗阻常常因残留结石或狭窄引起，残留结石可通过内镜取出，良性狭窄则可以通过 ERCP 置入内涵管或 PTBD 下行球囊扩张或支架置入治疗。恶性狭窄首选胆道支架置入治疗。

五、注意事项

　　如果患者胆瘘闭合应密切随访，定期行肝功能和放射性核素显像检查，以便发现胆道再狭窄的早期征象。黄疸加重和近端胆管扩张，需行再次介入治疗。

六、并发症及处理

1. 低钠血症 胆汁内钠浓度约为 150mmol/L，胆汁丢失会引起严重的低钠血症。

2. 营养不良和体重减轻 胆汁的主要功能是促进脂肪和脂溶性维生素的吸收，胆汁的额外丢失导致脂肪泻又会影响蛋白质和碳水化合物的吸收。当形成内瘘，特别是胆道与肠道相通，该并发症会减轻。

3. 感染 胆瘘感染有两种主要形式，第一种是因短时间的胆漏，结果污染腹腔。胆瘘液不是无菌的，它含有大肠埃希菌和梭状芽胞杆菌，胆汁进入体腔产生细菌感染及化学性炎症反应。第二种是胆管炎，机制目前仍不清楚，可能是胆道远端压力升高或胆肠瘘中肠液的反流。一定程度的胆汁淤积和梗阻亦可出现胆管炎。胆管炎的发作会伴有典型的 Charcot's 三联症（黄疸、发热和寒战）。

4. 胆石性肠梗阻 胆囊十二指肠瘘时较大胆石进入肠道可引起回肠末端的胆石性肠梗阻。因此，当术中发现胆石性肠梗阻时必须认识到同时有胆囊十二指肠瘘，应对瘘进行必要的检查和处理。

（徐家华　刘玉金）

参 考 文 献

梁力建，罗时敏，2002. 胆瘘. 中华实用外科杂志，22（9）：565 - 569.

吕毅，张晓刚，2005. 如何选择术后胆漏的治疗方法. 肝胆外科杂志，13（5）：391 - 393.

汪根树，陈规划，何晓顺，等，2004. 原位肝移植术后胆漏原因分析及预防措施探讨. 中华肝胆外科杂志，10：307 - 309.

Cozzi G，Severini A，Civelli E，et al，2006. Percutaneous transhepatic biliary drainage in the management of postsurgical biliary leaks in patients with nondilated intrahepatic bile ducts. Cardiovasc Intervent Radiol，18：627 - 642.

Oikarinen H，Paivansalo M，Tikkakoski T，et al，1996. Diological findings in biliary fistula and gallstone ileus. Acta Radiologica，37（6）：917-922.

Pfau PR，Kochman ML，Lewis JD，et al，2000. Endoseopie management of postoperative biliary complications in orthotopic liver transplantation. Gastrointest Endosc，52：55-63.

Qian YB，Liu CL，Lo CM，et al，2004. Risk factors for biliary complications after liver transplantation. Arch Surg，139：1101-1105.

Sugiyama M，Ato mi Y，Matsuoka T，et al，2000. Endoscopic biliarystenting for treatment of persistent biliary fistula after blunt hepatic injury. Gastroinest Endosc，51（1）：42.

Turrion VS，Alvira LG，Jimenez M，et al，1999. Manangement of the biliary complications associated with liver transplantation：13 years of experience. Transplant Proc，31：2392-2393.

Verdonk RC，Buis CI，Porte RJ，et al，2006. Biliary complications after liver trans-plantation：a review. Scand J Gastroenterol Suppl，41（Suppl 243）：89 - 101.

Yamashlta Y，Hamatsu T，Rikimaru T，et al，2001. BiIe leakage after hepatic resection. Ann Surg，233：45 - 50.

第四节　胰瘘的介入治疗

胰瘘（pancreatic fistula）是急慢性胰腺炎、腹部外科手术后特别是胰腺手术和外伤后严重的并发症之一。《克氏外科学》中 Yeo 和 Cameron 关于胰瘘的定义为：各种原因致胰管破裂，胰液从胰管漏出 7 天以上即为胰瘘。胰瘘分为胰外瘘和胰内瘘。胰液经腹腔引流管或切口流出体表为胰外瘘；胰内瘘包括胰腺假性囊肿、胰性胸腹腔积液及胰管与其他脏器之间的瘘，如胰气管瘘。如果胰液流入腹腔但又为周围脏器组织所包裹，则形成胰内瘘，习惯上称胰内瘘为胰腺假性囊肿，但其实质仍是胰瘘。如胰液经破裂的胰管向前流入腹腔内无组织包裹则形成胰性腹腔积液。胰管破裂后，胰液还会向后进入后腹膜，并向上进入胸腔形成胰性胸腔积液。胰液还会进入空腔脏器，形成胰肠内瘘，但较为罕见。对于胰外瘘，Howard 的定义更为具体，他认为，术后腹腔液经引流部位或切口流出超过 5 天，引流液中淀粉酶和脂肪酶的浓度 3 倍于血清值，液体量大于 10ml/24h 即可诊断为胰瘘。胰外瘘的常见疾病依次为急性胰腺炎（45%）、壶腹部周围癌（29%）、慢性胰腺炎（13%）和创伤性胰腺炎（13%）。引起胰外瘘的手术依次为胰腺假性囊肿引流术、胰十二指肠切除术、坏死性胰腺炎清创术、脾切除术、胰腺远端切除术和保留十二指肠的胰头切除术。

一、胰瘘的病因及分类

胰瘘形成的病理基础是主胰管或分支胰管的破裂或断裂，主胰管或分支胰管部分破裂的称为部分性胰瘘，丧失胰液量较少多能自然愈合；主胰管或分支胰管完全断裂的称为完全性胰瘘，丧失胰液量较多，难以自然愈合。根据胰液的流量可将胰瘘分为高流量胰瘘（>200ml/d）和低流量胰瘘（<200ml/d）。胰瘘可笼统地分为内瘘和外瘘；此外根据胰液的漏出量，Sitges-Serra 将胰外瘘分为高流量瘘（>200ml/d）与低流量瘘（<200ml/d）；又有将胰外瘘分为侧瘘与端瘘。侧瘘是指胰管与胃肠道的连续性仍存在，亦称部分瘘；端瘘是指胰管与胃肠道的连续性消失，亦称完全瘘。术后无感染的胰腺侧瘘的自愈率可达 86%，而合并感染的侧瘘在治疗 2 周后其自愈率也仅能达 53%。端瘘的患者无法自愈，并需手术治疗，如胰瘘的内引流手术或胰腺的部分切除术。

二、胰瘘的临床表现及诊断

（一）胰瘘的临床表现

1. 胰腺内瘘　胰腺与十二指肠或高位空肠形成内瘘以后，漏出的胰液直接进入肠道，可缓解原有的假性胰腺囊肿或感染的胰周脓肿带来的症状和体征，甚至自愈。如原来即无明显的临床表现，内瘘形成后未引起出血感染等并发症，患者亦无特殊表现。形成结肠内瘘时由于胰液丢失，可引起程度不同的低钠、低钾和低钙血症，以及消化不良、代谢性酸中毒、营养不良等。

2. 胰腺外瘘　大多数是在手术后发生，一般认为手术后 1～2 周是胰瘘的好发期。低流量胰瘘或小型胰瘘除可引起外瘘口周围的皮肤改变外，一般无其他临床表现，高流量胰瘘或中、大型胰瘘可以出现与结肠内瘘相似的临床表现。未与消化道相通的、纯胰腺外瘘的漏出液是无色透明的清亮液体，胰淀粉酶含量 > 20 000U/L（索氏单位，下同）；混有淋巴漏出液时，淀粉酶含量为 1000～5000U/L；漏出液呈混浊、带胆汁色、绿色或黑褐色时，表明胰液已经与肠液混合，胰酶被活化，其腐蚀性可能引起组织的破坏、大出血等并发症。如果并发出血、感染或肠瘘，则有相应的临床表现。当胰瘘引流不畅时患者可出现腹痛、发热、肌紧张、白细胞增多等症状。

（二）胰瘘的诊断

有腹部外伤、胰腺或胰腺周围脏器手术或急性出血坏死性胰腺炎病史，腹腔引流液中淀粉酶明显升高，且引流量每天超过 50ml，即可诊断为胰瘘。应密切监测腹液淀粉酶含量变化，能够及时确定胰瘘的发生及其转归趋势。应用于胰瘘的常用诊断方法有 CT、内镜下逆行胰胆管造影（ERCP）和瘘管造影。

三、胰瘘的实验室及影像学检查

（一）实验室检查

（1）手术后 7 天以上，引流液中含有胰液，淀粉酶含量＞ 1000U/L。
（2）穿刺放胸腹腔积液其淀粉酶含量＞ 5000 U/L，甚至＞ 10 000U/L。

（二）影像学检查

1. CT　首先应通过 CT 检查判断是胰外瘘还是胰腺假性囊肿，观察胰瘘周围是否有脓肿形成和坏死组织存在，大致了解假性囊肿的壁是否增厚。CT 对判断手术时机十分重要，并可揭示少见的胰内、外瘘如胰腺支气管瘘和胰腺胸膜瘘，还可通过胰腺的 CT 薄层扫描和增强扫描，进一步了解胰腺的病变与胰管的走行与变化。

2. ERCP　对于胰外瘘要了解瘘管与胰管及周围脏器的关系、瘘管有无分叉、胰瘘引流是否通畅并对端瘘和侧瘘进行区分，可行瘘管造影进行观察。对于瘘管造影不满意和胰腺假性囊肿的患者需行 ERCP 检查。在进行 ERCP 检查的同时对于近端胰管有狭窄的还可行内支架治疗，这一方法多可促进胰外瘘的自愈，在进行 ERCP 或瘘管造影时，应注意避免诱发胰腺炎。有报道在检查前后使用生长抑素及其类似物预防和治疗并发胰腺炎。

四、胰瘘的介入治疗

（一）胰瘘的内科保守治疗

1. 一般处理　禁食、胃肠减压能减少胃肠液对胰腺的刺激，在胰瘘的初期有良好作用。对高流量胰瘘者应注意纠正水、电解质失衡，维持体内稳态。

2. 营养支持　高流量胰瘘者常因大量胰液外溢，患者消化及吸收功能受影响，常发生营养不良，应给予积极补充热量、维生素、蛋白质以改善全身情况，促进胰瘘愈合。实践证明肿瘤坏死因子能抑制胰腺外分泌，减少胰瘘的引流量，缩短瘘管闭合时间。此外，肠内营养也越来越得到重视，因肠内营养可促进肠道功能恢复，保护肠黏膜屏障作用防止细菌移位，有利于预防全身炎症反应综合征及多器官功能衰竭的发生。

3. 防治感染　胰瘘合并感染常致严重后果且有较高病死率。引流液应常规做细菌培养及药敏试验，合理选择抗生素。在无培养结果时，可先经验性使用抗生素，一般感染开始多为革兰氏阴性菌及厌氧菌，首选头孢三代抗生素或氨基糖苷类抗生素加甲硝唑或喹诺酮类治疗。

4. 生长抑素类似物 胰瘘治疗中应用生长抑素类似物的主要作用为抑制胰腺分泌和松弛肠道平滑肌，其可显著减少胰瘘的发生和加快瘘口的闭合。在一项随机、前瞻性临床研究中发现，预防性地应用生长抑素可降低选择性胰腺切除术后胰瘘的发生率和死亡率。

（二）胰瘘的介入治疗

1. 经皮置管和手术引流 胰瘘可经皮置引流管引流胰液，促使瘘口闭合（图 7-5），但由于胰瘘胰液对局部组织的消化腐蚀作用，存在引流时间长、瘘管愈合慢等问题，尤其对与主胰管相通的胰瘘效果欠佳。

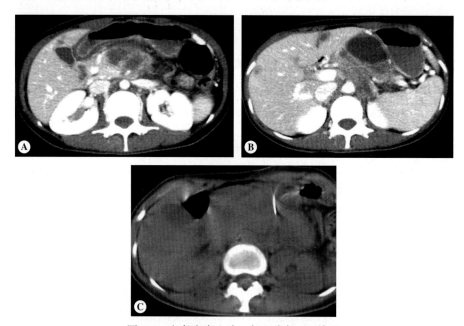

图 7-5 患者腹痛入院，行上腹部 CT 检查

A、B. 胰头及肝内占位，考虑胰腺癌肝转移，另见胃小弯侧包裹性积液，考虑胰漏；C. CT 定位下穿刺并抽吸见淡黄澄清液体，送检示淀粉酶明显升高

2. 胰管支架引流 内镜下胰管置放支架引流可解除胰管狭窄和梗阻，使胰液引流通畅，胰瘘外引流量迅速减少，瘘口很快闭合。

3. 胰瘘的内镜治疗 胰内瘘即胰腺假性囊肿。内镜下引流成功率高，经乳头和经胃壁的内镜引流两者无明显差异，成功率均较高，并发症发生率低。对与主胰管相通的胰外瘘可经内镜行鼻胰管负压引流把胰液引流到体外促使瘘管闭合，亦可行内镜下胰管支架置放引流，促使瘘口闭合。

五、注 意 事 项

胰内瘘的内镜治疗，其死亡率、严重并发症发生率低，疗效较理想。胰外瘘的内镜治疗，可行内镜下胰管支架置放引流促使瘘口闭合，疗效尚可。

六、并发症及处理

胰瘘的穿刺引流及内镜治疗，其死亡率及严重并发症发生率较低，疗效较理想。

（徐家华　刘玉金）

参 考 文 献

华积德，2002. 胰十二指肠切除术胰瘘的预防和临床进展. 现代实用医学，7（14）：338-340.

王建伟，许斌，蔡秀军，等，2003. 胰十二指肠切除术后胰漏的发生机制. 世界华人消化杂志，11（5）：589-590.

张伟，严际慎，2004. 胰瘘的诊断与治疗进展. 临床外科杂志，12（4）：246-247.

Bassi C，Dervenis C，Butturini G，et al，2005. Postoperative pancreatic fistula：an international study group（ISGPF）definition. Surgery，138（1）：8-13.

Duffas JP，Suc B，Msika S，et al，2005. A controlled randomized multicenter trial of pancreatogastrostomy or pancreatojejunostomy after pancreatoduodenectomy. Am J Surg，189（6）：720-729.

Kang CM，Kim KS，Chio JS，et al，2006. Persona experience of pancreas reconstruction following pancreaticoduodenectomy. ANZ J Surg，76（5）：339-342.

Kotwall CA，Maxwell JG，Brinker CC，et al，2002. National estimates of mortality rates for radical pancreaticoduodenectomy in 25，000 patients. Ann Surg Oncol，9（9）：847-854.

McKay A，Mackenzie S，Suthedand FR，et al，2006. Meta-analysis of pancreatojejunostomy versus pancreaticogastrostomy reconstruction after pancreaticoduodenectomy. Br J Surg，93（8）：929-936.

Shrikhande SV，DSouza MA，2008. Pancreatic fistula after pancreatectomy：evolving definitions，preventive strategies and modem management. World J Gastroenterol，14（38）：5789-5796.

Stmsberg SM，Linehan DC，Clavien PA，et al，2007. Proposal for definition and severity grading of pancreatic anastomosis failure and pancreatic occlusion failure. Surgery，141（4）：420-426.

Wente MN，Shrikhande SV，Muller MW，et al，2007. Pancreaticojejunostomy versus pancreatieogastrostomy：systematic review and meta-analysis. Am J Surg，193（2）：171-183.

第八章 乳糜胸的介入治疗

一、乳糜胸的病因及病理生理

乳糜胸是因原发或继发的淋巴系统病变导致富含脂质的淋巴液漏出到胸腔内产生的乳糜状胸腔积液。与全身血液循环系统一样，淋巴系统也是一套遍布全身组织（脑和脊髓组织除外）的网状液体循环系统。淋巴系统由淋巴管道、淋巴器官、淋巴液组成。淋巴管道由毛细淋巴管、淋巴管、淋巴干和淋巴导管组成。毛细淋巴管是淋巴管道的起始部，以膨大的盲端起始于组织间隙，收集多余的液体。其管壁由单层内皮细胞构成，内皮细胞间的间隙较大，无基膜和外周细胞，有纤维细丝牵拉，使毛细淋巴管处于扩张状态。因此毛细淋巴管壁的通透性较大，一些不易透过毛细血管的大分子物质，如蛋白质、细菌、异物、癌细胞等较易进入毛细淋巴管。淋巴管由毛细淋巴管汇合而成，管壁内面有丰富的瓣膜，可分为浅、深淋巴管两组。浅淋巴管位于浅筋膜内，与浅静脉伴行；深淋巴管位于深盘膜深面，多与深部的血管、神经等伴行。淋巴干由淋巴管汇合而成。全身各部的浅、深淋巴管汇合成 9 条淋巴干：收集头颈部淋巴的左、右颈干，收集上肢淋巴的左、右锁骨下干，收集胸部淋巴的左、右支气管纵隔干，收集下肢、盆部及腹部成对脏器淋巴的左、右腰干，收集腹部不成对脏器淋巴的肠干。9 条淋巴干汇集成 2 条淋巴导管，即胸导管和右淋巴管，分别注入左右静脉角（图 8-1）。淋巴器官有淋巴结、脾、胸腺和腭扁桃体等。淋巴结一般成群存在于较隐蔽的部位和胸、腹腔大血管附近。淋巴结的主要功能是滤过淋巴、产生淋巴细胞和参与免疫反应。脾脏是最大的淋巴器官，脾能过滤血液，除去衰老的红细胞，平时作为一个血库储备多余的血液。

淋巴系统有两大方面的重要功能：①参与免疫反应，清除体内病原体、异物等有害物质；②参与脂质、蛋白质等大分子物质的吸收、运输和循环。由于脂质大分子不能直接通过过胃肠道的静脉进入血液循环系统，腹腔内的毛细淋巴管吸收胃肠道内的脂质大分子后经过淋巴管－肠干汇入乳糜池，而收集下肢、盆部及腹部成

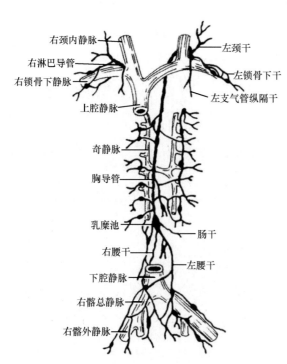

图 8-1 人体淋巴系统图

（图中标注）
右颈内静脉
右淋巴导管
右锁骨下静脉
上腔静脉
奇静脉
胸导管
乳糜池
右腰干
下腔静脉
右髂总静脉
右髂外静脉
左颈干
左锁骨下干
左支气管纵隔干
肠干
左腰干

对脏器淋巴的左、右腰干也在此汇入乳糜池，此时的淋巴液由于含有大量脂质成分，因此成为不透明的乳糜色，也被称为淋巴乳糜液。乳糜池位于第1或第2腰椎前方，主要由肠干和左右腰干汇入，而汇出的淋巴管道就是胸导管。淋巴乳糜液进入乳糜池后，继续沿胸导管穿过膈的主动脉裂孔进入胸腔，在食管后脊柱前行走于主动脉与奇静脉之间，在第4或第5胸椎水平转至椎体左侧再向上汇入左颈内或左锁骨下静脉。胸导管在解剖上可以有不同的变异，根据尸体解剖研究，乳糜池和胸导管在临床解剖中主要有五种结构（图8-2）。由于各种原因流经胸导管回流的淋巴乳糜液外漏并积存于胸膜腔内称为乳糜胸。

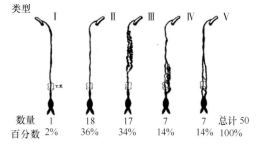

图 8-2 50例尸检发现的胸导管5种常见结构
资料来源：Chen El, et al, 2011. Semin Intervent Radiol, 28（1）: 63-74

乳糜胸的发生与胸导管损伤或闭塞有关。手术中医源性损伤胸导管是产生乳糜胸的最常见原因。由于胸导管与食管在解剖结构上相近，因此食管癌手术最容易损伤胸导管而产生乳糜胸，据报道发生率可达0.4%～2.6%。肺癌手术中，由于扩大切除和广泛淋巴结清扫，使肺癌术后发生乳糜胸的概率有所增加，可达0.1%～1.5%。此外纵隔手术、心脏手术也可能损伤胸导管产生乳糜胸。除手术外，外伤（如胸椎骨折）、纵隔肿瘤、淋巴肿瘤、淋巴系统发育异常也可能导致胸导管损伤或堵塞，从而产生乳糜胸。

乳糜胸对人体的影响主要由乳糜液的漏出量、漏出速度和漏出持续时间决定。大量的乳糜液可对人体产生以下影响：

（1）大量的乳糜液可压迫肺组织，产生肺通气和换气障碍，导致机体缺氧；压迫纵隔和心脏，使心脏大血管移位、心脏大血管舒张功能不全，导致心排血量减少和循环不足。

（2）由于大量的脂质和蛋白成分漏出，可产生低蛋白血症、血容量不足、电解质紊乱、酸中毒等，严重可诱发肾功能不全。

（3）由于大量淋巴液丢失可导致淋巴细胞和抗体减少，加之低蛋白血症，以及患者术后的创伤和基础病的影响，使患者免疫力下降，容易发生细菌和病毒感染。

二、乳糜胸的诊断

乳糜胸的诊断并不困难，通过手术或外伤史、典型外观和特征性的实验室检查大多能够明确定性诊断，但定位诊断较为困难。患者如果有胸部手术史，或胸部外伤（尤其是后纵隔和胸椎外伤）后，出现胸腔积液引流量增多或持续时间较长，均应该怀疑有乳糜胸的产生。若患者为禁食状态，乳糜液的外观可为淡红色或淡黄色，若患者饮食，尤其含脂质成分较高的食物，积液可呈乳糜色。除上述外，实验室检查是诊断乳糜胸的重要依据。对引流液进行乳糜定性试验、三酰甘油定量检查和苏丹Ⅲ染色对确诊具有重要意义。乳糜定性试验（＋）、三酰甘油定量＞1.24mmol/L（或110mg/dl）和苏丹Ⅲ染色（＋），是诊断乳糜胸的重要依据。此外，影像学检查包括淋巴管造影和核素现象，因为操作复杂，费用较高，一般不作为首选的诊断方法。淋巴管造影能够显示胸导管破裂或阻塞的部位，可作为胸导管受损的"金标准"，但操作较为复杂（图8-3）。核素淋巴显像也可以诊断乳糜胸、

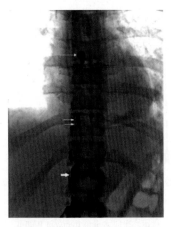

图 8-3　淋巴造影显示乳糜池
（粗箭头）、胸导管（单箭头）
和胸导管漏出部位（双箭头）

资料来源：Kurklinsky AK, et al, 2011.

Vasc Med, 16（4）：284-287

腹腔积液的存在，并且部分患者可以大致进行定位，此项检查操作较淋巴管造影简单，但受设备等限制，只有部分医院能够开展。近几年来，磁共振乳糜池及胸导管成像技术逐渐在临床应用且受到重视，重 T_2 加权像（MRCP 成像方式）对乳糜池的显示能够达到 90% 以上，并且能够显示胸导管损伤的部位。

三、乳糜胸的介入治疗

乳糜性胸腔积液最常见的原因是胸腹手术后胸导管损伤所致，据报道普胸手术后发生率可达 0.42%，食管手术后可达 3.9%。其他少见原因可包括淋巴系统阻塞，如淋巴瘤、淋巴管瘤病、结节病、先天性畸形、特发性原因等。乳糜胸的每日漏出量若超过 1000ml，内科保守治疗不能控制时，就会对生命产生威胁。国外有文献报道乳糜胸的内科保守治疗总有效率小于 50%，对于高渗出性的有效率更低，往往要进行积极的外科或介入干预。外科开胸或胸腔镜下胸导管结扎是治疗乳糜胸的传统外科方法，但创伤和失败率较高。1998年，COPE 等首次报道了经皮胸导管栓塞术的成功。此后又有陆续类似报道，并且显示出此种方法的安全性和有效性。但由于其操作的复杂性，这种方法仍然没有普及。Cope 和 Kaiser 报道此方法的成功率为 71%，并且对于部分手术失败的患者，仍能够成功栓塞。最近报道的一项包括 105 例患者的临床研究显示，经皮胸导管栓塞术（TDE）和胸导管破坏术（TDD），两项技术的总的技术成功率为 79%。结合国内外文献，乳糜胸的介入治疗方法主要包括 TDE、TDD、经静脉逆行胸导管栓塞术（TRE）。

TDE 作为使用最多的介入治疗方法，手术前最重要的环节是对乳糜池的影像学评估。早期的报道中，患者在行 TDE 前要先进行淋巴造影，显示乳糜池形态和位置。然而，由于此项检查的操作复杂，且淋巴造影的影响因素较多，传统的淋巴造影对乳糜池的显示率较低，这大大影响了 TDE 治疗的成功率。近年有报道使用 MRI 评估乳糜池代替淋巴造影。对于乳糜池显示不佳的患者，可使用 TDD、TRE 作为补充，这提高了介入治疗的成功率。近年介入治疗乳糜胸的报道越来越多，已经开始受到临床的重视。

（一）适应证和禁忌证

1. 适应证　对于胸导管栓塞的适应证目前未见统一共识，如下情况可以考虑行胸导管栓塞术。

（1）乳糜液漏出量较大，每日＞ 1000ml，经保守治疗 1 周无效。

（2）患者在保守治疗期间出现明显低蛋白血症、电解质及代谢紊乱、血容量不足，危及生命者。

（3）保守治疗无效且手术风险较大或不接受手术者。

（4）手术后乳糜液漏出量无明显减少者。

2. 禁忌证　乳糜胸介入治疗的禁忌证与其他腹部穿刺性操作类似，无绝对禁忌证，如下情况可作为相对禁忌证。

（1）有碘剂过敏史。

（2）严重凝血功能障碍。

（3）经淋巴管造影或重 T_2 加权 MRI 不能显示乳糜池和（或）胸导管。

（4）不适合进行经皮穿刺的其他情况，如不能穿刺到位、脓肿等。

（二）术前准备

1. 术前相关化验检查　血常规、凝血功能、肝肾功能、电解质等。

2. 术前相关的影像学检查　术前检查中最重要的是对乳糜池和胸导管的显示和评估。对于乳糜池和胸导管的显示，可使用淋巴造影和（或）MRI 检查。

（1）淋巴造影方法：常规碘剂过敏试验后，消毒皮肤。自第 1、2 趾间蹼下注入亚甲蓝与 1% 利多卡因混合液 0.5ml 作为引导。注入 1% 利多卡因局麻后，解剖分离淋巴管长约 1cm，尽量去除淋巴管周组织并预置固定线和牵引线以利于穿刺。轻轻牵拉牵引线并按摩引导注射点处皮肤使淋巴管暂时扩张，取 23 号头皮针连接注射器，内预置 2ml 生理盐水，使穿刺针与淋巴管保持平行进针，进入淋巴管 0.5cm 后，推注少量生理盐水，见淋巴管扩张，证明穿刺成功。固定淋巴管与穿刺针。穿刺针连接到恒速注射泵上，以 0.13ml/min 流率恒速注入 40% 碘化油对比剂，单侧注入约 8ml。注射对比剂时，在透视下动态观察对比剂的流动和淋巴管与胸导管的显影情况并摄片。至胸导管完全显影后，停止注射对比剂。造影后 24 小时及 72 小时再次摄胸部正位平片，以协助诊断。胸导管造影可显示下列异常：①胸导管破裂，对比剂外溢；②胸导管梗阻、中断或狭窄；③胸导管的变异或畸形。结合临床病史，可以对病变做出明确诊断。

（2）MRI 检查方法：MRI 显示乳糜池要使用类似于磁共振胆管成像（MRCP）检查的重 T_2 加权像（三维、自由呼吸、重 T_2，单次触发快速自旋回波序列 SSFE）。一般乳糜池在 MRI 上的影像学表现为：位于胸 12 至腰 1 范围内椎体前缘或前侧缘的囊状高信号影，而胸导管则表现为椎体前缘偏左的管状高信号影（图 8-4）。

与传统淋巴造影相比，重 T_2 加权像显示胸导管和乳糜池的优点包括：①避免了侵袭性的淋巴管造影及其带来的并发症；②对胸导管、乳糜池和淋巴管更高的显示率，Erden 等报道重 T_2 加权像对腹部淋巴干和乳糜池的显示率可达 96%，传统的淋巴造影显示率只有 53%，而 CT 扫描只有 1.7%；③能够三维显示；④快速获取解剖信息。

缺点包括：①与淋巴管造影相比，其成像的空间分辨率较低；②不能实时显示乳糜池和淋巴管走行。

（3）核素淋巴显像：通过自双足第 1、2 趾间皮下分别注入示踪剂 ^{99m}Tc- 硫化锑或 ^{99m}Tc- 右旋糖酐 37MBq，体积小于 1.0ml。注射后活动 15 ～ 30 分钟行全身或局部显像，然后根据病情在 24 小时内采集延迟静态图像若干。胸（腹）腔内见异常放

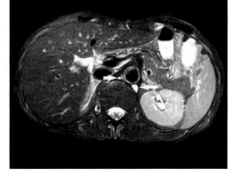

图 8-4　重 T_2WI 显示椎体左前方、主动脉后方可见较大乳糜池（长箭头），还可见一小的乳糜池位于椎体正前方、主动脉右侧（短箭头）

资料来源：Praveen Al, et al, 2012. Indian J Radiol Imaging, 22：89-92

射性示踪剂分布者为阳性，诊断为乳糜性胸腹腔积液；反之为阴性。漏出部位按下列标准判断：①直接征象，见示踪剂由该处漏出；②间接征象，淋巴结构异常。核素淋巴造影对诊断乳糜性胸腹腔积液有较高的特异性，但由于其空间分辨率低，对经皮穿刺乳糜池或胸导管行介入治疗指导价值不大。

（三）介入操作步骤

1. 进行单足或双足淋巴管置管行淋巴造影　显示乳糜池和胸导管。近年来有文献报道在术前行重 T_2WI 淋巴管成像能够清晰显示乳糜池和胸导管，也可作为乳糜池穿刺定位用。

2. 乳糜池穿刺 - 胸导管栓塞术　这是国际上大部分文献描述的栓塞方法。使用外径21G 或 22G、长度 15 ～ 20cm 的 Chiba 针在透视引导下穿刺，已行淋巴造影的患者可在造影引导下实时穿刺，术前行 MRI 乳糜池成像的患者要根据术前乳糜池的解剖位置穿刺，穿刺到位后可注射对比剂证实。穿刺时要注意调整角度，避免穿刺到腹主动脉。穿刺成功后，可沿穿刺针置入微导丝（一般选择 0.018in 微导丝较好）上行进入胸导管，然后使用交换技术置入微导管。微导管置入胸导管后，即可行胸导管造影。胸导管造影时要注意注射剂量不要过大，注射速度不要过快，使用 1ml 或 2.5ml 注射器即可。注射后可显示淋巴液漏出的部位。明确胸导管破口部位后，即可对胸导管进行栓塞。一般栓塞破裂口近端即可，若微导管能超选择插管到破裂口远端，亦可对远端进行栓塞。栓塞材料可使用微弹簧圈、NBCA、Glubran 或 ONYX 胶，或弹簧圈 + 胶联合栓塞。ONYX 可选择 18- 或 34- 的型号。使用氰基丙烯酸异丁酯（NBCA）栓塞时，由于 NBCA 在胸导管内的凝固时间相对于在血液中更长，Chen 等建议使用 1 ： 1 浓度的 NBCA 胶进行栓塞（图 8-5）。

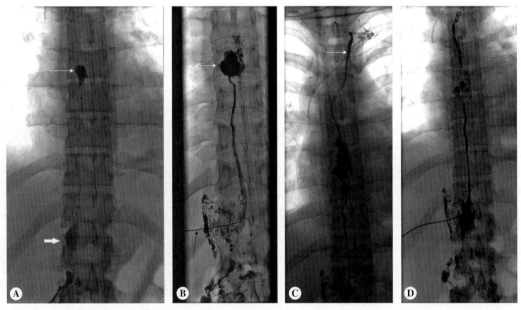

图 8-5　A. 淋巴造影显示乳糜池、胸导管和胸导管局部膨大，远端未显影；B. 透视下穿刺乳糜池并置入微导管，造影显示局部对比剂外溢；C. 微导管超选择插管至胸导管漏出远端，造影显示胸导管远端显影正行；D. 使用弹簧圈栓塞胸导管破裂部位近、远端，栓塞后再次造影显示原病变部位无对比剂外溢

资料来源：Kurklinsky AK, et al, 2011. Vasc Med, 16（4）：284-287

3. 颈左侧锁骨下静脉胸导管逆行插管栓塞术 除乳糜池穿刺插管技术外，还有少数文献报道经左侧锁骨下静脉行胸导管逆行插管栓塞术。当患者乳糜池发育不明显时，或者患者有凝血功能障碍，使用经肝或经胃肠道穿刺有大出血风险时，经静脉逆行插管胸导管栓塞是可以选择的一种方式。可选择左侧肱静脉为穿刺血管。穿刺成功后，可引入 4～5F Cobra 或 Hunthead 导管在左侧颈静脉角处寻找胸导管开口。当胸导管开口插管成功后，可使用对比剂造影证实。然后可通过微导管超选择插管至胸导管内，如果微导管内抽出清亮黄色液体可证实微导管进入胸导管。微导管内超选择性造影能够进一步明确胸导管破裂的部位，微导管要超过胸导管的破口进行栓塞，栓塞材料可选择微弹簧圈或 NBCA（图 8-6）。以后的操作与经乳糜池穿刺–胸导管栓塞术类似。

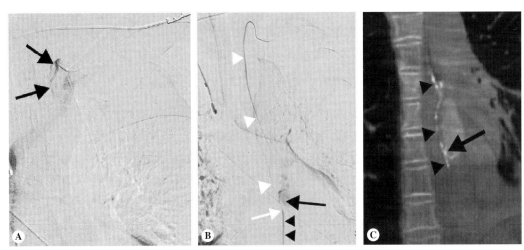

图 8-6 A. 左侧肱静脉穿刺置管，使用 5F 导管寻找胸导管开口（箭头）；B. 微导管超选择插管至胸导管内，回抽出淡黄色液体，造影显示胸导管及对比剂外溢（长箭）；C. 使用 NBCA 胶栓塞后 CT 扫描显示胸导管内栓塞剂覆盖漏出部位（长箭）

资料来源：Koike Y, et al, 2013. J Vasc Interv Radiol, 24（1）：135-137

（四）介入手术操作注意事项

淋巴管造影需要耐心和精细的操作才能提高淋巴管穿刺的成功率。若使用 MRI 引导，在行乳糜池成像时要使用类似 MRCP 的重 T_2 加权像，要在 L_1～L_2 的椎体前部仔细观察，寻找乳糜池。要寻找合适的穿刺点和穿刺路径，尽量避开重要脏器和大血管。与普通血管相比，乳糜管和胸导管管壁相对较薄弱，因此插管时要使用微导管，应操作轻柔。在行胸导管造影时推注对比剂轻柔，避免引起胸导管更大的损伤或其原来的破口进一步增大。

（五）介入术后常规处理

（1）术后行心电监护，吸氧并卧床休息，酌情使用止血药物。由于穿刺经过肝脏或腹腔脏器，可能损伤大血管。因此术后要严密监测患者血压、心率，以便及早发现腹腔或腹膜后出血。

（2）术后继续胸腔引流，注意观察引流液的量有无减少。一般胸导管成功栓塞后，乳糜性胸腔积液的分泌会明显减少，当胸腔积液减少至＜100ml 时，可拔出胸腔引流管。

（3）术后要继续内科保守治疗：低脂饮食或全胃肠外营养；纠正低蛋白血症；使用

生长抑素。

（六）介入相关并发症及其处理

1. 近期并发症

（1）穿刺针经腹穿刺时可能伤及肝、胃肠道及大血管等，可导致腹腔出血、胃肠道穿孔、腹膜炎等。认真仔细的术前影像学评估和安全的进针路线设计能够减少此类并发症的发生，术后密切观察生命体征能够及早发现此类并发症。

（2）肺动脉栓塞：在注射液态栓塞剂时，栓塞剂可通过胸导管进入静脉系统，进而栓塞肺动脉。由于胸导管栓塞使用的栓塞剂总量较少，因此一般不产生有临床症状的肺栓塞。

（3）穿刺部位出现乳糜液漏。一般来讲，胸导管栓塞后直接拔出穿刺针或导管并不会导致明显乳糜液漏，但在文献中有观察到此类现象发生。因此有学者认为穿刺乳糜池下部或腰干能够减少此类情况的发生。

2. 远期并发症

（1）下肢慢性淋巴性水肿：由于胸导管被栓塞，若淋巴侧支代偿不佳，可能会导致双下肢淋巴性水肿。Chen 等报道，远期随访中发现有 4/57 发生慢性下肢水肿。

（2）慢性腹泻：胸导管栓塞可能会影响肠淋巴干的回流，导致肠道对脂质等大分子的吸收障碍，导致慢性腹泻。Chen 等报道，远期随访中发现有 7/57 诉有慢性腹泻。

（3）腹胀：栓塞后可因淋巴回流障碍导致胃肠道水肿，产生腹胀症状。Chen 等报道中，远期随访发现有 3/57 诉有慢性腹泻。

四、疗效评价

评价疗效最重要和直接的指标是乳糜性胸腔积液引流量的减少。一般栓塞成功后，胸腔积液引流量会迅速减少，5～7 天可以拔出引流管。患者血浆蛋白水平逐渐升高，体重逐渐增加，胸闷气急缓解均能反映出临床有效。

（周　兵　程永德）

参 考 文 献

Binkert CA, Yucel EK, Davison BD, et al, 2005. Percutaneous treatment of high-output chylothorax with embolization or needle disruption technique. J Vasc Interv Radiol, 16（9）: 1257-1262

Cerfolio RJ, Allen MS, Deschamps C, et al, 1996. Postoperative chylothorax. J Thorac Cardiovasc Surg, 112: 1361-1365; discussion 1365-1366.

Chen E, Itkin M, 2011. Thoracic duct embolization for chylous leaks. Semin Intervent Radiol, 28（1）: 63-74.

Christodoulou M, Ris HB, Pezzetta E, 2006. Video-assisted right supradiaphragmatic thoracic duct ligation for non-traumatic recurrent chylothorax. Eur J Cardiothorac Surg, 29（5）: 810-814.

Cope C, 1998. Diagnosis and treatment of postoperative chyle leakage via percutaneous transabdominal catheterization of the cisterna chyli: a preliminary study. J Vasc Interv Radiol, 9: 727-734.

Cope C, Kaiser LR, 2002. Management of unremitting chylothorax by percutaneous embolization and blockage of retroperitoneal lymphatic vessels in 42 patients. J Vasc Interv Radiol, 13: 1139-1148.

Doerr CH，Allen MS，Nichols FC Ⅲ，et al，2005. Etiology of chylothorax in 203 patients. Mayo Clin Proc，80（7）：867-870.

Erden A，Fitoz S，Yagmurlu B，et al，2005. Abdominal confluence of lymph trunks：detectability and morphology on heavilyT_2-weighted images. AJR Am J Roentgenol，184：35-40.

Itkin M，Kucharczuk JC，2010. Thoracic duct embolization（TDE）for non-traumatic chylous effusion：experience in 31 patients. Chest，138（4Suppl）：654A.

Itkin M，Kucharczuk JC，Kwak A，et al，2010. Nonoperative thoracic duct embolization for traumatic thoracic duct leak：experience in 109 patients. J Thorac Cardiovasc Surg，139（3）：584-589；discussion 589-590.

Koike Y，Hirai C，Nishimura J，et al，2013. Percutaneous transvenous embolization of the thoracic duct in the treatment of chylothorax in two patients. J Vasc Interv Radiol，24（1）：135-137.

Kurklinsky AK，McEachen JC，Friese JL，2011. Bilateral traumatic chylothorax treated by thoracic duct embolization：a rare treatment for an uncommon problem. Vasc Med，16（4）：284-287.

LoukasM，Wartmann CT，Louis RG Jr，et al，2007. Cisterna chyli：a detailed anatomic investigation. Clin Anat，20（6）：683-688

Maldonado F，Cartin-Ceba R，Hawkins FJ，et al，2010. Medical and surgical management of chylothorax and associated outcomes. Am J Med Sci，339：314-318.

Mittleider D，Dykes TA，Cicuto KP，et al，2008. Retrograde cannulation of the thoracic duct and embolization of the cisterna chyli in the treatment of chylous ascites. J Vasc Interv Radiol，19：285-290.

Praveen Al，Sreekumar KP，Nazar PK，et al，2012. Technical note：thoracic duct embolization for treatment of chylothorax：a novel guidance technique for puncture using combined MRI and fluoroscopy. Indian J Radiol Imaging，22：89-92.

Thompson KJ，Kernstine KH，Grannis FW Jr，et al，2008. Treatment of chylothorax by robotic thoracic duct ligation. Ann Thorac Surg，85（1）：334-336.

Verma SK，Mitchell DG，Bergin D，et al，2009. Dilated cisternae chyli：a sign of uncompensated cirrhosis at MR imaging. Abdom Imaging，34（2）：211-216.

第九章 吻合口狭窄的介入治疗

吻合口狭窄指消化道肠管疾病外科手术后近期及远期产生吻合口区域肠管狭窄，引起肠道梗阻导致进食及排便困难，是外科术后最常见的并发症之一，给患者带来巨大的痛苦，一直是临床亟待解决的难题。

一、吻合口狭窄的病因及病理生理

食管、胃切除术后吻合口狭窄原因多为胃、肠壁上开口过小，缝合时胃、肠壁内翻过多，缝合处胃、肠壁炎性水肿与痉挛，吻合口血肿或周围脓肿及肿瘤复发、瘢痕体质等原因引起。根据其病因，吻合口狭窄分类：炎性狭窄、瘢痕狭窄、复发狭窄、功能性狭窄等。

二、吻合口狭窄的临床表现及诊断

1. 吻合口狭窄的临床表现 食管、胃术后吻合口狭窄主要表现为餐后上腹饱胀、呕吐，吐出物为食物。由于手术原因所致胃肠壁开口过小或内翻过多所致梗阻出现症状时间较早，一般在术后 2～3 天内开始，且为持续性、不能自行缓解；因炎性水肿和痉挛所致梗阻，症状往往在术后 6～10 天才出现，多为暂时性，经有效的胃肠减压 1～2 周一般能解除梗阻。而脓肿、炎症压迫所致的梗阻症状常常很难自行缓解。肿瘤复发吻合口狭窄一般临床症状出现要晚，通常几个月或更晚才出现，而且逐渐加重。下消化道吻合口狭窄主要表现为排便困难、腹胀。

2. 吻合口狭窄的临床诊断

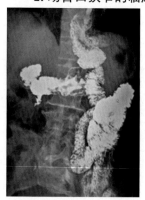

图 9-1 口服碘化醇上消化道造影，可见吻合口、旷置胃及出入袢小肠

（1）手术病史及临床症状。

（2）影像学检查：腹部平片、消化道造影及 CT 检查，特别是碘剂消化道造影检查，其能够清晰显示吻合口位置、狭窄程度、形态、大小等及两侧肠道的功能情况，特别是排除远侧肠管是否存在多处狭窄或病变（图 9-1），为扩张、置管及支架置入提供最全面的解剖信息。消化道造影最好介入术者亲自参与，并与家属充分沟通。

（3）内镜检查：能够明确狭窄诊断，必要时可活检除外复发。

3. 胃毕 Ⅱ 式手术常见各种吻合术式 吻合口狭窄介入治疗：术前了解外科术式是非常重要的，输入袢、输出袢肠管的判断、吻合器使用情况、是否应用捆扎线，以及是否存在侧侧吻合等将直接决定介入治疗方案的选择（图 9-2）。

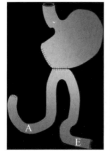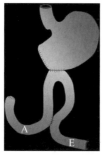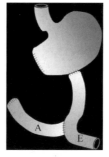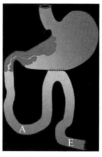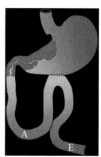

图 9-2　常见毕Ⅱ式手术吻合口示意图

A：输入袢；E：输出袢

三、吻合口狭窄的介入治疗

术后吻合口发生狭窄，其性质往往一时不易确定。大多数患者经保守治疗后梗阻症状可以自行消失，包括禁食、胃肠减压、高渗盐水洗胃、肠外营养支持、酌情使用抗生素等。经上述治疗 2～3 周症状仍无改善者，应排除残胃功能型滞留。术后吻合口狭窄的治疗可分为手术治疗和保守治疗两大类。由于二次手术治疗给患者带来的肉体创伤、精神痛苦、经济负担及不可预知的手术并发症，目前临床较少采用。在影像设备引导下各种微创治疗手段，如球囊扩张术、内镜下探条扩张术，以及营养管、肠梗阻导管置入术及肠道支架置入术等被广泛应用。

（一）吻合口狭窄扩张术

1. X 线引导下球囊扩张术　对于术后吻合口良性狭窄，目前普遍认为首先采用单纯性球囊扩张术，轻易不予内支架置入治疗。术前准备：常规消化道造影及点片，了解吻合口狭窄及肠管通畅情况。常规做血常规及出凝血时间检查。禁食 4 小时以上，术前肌内注射地西泮和盐酸山莨菪碱。操作步骤：患者仰卧于 DSA 机床上，用 2% 利多卡因行咽喉表面麻醉，有义齿者取出移动性义齿，放置开口器。取半侧卧位在 X 线电视监护下，用超滑导丝将 5F 导管送入胸腔胃内，退出导丝，经导管注入适量对比剂，确定导管进入胃腔内，边推造影对比剂边后退导管，定位狭窄段后，更换加强导丝，退出导管，固定导丝，沿加强导丝送入合适规格的球囊导管，将球囊固定于狭窄处。缓慢推注对比剂加压扩张球囊，直至球囊切迹基本消失为止（图 9-3），每扩张一次加压 8 分钟左右，间隔 2～3 分钟，共 3 次。术后处理：球囊扩张后立即口服对比剂造影，了解食管通畅情况，发现有无食管破裂及黏膜下血肿。术后 2 小时可进食，先进流质或半流质饮食，逐渐过渡到软食，饮食原则：少食多餐，易消化高营养食物。

介入性球囊扩张技术临床应用体会：

（1）早经口进食：术后长时间不经口进食，使吻合口不能早期运动扩张而致疗效欠佳。一般 1 个月内不扩张，防止发生吻合口瘘，最好在术后 2～3 个月进行。

（2）术中必须随时清除口部反流出的液体，防止误吸入气管。

（3）放入食管的导丝导管一定要确认放入胃内，否则不能轻易用球囊导管扩张。

（4）狭窄较为严重患者，可先用小球囊扩张，循序渐进地再用大球囊扩张。

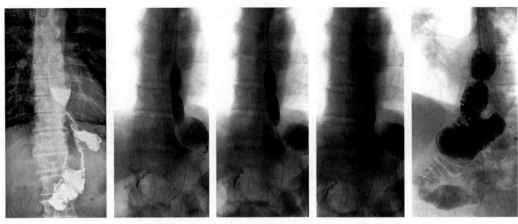

图 9-3　吻合口狭窄，球囊扩张，蜂腰逐渐消失，再次造影示对比剂通过良好

（5）把握扩张成功的症状标志。狭窄区的撕裂、烧灼样疼痛可以作为扩张有效的良好标志，一般无需特别处理。

（6）食管良性吻合口狭窄，球囊扩张和支架置入的合理应用。

（7）对于球囊扩张效果差的病例，可能与食管扩张后修复组织过度生长或纤维瘢痕组织的过度形成有关，这种情况可考虑手术或放疗。

（8）掌握预防并发症的相关措施。扩张时动作轻柔，控制好恰当的加压力度及采用逐步扩张的方法，是预防相对狭窄部位破裂的关键因素，术后口服庆大霉素及常规使用抗生素，也是预防感染的有效措施。球囊扩张治疗疗效各家报道不一，这与很多技术应用及操作细节有关系，如球囊导管直径的选择、每次治疗扩张的次数和时间的选择及狭窄的病程等。

2. 内镜下扩张器扩张术　随着内镜技术的发展，在内镜引导下应用探条扩张器进行食管癌、贲门癌术后吻合口狭窄的扩张治疗，是目前应用较为广泛的方法之一。结肠术后吻合口狭窄有管状狭窄及膜状狭窄两种类型。对膜状狭窄的治疗用扩张管扩张吻合口即可治愈；对于管状狭窄的治疗较困难，需要耐心地用不同粗细的扩张器逐步进行扩张，1～2周后更换较粗的扩张管，直到满意为止。

常规体位在内镜直视下将扩张器强行而又缓慢地通过狭窄口，使狭窄部的瘢痕组织松解及部分撕裂，从而达到吻合口狭窄处扩张的目的。该法的关键是必须找到并确认狭窄的吻合口，切忌盲目插入引导钢丝进行扩张。特别是重度狭窄患者和颈部吻合术后发生吻合口瘘的患者。因此吻合口狭窄扩张前，建议常规行上消化道造影了解吻合口具体情况。在操作时，结合造影图建议首先应用活检钳寻找并插入吻合口，因活检钳闭合时，前端为圆形球状，加之活检钳本身的柔软和弹性，大胆置入既不会损伤食管壁，又能增加进入狭窄吻合口的可靠程度，不致出现穿孔等严重并发症。经内镜观察和寻找吻合口，视野清晰，直视下插入引导钢丝；引导钢丝头钝，并有软弹簧，可顺利通过变形吻合口；扩张器中央有孔道，在引导钢丝引导下插入，前细后粗，柔软可曲，无损伤管壁之虑；这些使得扩张治疗安全、可靠、准确、有效、成功率高、副作用小，患者痛苦小，易于接受。此外，可以同时通过内镜诊断吻合口是否复发，对于非复发的吻合口狭窄，内镜下的探条扩张术不失为一种较好的治疗手段。

（二）吻合口狭窄空肠营养管置入术

对于部分不适宜或不选择扩张术及支架置入术患者，由于吻合口狭窄不能进食可以考虑经狭窄吻合口置入小肠营养管。考虑狭窄远侧小肠的显示问题，X线引导下置入方法是唯一的选择。通常术前要求常规的碘剂全消化道造影，全面了解吻合口上下及远端肠管的情况，避免存在未知的多段、多点狭窄。置管过程中，X线引导下应用导管、导丝配合技术，通过狭窄或成角的吻合口，然后再沿导丝将鼻营养管引入空肠。操作过程中必须实时造影并小心轻柔，避免导丝盲目插入引起穿孔；此外，结合手术术式要求造影明确吻合口出入袢小肠，营养管尽量放置在出袢小肠。营养管头位置要合适，置管完毕要求造影核实图（9-4）。

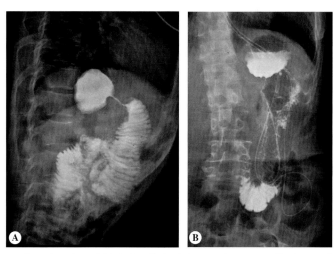

图9-4 毕Ⅱ式，出入袢均狭窄，侧侧吻合不明确，给予同侧鼻孔双管置入

（三）吻合口狭窄肠梗阻导管置入术

肠梗阻导管是近年来广泛应用于临床治疗肠梗阻的多腔引流管。对于小肠远端、回盲部及升结肠区域的恶性肿瘤术后粘连、复发导致的吻合口狭窄，由于传统的胃肠减压及灌肠效果有限，肠梗阻导管逐渐显露出其重要价值。3m长的导管不仅可以深达远端吸引减压，必要时可以人为建立胃肠管-导管回抽食物排泄自循环，为患者提供必要的对症治疗（详见恶性肠梗阻介入治疗章节）。

（四）吻合口狭窄金属支架置入术

对于吻合口良性狭窄，一般情况下轻易不给予内支架置入治疗。但是由于狭窄程度严重，反复球囊扩张无效，特别是大量的术后癌瘤复发吻合口狭窄，暂时性金属内支架成形术及永久性金属内支架成形术成为解决进食、提高生活质量的首选方法。

部分难治性食管癌术后吻合口狭窄患者，经多次扩张无效，可采用暂时性金属内支架治疗，支架放置后，持续扩张狭窄段，2～3周后，取出支架。支架长度宜短不宜长，直径不宜过大，形状宜选用杯口球头或双球头支架，以覆膜支架最佳。对于吻合口复发的病例永久性金属内支架成形术可视具体病情选用（图9-5）（详见食管梗阻介入治疗章节）。

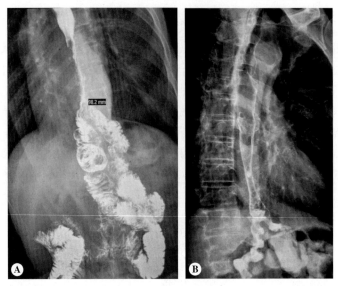

图9-5　食管空肠吻合，吻合口残端食管癌复发狭窄，食管支架置入，对比剂及进流食通畅

（杨　光　王　宁）

参 考 文 献

程英升，李明华，庄奇新，等，2001.上胃肠道良性狭窄的介入治疗随访研究和评价.中华放射学杂志，35：774.

程英升，杨仁杰，李明华，等，1999.暂时性内支架治疗食管良性狭窄疗效分析.介入放射学杂志，8（1）：31-33.

崔进国，孙兴旺，王秀英，等，1999.金属内支架在良性食管狭窄中的应用.中华放射学杂志，33（8）：553-557.

韩新拜，吴刚，高雪梅，等，2005.食管-胃吻合口严重瘢痕性狭窄大球囊过度扩张治疗.介入放射学杂志，14（2）：160-162.

凌永志，牛连夫，王峰，2007.介入治疗食管癌术后吻合口瘘及狭窄的临床价值.临床和实验医学杂志，6（6）：44-45.

娄雪磊，寇志平，闫瑞香，等，2006.X线下球囊导管扩张术治疗食管胃吻合狭窄.河南外科学杂志，12（5）：8-9.

戎铁华，1995.食管癌和贲门癌术后吻合口狭窄外科治疗.癌症，14（4）：280.

王夫景，杨茂鹏，于洪亮，等，2009.低位结直肠癌Dixon术后吻合口狭窄的原因.中国普通外科杂志，16：370-372.

王厚峋，1997.纤维内窥镜扩张治疗食管胃吻合狭窄66例经验.中华胸心外科杂志，13（2）：101.

杨仁杰，张宏志，黄俊，等，1995.被覆支架成形在食管癌姑息治疗中的应用.中华放射学杂志，29（7）：461-464.

第十章　吻合口瘘的介入治疗

瘘指身体内因发生病变而向外溃破所形成的管道，病灶里的分泌物由此流出。术后吻合口瘘是消化道重建术后最常见的严重并发症之一。术后吻合口瘘分为颈部吻合口瘘、胸内吻合口瘘、腹腔及盆腔内吻合口瘘等，胸内吻合口瘘一旦发生，诊断、处理不及时，病死率较其他部位吻合口瘘更高。文献报道，食管癌术后吻合口瘘的发生率为 8% ~ 24%，病死率为 11.0% ~ 35.7%。结直肠癌术后吻合口瘘发生率为 2.9% ~ 10.2%。

一、吻合口瘘的病因及病理生理

（一）病因

消化道疾病术后发生吻合口瘘为严重并发症之一，处理不及时或不正确可能危及患者生命。吻合口瘘的常见原因包括：①吻合口血供差，包括食管、胃游离过程中，组织挫伤、血肿形成，损伤主要滋养血管等；②吻合口张力大，胃游离不充分，未选择合适的管状胃上提途径；③严重感染，不能有效控制术后感染，导致组织水肿、缺血和缺氧；④器械因素，型号不合适的吻合器可导致消化道黏膜撕裂；⑤术者颈部手工吻合的技巧和娴熟程度，吻合口与胸顶切口四周筋膜固定，消除吻合口瘘液流入胸腔造成纵隔感染和脓胸；⑥胸廓入口较窄，入口狭窄压迫致吻合口缺血；⑦全身营养状况，患者全身营养状况差、免疫力低、组织愈合能力差；⑧患者合并慢性基础疾病，如糖尿病、高血压、慢性支气管炎、肝硬化等。有文献报道 1208 例食管癌患者术后吻合口瘘 Logistic 回归风险多因素分析结果显示，术前进行放疗（$P=0.000$，$OR=45.85$）、呼吸系统基础疾病（$P=0.000$，$OR=18.49$）、术前血清清蛋白水平（$P=0.000$，$OR=15.32$）、手术时间大于或等于 4.5 小时（$P=0.000$，$OR=7.14$）、吻合部位（$P=0.000$，$OR=3.48$）、管胃上行途径（经胸骨后或经食管床）（$P < 0.05$，$OR=2.33$）等因素是食管癌术后吻合口瘘发生的独立危险因素。

（二）病理生理

患者术后机体的应激反应、长时间禁食、大量的能量消耗及大剂量抗生素的应用等多种因素共同作用，使患者本身营养不良状况进一步加剧，导致患者免疫功能下降、吻合口瘘发生率增高。另外，由于肿瘤的特殊代谢机制：分解代谢增强和蛋白合成下降容易引发恶病质，进一步加剧宿主的营养不良，因此给予合理的围手术期营养支持对于改善术后应激状态下患者的营养不良状况、减少蛋白质丢失、增强免疫力、促进修复和维持器官功能具有重要作用。术后进行早期肠内营养，可以促进胃肠蠕动，从而促进消化液和胃肠激素的分泌，促进肠屏障功能的恢复，减少肠道细菌的紊乱。

术后经鼻放置空肠营养管进行肠内营养，可预防多种并发症，肠内营养的营养物质经门静脉系统吸收输送到肝，较符合生理状态，有利于蛋白质的合成和调节，并且能提供体内所需的全部营养物质，有利于机体的恢复，加速吻合口愈合，促进更快地合成内脏蛋白，刺激胃酸及胃蛋白酶分泌，保持黏膜的化学屏障；减少应激性胃肠道出血的发生。

二、吻合口瘘的临床表现及诊断

不同部位的吻合口瘘临床表现不一。如颈部吻合口瘘临床表现主要为颈部皮肤红肿、压痛、皮下气肿，并有腐臭脓液流出，拆开缝线观察可有食物残渣、胆汁等脓液流出，可伴或不伴有发热。颈部吻合口瘘位置表浅，易发现，根据患者临床症状、体征就可以诊断明确。胸内吻合口瘘临床表现则主要以中毒症状为主：持续高热、咳大量脓痰、剧烈胸痛、呼吸困难、术侧液气胸、部分患者诊断及治疗不及时可出现中毒性休克。吻合口瘘的诊断主要依赖临床表现及辅助影像学检查，如胸片、CT 检查可见包裹性积液或液气胸。消化道造影可见瘘口及外漏的对比剂。胃镜也是一种明确诊断的重要方法。若无创检查未能发现后壁小瘘口或局限的小瘘口，可行胸腔穿刺明确有无混浊液体或是否含有食物残渣。

三、吻合口瘘的介入治疗

早期诊断、早期治疗是提高吻合口瘘治愈率的关键，但对于术后吻合口瘘的具体治疗方式，尚无统一的治疗标准。传统的"三管"疗法，既胸腔引流管、空肠造瘘管和胃造瘘管或鼻胃管可治疗瘘口小的可控性吻合口瘘，尽管瘘腔和瘘口能愈合，但造瘘管的置入，需要患者在短期内再次手术，具有很大创伤性。韩新巍等报道使用覆膜支架治疗食管癌术后吻合口瘘具有一定的临床应用价值，但支架置入后，容易移位滑脱，且支架为异物，置入后部分患者存在各种不适，吞咽时由于支架和吻合口反复摩擦易导致吻合口黏膜出血坏死，达不到预期效果。也有的学者认为不管吻合口瘘发生早晚、胸腔感染是否严重，只要患者一般情况良好，尽量选择手术治疗，手术方式主要有瘘口修补术，吻合口切除建术，食管造口、二期重建术。综合目前各种治疗手段，特别是近年来介入治疗技术的广泛应用，目前，普遍提倡采用介入手段参与的"综合引流"的保守方法。

在食管癌手术吻合口瘘的治疗过程中，传统的保守治疗方法可概括为"三管法"加静脉营养支持治疗。"三管法"即胸腔闭式引流管、胃肠减压管和肠内营养管。近年来，随着管状胃的应用及纵隔引流管在食管癌手术中的广泛使用，纵隔引流管已经逐渐取代了胸腔引流管的引流作用，且引流纵隔感染的效果更佳，出现吻合口瘘后再次手术的概率已经大大降低，主要以保守治疗为治疗手段。从治疗结果分析看单纯用纵隔引流管冲洗引流的方法可以有效地控制感染，减轻纵隔感染所引起的全身中毒症状，预防局部脓肿的形成和脓腔的破溃，预防食管气管瘘和食管主动脉瘘的发生。其方法操作简便，每日可反复冲洗 2～3 次，在充分引流消化液和感染渗出物的同时给瘘口创造了良好的愈合环境，配合胃肠减压和肠内肠外营养，有利于瘘口的愈合。但此法适用于瘘口较小、感染较轻、脓肿局限的吻合口瘘患者。其不足之处在于瘘口愈合时间长、患者需长期禁食、全身营养状况差。

食管内支架置入可有效隔绝食管内消化液通过瘘口与纵隔相通，减少消化液对瘘口周边组织的腐蚀作用，从而减轻吻合口瘘周边纵隔组织的感染，有利于瘘口的愈合。文献报道其成功率高达 90% 以上，而且随着管状胃的广泛使用，食管内支架贴壁效果更佳，不宜发生移位脱落。支架封堵瘘口效果良好的患者可以早期经口进食，改善营养状况。其不足之处在于，瘘口封堵的效果受吻合口位置的影响较大，胸顶和颈部吻合口瘘的患者支架置入比较困难，且容易引起咽喉部功能紊乱，从而导致由误吸所引起的肺部感染和咳嗽排痰障碍。由于支架的腔内支撑扩张作用，少数患者的瘘口反而被扩大，导致瘘口愈合时间延长，而长时间放置支架会导致组织长入、出血、穿孔等。Tuebergen 报道了支架取出时黏膜撕裂的发生率为 12%。

胃镜下吻合口瘘黏膜夹闭可以在纵隔感染控制后的短期内有效地闭合瘘口，其优点如下：①可以直接夹闭瘘口，有效隔绝食管内消化液通过瘘口与纵隔相通，减轻纵隔感染；②患者可早期经口进食，改善全身营养状况；③明显缩短了患者的治疗时间和住院天数；④出现相应心肺并发症的概率明显降低；⑤吻合口瘘黏膜夹闭术的操作不受吻口位置的影响，更有利于颈部吻合口瘘的积极处理。

其不足之处在于：①部分感染较重，吻合口周边黏膜水肿严重的病例夹闭比较困难，容易在夹闭过程中出现黏膜撕裂；所以要在操作前充分控制纵隔感染，选择合适的夹闭时机。②侧壁型吻合口瘘的黏膜夹闭效果好，成功率高；窦道型瘘口的夹闭比较困难，容易出现瘘口夹闭不全或夹闭失败。③部分病情较重的患者不能耐受胃镜下瘘口黏膜夹闭的治疗。

（一）吻合口瘘的治疗原则

（1）一旦确诊为吻合口瘘，即刻禁食禁水，胃肠减压，抑酸、护胃，预防性使用抗生素，静脉营养支持。

（2）关键点之一：提高患者机体营养支持，在静脉营养的基础上快速解决肠内营养，即空肠营养管置入，实现胸腔引流管、胃管及空肠营养管置入的"三管法"。

（3）关键点之二：保持颈部切口和（或）胸腹腔引流通畅，防止感染，必要时在"三管法"基础上加行纵隔瘘腔外引流术，即"四管法"。

（4）对于复杂的严重吻合口瘘，提倡外科手段干预下的"综合引流"方法。

（5）根据瘘口严重程度和患者全身状况同时采取相应的对症治疗措施。

（二）胃管、鼻肠营养管置入术

1. X 线引导方法 置入胃管、鼻肠管前，液状石蜡润滑导管，以 2% 利多卡因胶浆麻醉鼻腔、咽部表面，减轻咽喉反射刺激。在 X 线动态观察下，胃管、鼻肠管经鼻插入，边造影边推进导管，顺利通过吻合口，进入胃或通过幽门进入十二指肠。后续 3 天，每天预留 50 ～ 100mm 鼻肠管，供鼻肠管在末端球囊重力作用下，顺肠蠕动下移至空肠。在 X 线引导下置鼻肠管无法通过成角吻合口时，可应用导管、导丝配合技术，通过狭窄或成角的吻合口，然后再沿导丝将鼻肠管引入空肠（图 10-1）。第 1 天注入葡萄糖氯化钠溶液 500ml。无不适后根据患者日需量逐步注入肠内营养液、无渣流质饮食等。

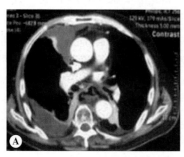
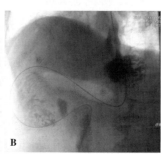
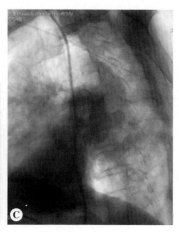

图 10-1 术后吻合口纵隔瘘，经鼻空肠营养管置入术

A. CT 图像可见吻合口纵隔瘘，纵隔内积液积气；B. 经鼻至空肠置入导丝，并沿导丝置入营养管；C. 禁食禁水，经鼻饲营养

2. 胃镜引导方法 胃镜引导下置鼻肠管要求胃镜操作者技术娴熟、有丰富的临床经验，并且患者消化道内不能饱和充气，防止张力过大，撕裂瘘口。

（三）瘘腔外引流管置入术

对于与纵隔、胸腔相通的术后吻合口瘘，瘘腔外引流主要采用影像引导定位下置胸腔闭式引流管并反复冲洗，持续负压吸引。对于瘘腔纵隔内较局限的患者，可以在 CT 或超声定位引导下行穿刺置管引流，然后冲洗。目前，更多学者主张在 DSA 引导下经鼻 - 吻合口瘘口置引流管行瘘腔外引流，该方法对于治疗食管、胃、胸内吻合口瘘效果良好、创伤小。颈部吻合口瘘主要采用外科切口引流、换药或经瘘口将引流管直接置入外引流。

1. 经鼻 - 瘘口 - 瘘腔外引流管置入术 在 X 线透视下（或内镜）将带侧孔引流管经患者一侧鼻孔插入食管，待造影明确瘘口位置后，在导丝引导下将导管经瘘口插入瘘腔内（图 10-2）。再次造影证实瘘腔大小、形态、深度及与胸腔的关系。若瘘腔与胸腔相通，在后续治疗过

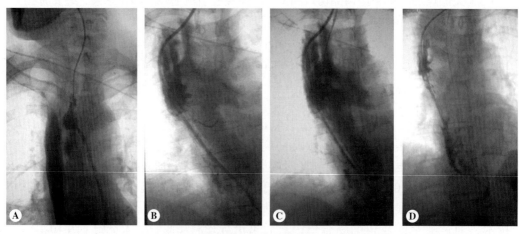

图 10-2 吻合口纵隔瘘

A. 造影可见吻合口纵隔瘘；B. 将导管引入纵隔瘘内，同时置入空肠营养管；C. 造影证实瘘腔及评估瘘腔大小；D. 在瘘腔内置入外引流管

程中利用该导管每日予以 1000 ～ 2000ml 生理盐水或者加配 100ml 甲硝唑进行冲洗，同时利用常规留置的胸腔引流管及胃管进行引流或待导管冲洗完毕后进行原位负压引流。若瘘腔局限与胸腔不通，则尽量冲洗后原位负压引流。注意观察引流液的颜色、量、气味及患者临床症状，如有好转可适时减少冲洗量，待复查相关检查后可考虑拔出外引流管。

2. 经皮穿刺纵隔内瘘腔外引流管置入术 对于局限在纵隔内的吻合口瘘腔，由于无法经鼻瘘口置管，同时与胸腔亦不相通，为了尽快控制感染，实现外引流，可以在 CT、超声、DSA 等影像引导下，经皮穿刺纵隔内瘘腔置管外引流。

3. 经胸腔置管冲洗外引流术

（1）吻合口旁预置负压引流管（术中预留置纵隔引流管）：术中将直径约 0.5cm 的引流管预放置在吻合口的旁边再穿过膈肌固定在胸壁上面（图 10-3），在引流管的末端连接 1 个单向阀门负压球。若发生吻合口瘘可通过预置的负压引流管每日予以 1000 ～ 2000ml 生理盐水或者加配 100ml 甲硝唑进行冲洗，同时利用常规留置的胸腔引流管及胃管进行引流，如遇脓腔包裹、胸腔分隔常规胸引管引流不畅时可待预置负压引流管冲洗完毕后再接负压原位吸引，保持冲洗液出入平衡。这样既能保证胸腔的双向冲洗与双向引流，还能充分减轻患者脓毒血症状，利于患者恢复。注意观察引流液的颜色、量、气味及患者的临床症状，待各项指标改善后可逐步减少冲洗量，复查胸部 CT 或消化道造影后可考虑拔出引流管。该管是预留置管，但大部分患者并不发生吻合口瘘，因此在胸腔内预留置 1 根负压引流管存在一定的风险且大部分无实际作用，目前其应用价值仍待临床大宗病例验证。

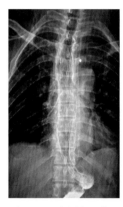

图 10-3 引流管预放置在吻合口的旁边再穿过膈肌固定在胸壁上面

（2）胸腔引流 + 胸腔冲洗：具体方法主要是靠近胸膜顶安置胸腔冲洗引流管，冲洗液为 0.9% 生理盐水 + 抗生素，经胸腔闭式引流管引流胸腔冲洗液及吻合口瘘出液。

（四）吻合口瘘封堵术

封堵瘘口理论上讲是最佳的方法，但问题是瘘口封闭后瘘腔感染如何处理，因此必须要综合分析，在其他引流的基础上再选择，通常不作为首选方法。

1. 吻合口瘘口覆膜支架置入封堵术 理论上讲覆膜支架置入膨胀后即可堵塞瘘口，阻止了唾液及胃液经吻合口流入胸腔，减轻了对胸腔的污染，有利于脓胸的控制，从而促使吻合口愈合。同时，尽早恢复了经口进食，实现了肠内营养，全身营养状况在短时间内得到改善，缩短了瘘口愈合时间，对于小瘘口、瘘口附近条件及基本情况适合的患者是一种好办法。覆膜金属支架已成功地用于低风险的食管癌、恶性食管瘘、医源性食管损伤病例的治疗。然而由于其出血、狭窄和破裂会加重食管瘘等并发症，其长期疗效受到质疑。另外，胸内食管胃吻合口瘘发生后，多种致病菌混合感染形成腐败性脓胸，患者往往有严重的中毒症状。病灶不易局限，单纯支架置入的效果不佳。此时保持瘘口开放清洁，结合持续负压吸引，充分引流尤为重要。此外，由于吻合口区不易固定支架，支架的移位、活动、覆膜瘘口封堵不全，支架的再取出等均是问题。因此，目前临床工作中覆膜金属支架封堵术后吻合口瘘口应用范围较局限，但在食管癌晚期患者瘤灶外侵形成食管 - 纵隔瘘、食管 - 胸腔瘘及食管 - 气管瘘的治疗中具有一定的意义（图 10-4）。

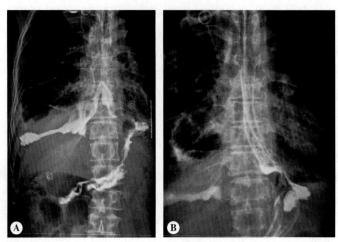

图 10-4　A. 吻合口胸腔瘘，可见巨大瘘口；B. 置入食管覆膜支架压闭瘘口，口服对比剂示瘘口消失，贴
　　　　壁良好，同时经鼻置入空肠营养管

操作方法：术前 6 小时禁食，以 1% 丁卡因做咽部喷雾麻醉，去除活动性义齿，放置牙托；在 X 线透视或胃镜指导下，根据瘘口位置、大小和食管管腔内径大小来选择不同型号的覆膜支架。X 线透视下支架置入优于胃镜。常规胃镜检查，大体观察瘘口的位置和大小，进入胃腔后经活检孔置入导丝，在退胃镜时测量瘘口上缘、下缘距中切牙的距离，选择相应的食管支架，计算支架下缘距中切牙的距离，用定位器定位，将支架输送器沿导丝置入，在预定的位置便可释放支架，再次进胃镜观察支架的位置及释放情况，若位置不理想，可用回收钩钩住支架上缘的回收线进行调整。

2. 吻合口瘘口组织胶封堵术　通过碘剂造影确诊吻合口瘘存在，积极给予常规治疗，控制感染和加强营养。在胸腔感染控制的情况下，于 X 线透视下找到瘘口，5F 导管深入瘘口内，先用生理盐水冲洗瘘口，接着用碘剂在透视下进行造影，观察窦道形状、大小、长度，再用庆大霉素、甲硝唑加地塞米松混合液冲洗窦道，然后在胃镜直视下将事先制成的胶囊对准瘘口送入窦道内，紧接着用导管对准瘘口注入医用生物蛋白胶，同时缓慢退出导管直至瘘口周围被乳白色的胶状物质完全填充封闭。回病房后观察胸腔引流情况，1 周后口服碘剂造影观察瘘口愈合情况。若瘘口仍未愈合，则再次进行堵漏操作。胶囊制备：选择与瘘口大小相当的医用药物胶囊，弃去原药，往胶囊内放入强生止血纱布及针剂红霉素粉，用可吸收缝线缝于胶囊两端并预留小圆线圈以便胃镜抓取。

胶囊联合生物蛋白胶封堵吻合口瘘的方法中，首先胶囊大小要选择与瘘口大小相近，可以实现充分封堵。胶囊除了充填窦道外，最主要是将止血纱布和红霉素粉于干燥状态下放到瘘口及窦道内，胶囊遇到液体后很快溶解，其内的强生止血纱布与蛋白胶混合后能增加其封堵强度，胶囊内红霉素粉能促进窦道内炎症反应，加快肉芽组织增生，否则止血纱布首先遇到消化液则膨胀变软，无法进行瘘口封闭；而红霉素粉遇到液体变得稠厚，很难放到窦道内。胶囊作为一个载体，能使止血纱布和红霉素粉进入窦道内，与蛋白胶共同作用。医用生物蛋白胶是生物组织中提取得到的各种纤维蛋白原、凝血酶、第Ⅷ因子、钙离子等物质，临床上用于创面止血、封闭缺损组织。有报道单独应用生物蛋白胶对胸内吻合口瘘进行封堵，有一定疗效，但发现其具有可能脱落导致瘘管再通的缺点。所以有人联合使用生物蛋白胶与网塞或明胶海绵来封堵。止血纱布联合医用生物蛋白胶封堵的方法，利用止血纱布具有粗糙表面的物理学特性，将止血纱布置于窦道下部作为基础，在内镜下将生物蛋白胶与止血纱布结合，使填于上面的医用生物蛋白胶在窦道内不容易滑脱，形成稳定的封堵效果，并能阻止消化液进入胸腔。瘘口表面形成的纤维蛋白网能促进成纤维细胞长入，进一步形成肉芽组织。红霉素粉进一步促进窦道炎症反应，加速窦道纤维化，两者相互作用促进瘘口愈合。操作过程中合理的顺序及方法需加以重视，首先是堵漏时机选择应为全身症状得到控制、胸腔引流效果好、局部瘘口周围已有窦道形成之时。其次为封堵之前用生理盐水及庆大霉素、甲硝唑加地塞米松混合液冲洗窦道。选择胶囊大小要与瘘口相近，放入时要准确到位，生物蛋白胶经导管快速、准确、均匀地注入瘘口及其周围。一般封堵后要观察胸腔引流液性状及量的变化，1周后可行碘剂造影证实愈合情况。有愈合趋势瘘口缩小者可重复操作。

3. 吻合口瘘内镜下钛夹夹闭术　Rodella 和他的同事成功地进行了数例内镜下金属夹夹闭吻合口瘘的尝试，获得了成功。胃镜直视下用金属钛夹夹闭吻合口瘘，治疗 24 小时后接受上消化道造影检查确定夹闭的疗效，决定是否需要进一步处理。目前该方法临床应用较少，有待进一步验证。

（五）严重食管 - 胃吻合口瘘的综合引流法

在临床上治疗复杂的食管吻合口瘘的传统引流方式为胸腔闭式引流＋胃肠减压＋十二指肠营养管的"三管法"，若纵隔受到污染则给予纵隔引流，既"四管法"。而对复杂食管吻合口瘘，由于破裂口较大，组织充血水肿、坏死明显且胸腔、纵隔感染严重，传统的引流方式是远远不够的，为了达到充分引流的目的，在传统引流方式的基础上采用外科干预下的"综合引流法"。

综合引流法具体方法如下：

（1）放置 T 管于食管腔内自胸壁引出，这样可保证食管修补处腔内的清洁，使修补的裂口尽快愈合，而贴近膈肌走行的 T 管 1 周后可以形成窦道，再换细管，使窦道逐渐愈合。

（2）放置纵隔引流管于裂口修补处周围，引流胸腔渗出保持修补食管腔外清洁干燥，有利于组织愈合。

（3）于 T 管上、下端各放置多侧孔胃管 1 根，防止唾液下行或反流的胃液污染伤口，进一步确保局部清洁干燥。

（4）于膈肌顶放置引流管保持胸腔清洁，于胸膜顶放置胸腔引流管，即可充分引流消灭残腔，又便于冲洗胸腔。

（5）放置胃管和十二指肠营养管。

（6）胃管、胸腔引流管、纵隔引流管、T 管根据引流情况均可加负压吸引，以保证充分引流。

上述操作看似复杂，但实际操作简单、难度很小。与传统引流方法相比综合引流法增加了食管 T 管引流、双重多侧孔胃肠减压管，通过多管齐下，使胸腔、纵隔和食管破裂口周围达到充分引流的目的。

（六）结直肠癌切除术后吻合口瘘的介入治疗

吻合口瘘是结直肠癌术后比较常见和严重的并发症，其发生率为 2.9% ～ 10.2%。好发生在使用吻合器的直肠术后，距肛缘越近越易发生，其可能是由游离直肠反复牵拉损伤肠管或切除过多的直肠系膜而影响直肠残端的血供及局部吻合口张力过大所致。其治疗方法：首先保持引流通畅，介入引导下瘘腔置管充分外引流；合并有吻合口狭窄的患者可经肛门置入覆膜金属支架封堵瘘口并扩张狭窄的肠管。目前，手术治疗仍是结直肠术后吻合口瘘重要的治疗手段，尤其对于合并急性弥漫性腹膜炎者。直肠-阴道瘘、直肠-尿道瘘患者的处理非常棘手，保守治疗无效继发阴道和尿道感染者必须积极采取手术治疗。

四、吻合口瘘介入治疗置管护理的注意事项

（一）鼻饲空肠营养较静脉高营养的优势

1. 快速生理性提高机体营养 肠道吸收是人体最佳的摄取营养途径，在机体需要修复吻合口瘘的过程中，摄取足够的营养、蛋白质是治愈的前提。这是单纯静脉高营养难以达到的。经鼻饲容量达到患者日需要量后，尽早停用静脉高营养支持，避免长期全胃肠外营养可能带来的严重并发症，如非外科性黄疸。

2. 减少感染 由于长期禁食致肠黏膜屏障功能减弱，肠内细菌失调、紊乱，容易引发肠源性感染；另外长期留置的深静脉导管也容易导致感染和败血症等。

3. 其他 减少患者高渗性脱水的可能。此外，明显缩短住院时间和降低费用等。

（二）空肠营养管置管注意事项

（1）操作时应轻柔，以免加重损伤甚至撕裂吻合口。过胃幽门后，应避免暴力插管，误伤十二指肠壁。

（2）防止误入瘘口。

（3）置管前最好做造影，了解吻合口、瘘的位置，以及残胃及幽门十二指肠形态，术者做到置管前心中有数，不盲目操作，可避免带来不必要的危害。

（三）营养管和引流管应用护理宣教的重要性

在较长时间的鼻饲治疗过程中，肿瘤患者常需忍受鼻肠管带来的不适和疼痛，甚至手术产生一系列心理问题，常影响日常治疗，因此心理辅导应当给予高度重视。

（杨 光 张 静）

参 考 文 献

韩新巍, 吴刚, 赵高峰, 等, 2005. 暂时性蘑菇状内支架与经鼻经食管脓腔引流管置入治疗食管-胃吻合口瘘. 介入放射学杂志, 14（2）: 156-159.

黄可南, 徐志飞, 丁新宇, 2015. 吻合口旁预置负压引流管治疗食管癌术后吻合口瘘的临床对比分析. 第二军医大学学报, 36（12）: 1356-1359.

江志伟, 汪志明, 黎介寿, 等, 2005. 经皮内镜下胃造口、空肠造口及十二指肠造口120例临床分析. 中华外科杂志, 43（1）: 18-20.

李桉树, 刘兴华, 高金波, 等, 2013. 胃、十二指肠手术后非外科性黄疸的临床特点与治疗. 腹部外科, 26（1）: 14-16.

李瑞红, 李德春, 2006. X线下放置鼻空肠营养管在危重症早期肠内营养中的应用. 肠外与肠内营养, 13（3）: 231-236.

李小平，刘一胜，朱正奎，等，2009. 三管法治疗食管贲门癌术后吻合口漏的回顾性分析. 中国现代医学杂志，19（8）：1265-1267.

刘奎，魏煜程，2012. 食管吻合口瘘诊疗进展. 医学综述，18（8）：1104-1191.

苏梓航，陈伟光，杨正心，2007. 食管癌术后吻合口瘘窦道的封堵治疗. 广州医药，4：28-30.

张继倬，谢亦山，张广亮，等，2001. 食管癌术后吻合口瘘的治疗方法分析. 中国肿瘤临床与康复，8（4）：122-123.

中国抗癌协会食管癌专业委员会，2011. 食管癌规范化诊治指南. 北京：中国协和医科大学出版社，125-131.

朱青松，章焱周，吕剑剑，等，2012. 瘘腔外引流治疗胃食管吻合口瘘. 中国胸心血管外科临床杂志，19（3）：336-338.

Connors RC，Reuben BC，Neumayer LA，et al，2007. Comparing outcomes after transthoracic and transhiatal sphagectomy：A 5-year prospective cohort of 17，395 patients. J Am Coll Surg，205（6）：735-740.

Dai YY，Gretschel S，Dudeck O，et al，2009. Treatment of oe-sophageal anastomotic leaks by temporary stenting withself -expanding plastic stents. Br J Surg，96（8）：887-891.

Francis CW，Marder VJ，1998. Increased resistance to plasmic degradation of fibrin with highly crosslinked alpha-polymer chains formed at high factor XIII concentrations. Blood，71：1361-1363.

Freeman RK，Van Woerkom JM，Ascioti AJ，2007. Esophageal stent placement for the treatment of iatrogenic intrathoracic esophageal perforation. Ann Thorac Surg，83（26）：2003-2007.

Hu Z，Yin R，Fan X，et al，2011. Treatment of intrathoracic anasto-motic leak by nose fistula tube drainage after esophgecto-myfor cancer. Dis Esophagus，24（2）：100-107.

Kauer WK，Stein HJ，Dittler HJ，et al，2008. Stent implantation as a treatment option in patients with thoracic anastomotic leaks afte esophagectomy. Surg Endosc，22（4）：50-53.

Kim RH，Takabe K，2010. Methods of esophagogastric anasto-moses following esophagectomy for cancer：a systematic review. J Surg Oncol，101（6）：527-533.

Kooguchi K，Kobayashi A，Kitamura Y，et al，2002. Elevated expression of inducible nitric oxide synthase and flammatory cytokines in thealveolar macrophages after esophageomy. Crit Care Med，30（1）：71-76.

Maralcan G，Baskonus I，Aybasti N，2006. The use of fibrin glue in the treatment of fistula-in-ano：a prospective study. Surg Today，36（2）：166-170.

Pross M，Manger T，Reinheckel T，et al，2000. Endoscopic treatment of clinically symptomatic leaks of thoracic esophageal anastomoses. Gastrointest Endosc，51（1）：73-76.

Rodella L，Laterza E，De manzoni G，et al，1998. Endo-scopic clipping of anastomotic leakages in esophagogastric surgery. Endoscopy，30（5）：453-456.

Truong S，Bohm G，Klinge U，et al，2004. Results after endoscopic treatment of postoperative upper gastrointestinal fistulas and leaks using combined vicryl plug and fibrin glue. Surg Endosc，18（7）：1105-1108.

Tuebergen O，Rijcken E，Mennigen，et al，2008. Treatment of thoracic esophageal anastomotic leaks and esophageal per-formations with endoluminal stents：efficacy and current limi-tations. J Gastrointest Surg，12（7）：1168-1176.

Turkyilmaz A，Eroglu A，Aydin Y，et al，2009. The management of esophago gastricanastomotic leak after esophagectomy for esophageal carcinoma. Dis Esophgaus，22（2）：119-126.

Wedemeyer J，Brangewitz M，Kubicka S，et al，2010. Management of major postsurgical gastroesophageal intrathoracic leaks with an endoscopic vacuum-assisted closure system. Gastrointest Endosc，71（2）：382-386.

第十一章　腹部常见肿瘤术后出血的介入治疗

第一节　胰腺肿瘤术后出血的血管内介入治疗

胰腺疾病手术后并发症较多，特别是较严重的胰瘘、胆瘘和腹腔内感染是造成术后延迟出血的常见原因。胰腺外科术后出血的类型有消化道出血、腹腔出血和混合性出血，其中，消化道出血的发生率高于腹腔出血。当出血量大时，常需再次手术处理，死亡率可达50%。对于无再次手术指征，或者手术风险较高的胰腺外科术后出血，应考虑做血管内介入治疗。

一、胰腺肿瘤外科术后出血的原因及机制

（一）消化道出血

1. 出血来源　胰腺术后发生上消化道出血的常见原因是胃肠吻合口出血和应激性溃疡出血，以前者多见。术前有重度梗阻性黄疸的患者，术后开始进食易发生应激性溃疡出血。围手术期给予质子泵受体拮抗剂和保护胃黏膜药物可预防这类出血的发生。吻合口出血可来自胃肠吻合、胰肠吻合和胆肠吻合口，前者发生率较高。胰腺术后消化道出血亦可来自消化道之外，如来自胃十二指肠残端的假性动脉瘤穿破至空肠内或胆管后方肝十二指肠韧带出血穿破至胆肠吻合口内。

2. 诊断和处理　根据不同部位引流液性质、引流血性液体的先后顺序可判断出血的来源。胃镜检查可明确胃肠吻合口或应激性溃疡出血，可酌情采取局部治疗。

（二）腹腔内出血

1. 出血原因及来源

（1）外科技术因素：如胃十二指肠动脉结扎不彻底，出血多发生于术后24～48小时。

（2）并发症：如胰瘘、感染、肿瘤侵犯导致血管腐蚀、破溃出血，多发生在术后2周以内（5～16天）。

（3）弥散性血管内凝血（DIC）。

（4）肝功能障碍所致的凝血功能低下。

（5）留置的引流管机械性摩擦邻近的血管，造成破裂出血。

2. 诊断和处理原则　超声和CT增强检查可以发现积液及活动性出血。如无再次手术机会，应立即做血管造影，酌情介入治疗。1周后发生的腹腔内出血常为胰瘘（胰空肠吻合口裂开）腐蚀较大的血管或结扎线脱落所致，此种情况破裂的血管多包埋在感染坏死组

织内，手术缝扎多难以达到止血目的。以血管造影为基础的介入诊疗可以比较方便、快速、准确地解决问题。

二、胰腺外科术后出血的介入诊疗

（一）适应证

（1）术后引流管或消化道出血，经常规检查后不能明确出血原因者。

（2）已明确原因的大出血，随时可能危及患者生命，无再次手术指征考虑做栓塞止血者；或预期再次手术风险很高者；或再次手术前，需要了解腹部血管解剖者。

（3）胰腺外科术后出现其他并发症，如动静脉瘘、假性动脉瘤、血管狭窄及血栓形成等。

（二）禁忌证

一般认为，血管造影对腹部外科术后大出血患者无绝对禁忌证，对重度患者要保证生命体征基本稳定、救治措施（如开放静脉通道、补充血容量等）完备、有麻醉和相关专科医师协同。存在以下情况应该慎重：

（1）对碘过敏者，不用含碘对比剂，但可以酌情选择其他类型的对比剂，如含钆对比剂、CO_2 等。

（2）急性或慢性肾功能不全者，不应用含碘对比剂，但可以酌情选择其他类型的对比剂。

（3）严重肝功能损害者，除非急诊需要，不宜介入诊疗。

（4）重度肾功能不全。

（5）未能控制的感染性疾病，除非急诊止血或其他原因确属必要，不宜做造影检查。

（6）严重凝血功能障碍，经给予积极治疗后仍然不能纠正者。

（7）其他不宜做检查的情况，如精神障碍、不能配合检查等。

（三）术前准备

如果患者一般情况稳定、可以移动，宜按血管造影术前准备。

（1）如条件许可，应于介入治疗前行消化道内镜检查、超声和 CT 增强扫描，这些检查对于寻找出血的部位、指导介入治疗有重要意义。

（2）术中监测：常规监测血压、心率、心电图、血氧饱和度等。

（3）要求患者生命体征基本稳定（收缩压＞ 85mmHg，舒张压＞ 50mmHg，心率＜130 次 / 分），血氧饱和度＞ 90%。

（4）具备基本支持治疗措施：对危重或烦躁不安的患者，可开放静脉通道或大静脉插管、补充血容量、纠正凝血功能异常、胃肠减压、留置导尿管等。

（5）术中应有麻醉科医师参与，特别应注意维持气道通畅。

（四）血管造影技术

胰腺外科术后出血常进行主动脉造影术、选择性腹腔动脉造影术、选择性肠系膜上动脉造影术、选择性肠系膜下动脉造影术。超选择性插管造影术：脾动脉、胃左动脉、胃十二指肠动脉、肝动脉、胰腺动脉、肠系膜动脉分支等。其他：膈下动脉可参与肝脏和胃底出血的供血；髂内动脉可能参与直肠、乙状结肠出血的供血；网膜动脉、肋间动脉。间接法门静脉/肠系膜静脉造影：用于观察有无静脉曲张、静脉狭窄或阻塞，但多不能直接观察静脉性出血。

（五）血管造影表现

胰腺外科术后出血的来源较复杂，文献报道以脾动脉及其胰腺分支出血的比例较高（38%），胃十二指肠动脉出血次之（约30%），胰十二指肠动脉出血约占10%，肝总动脉出血约占8%，其他血管出血约占8%。有些病例的出血可来自多支血管，甚至来自腹主动脉和门静脉。异常血管造影表现如下。

1. 对比剂外溢 为血管受侵蚀或腐蚀，导致血管破裂出血，是活动性出血的直接证据，可弥散至腹腔、胃肠道、胆管、胰管及引流管等。

2. 假性动脉瘤 原发病为胰腺炎或合并胰腺炎者，术后发生假性动脉瘤的比例较多，占出血并发症的50%，好发部位依次为脾动脉（胰背、胰大动脉）、胃十二指肠动脉、胰十二指肠动脉、肠系膜上动脉。

3. 肿瘤血管和肿瘤染色 病理性新生血管和异常浓染，但不一定是活动性出血的原因或者唯一原因。

4. 血管受推压移位 提示局部存在肿瘤、囊肿或血肿。

5. 非特异性异常表现 包括局部血管分支增多、紊乱，区域性静脉早期显影或动静脉瘘，胰床区静脉阻塞、曲张，局部胃、肠壁异常对比剂浓染等。

（六）介入治疗方法

1. 选择性血管内栓塞术 对于活动性出血（对比剂外溢）、假性动脉瘤、异常血管沟通（动静脉瘘）等情况，除非有栓塞的禁忌证（见后述），应立即做超选择性血管内栓塞治疗。

（1）栓塞材料：可酌情选择钢丝圈、明胶海绵栓塞颗粒、聚乙烯醇微球（PVA）、可脱式微球囊等。对于微小血管出血，一般用明胶海绵或PVA即可获得优良的止血效果。对于较大的动脉血管破裂，尤其是合并假性动脉瘤者，宜以钢丝圈为主，联合用明胶海绵栓塞颗粒或PVA给予所谓的"复合"式栓塞，以增强栓塞效果，降低出血复发率。亦有报道用组织胶（NBCA或IBCA）栓塞治疗腹腔内脏动脉性出血，据称疗效优良，但目前的经验有限。其他液体性栓塞剂，如无水乙醇、血管硬化剂、碘油等，除非特殊需要，一般不宜用于动脉性出血的治疗。

（2）精确栓塞：应将导管插至"罪犯"血管进行栓塞，尽量减少对正常血管的损伤，必要时可用微型导管和微型钢丝圈做栓塞治疗。

（3）充分栓塞：如前所述，供应胰腺的动脉侧支丰富，单纯栓塞出血的某一支供血动脉止血效果往往不佳，应于栓塞后造影复查，尽可能栓塞供应出血区域的侧支血管。

（4）恰当地处理假性动脉瘤：避免在接近假性动脉瘤附近的血管内高压、高速注入对比剂，以免诱发假性动脉瘤破裂大出血。治疗时应彻底栓塞供应动脉瘤的近侧血管和可能造成反流的远侧血管，单纯阻断动脉瘤的供血动脉或单纯填塞瘤囊多不能获得预期效果，如治疗 Whipple 术后胃十二指肠动脉残端假性动脉瘤时，多需要栓塞肝固有动脉和肝总动脉方能彻底止血。治疗脾动脉假性动脉瘤时，常需要栓塞动脉瘤远侧脾门区分支，术后因有胃短及网膜侧支建立，多不至于产生脾脏缺血，少数患者可能出现栓塞后综合征。不提倡用填塞动脉瘤腔的方法治疗巨大假性动脉瘤，此情况下不仅增加费用，也增加了破裂出血的风险（图 11-1）。

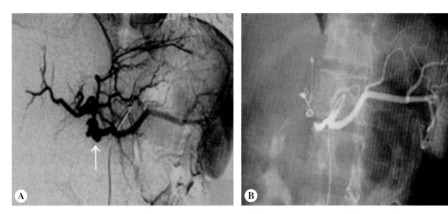

图 11-1　患者，女性，26 岁，胰头部癌，胰腺 Whipple 术后胃十二指肠动脉假性动脉瘤形成，患者术后
第 2 天腹腔引流管出血

A. 急诊行选择性腹腔动脉造影，显示胃十二指肠动脉残端巨大假性动脉瘤（箭）；B. 介入治疗用钢丝圈栓塞肝总动脉和肝固
有动脉，栓塞结束后出血立即停止

2. 覆膜支架置入术修补血管破裂　用覆膜支架置入治疗血管疾病（如动脉瘤、动脉夹层、血管成形术中血管破裂等）已取得显著疗效，这一技术也可用于修补脾动脉、肝动脉和肠系膜上动脉主干的动脉瘤和假性动脉瘤。如选择支架管径适当、确定破口位置准确，置入后可完全封堵破损的动脉和动脉瘤，保留远侧器官的血流灌注。目前已有多种市售成品覆膜支架应用于临床，如雅培公司生产的 JDSTENT 覆膜支架（支架直径 6 ～ 12mm，长度 38 ～ 58mm）可用于修补肝动脉、脾动脉、肠系膜上动脉的损伤（图 11-2）。

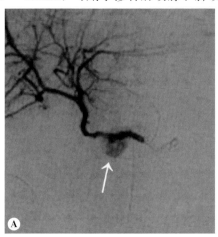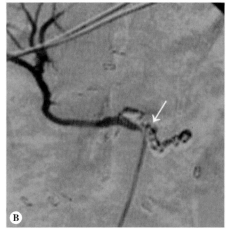

图 11-2　女性，75 岁，胰腺钩突癌切除术后发生胰瘘出血行脾动脉栓塞术。术后 18 天再次发生腹腔、
胃引流管出血。肝动脉假性动脉瘤，覆膜支架置入

A. 选择性腹腔动脉造影显示肝总动脉破裂，巨大假性动脉瘤形成（箭头）；B. 介入治疗术中用覆膜支架置入肝动脉后复查造
影显示肝动脉破口被封闭，动脉瘤不再显影

3. 动脉内灌注血管收缩剂

（1）适应证：用于不适合做栓塞的出血性病变，如空肠、回肠和结肠的出血，尤其是多发性、弥散性肠道出血，既往认为这些部位的动脉分支在栓塞术后发生肠管缺血、坏死的比例较高。但近年有不少学者报道，对空回肠和结肠的局灶性出血，用微型导管和微型钢丝圈做栓塞治疗后止血效果确切，术后肠管缺血并发症的发生率＜8%。其他适应证有门静脉高压症所致静脉曲张出血、血管造影阴性而其他检查高度怀疑的胃肠道出血。

（2）使用药物：目前常用的动脉内灌注止血的药物是垂体后叶素，为从牛、猪的垂体后叶中的提取物，内含缩宫素和加压素，后者对消化道出血起治疗作用。加压素可使平滑肌收缩，降低局部灌注压，使出血的部位自发形成血栓止血。做局部动脉内灌注时，宜用微量注射泵进行匀速注入，以精确控制剂量。

（3）剂量：根据患者体重和一般状况，推荐腹腔动脉内灌注垂体后叶素 0.3U/min、肠系膜上动脉 0.3U/min、肠系膜下动脉 0.1U/min，持续灌注 20 分钟后复查造影，如果出血仍未控制，可将剂量增加至 0.3 ～ 0.4U/min，持续灌注 20 ～ 30 分钟，若疗效仍不满意，则应选择栓塞或手术治疗。如果经灌注治疗后出血停止，应逐渐减量持续灌注 4 ～ 6 小时，保留导管观察 24 小时，在观察期间如再次发生出血，则可重复给予垂体后叶素灌注。栓塞治疗应在停用垂体后叶素后 2 ～ 3 小时进行，否则可能增加肠管坏死的发生率。

限度：加压素作用的是正常平滑肌组织，在凝血功能正常状态下方能发挥止血效果。换言之，如果不是正常平滑肌或者缺乏平滑肌（如血管畸形、肿瘤组织内的血管等），或凝血功能障碍，则灌注加压素的疗效有限。动脉内灌注垂体后叶素止血的有效率为 50% ～ 90%，复发出血率为 20% ～ 40%。常见并发症有血压升高、痉挛性腹痛和肠管蠕动亢进，高龄和存在严重动脉粥样硬化者可诱发心绞痛、肢端动脉闭塞等。

4. 暂时性球囊阻断术

对于来势凶猛的腹腔内脏大血管破裂出血，甚至腹主动脉破裂出血，无条件或不适宜做栓塞和其他治疗时，可选择直径合适的球囊阻断靶血管，为后续治疗创造条件。

5. 血管内留置导管、导丝定位

对于不适宜做栓塞治疗，或栓塞治疗失败，考虑做外科止血时，可用留置导管、导丝协助外科术中定位。

6. 区域静脉曲张性出血

门静脉系统（尤其是脾静脉、肠系膜上静脉）受肿瘤侵犯、压迫、术后继发血栓栓塞等原因造成阻塞后，可导致食管、胃底、小肠、结肠等静脉曲张和破裂出血。消化道内镜检查和 CT 增强扫描多能够做出明确诊断，一般首选内镜下治疗。

介入治疗的基本方法有：经皮经肝穿刺门静脉分支，开通脾静脉或肠系膜上静脉阻塞，同时栓塞静脉曲张。经颈静脉途径、经肝静脉穿刺门静脉分支（TIPS 途径）后开通阻塞，同时栓塞静脉曲张。经导管选择性栓塞脾动脉，减少门静脉系统的血流量。对不具备上述治疗条件、其他方法止血不能奏效的情况下，可经导管向腹腔动脉或肠系膜动脉内灌注加压素（见上述）。

7. 注意事项

（1）对于无严重并发症（如无胰瘘、化脓性感染等）的微小血管破裂出血、假性动脉瘤等，介入止血成功后多无需外科干预。

（2）对于存在胰瘘、合并感染、腐蚀血管范围广泛的患者，介入止血仅为一姑息性措施，无论止血成功与否，均需要考虑做其他治疗。

（3）可能需要重复造影、重复栓塞治疗。胰腺外科术后出血具有间歇性特点，由于前述的血管造影技术的局限性，不应强求一次血管造影术即能发现出血原因并彻底治愈。同样，由于胰腺的多源性动脉供血的特点和存在肿瘤、胰瘘、感染等情况，介入止血成功后再次复发出血也是常见的。对于术后早期出血者，应重点观察胃十二指肠动脉和供应钩突的血管分支。

（4）所谓"试验"栓塞或定向栓塞，适用于：①其他检查已经明确出血部位，但血管造影检查为阴性的病例。如内镜检查证实为胃底出血，可做选择性胃左动脉栓塞。CT增强扫描证实存在脾动脉假性动脉瘤，可做脾动脉栓塞术。②虽然血管造影为阴性，但凭临床经验判断应该是出血的高危区域，而且栓塞后不至于产生严重后果的血管，如胃左动脉、胃十二指肠动脉和直肠上下动脉等，这些区域侧支丰富，用明胶海绵或钢丝圈栓塞后即使不能有效止血，也不至于产生胃肠管坏死。在以上两种情况下，术者应与患者的经治医师和亲属做充分沟通，解释血管造影阴性结果的原因，强调胰腺出血多源性供血的特点，即使栓塞了可能造成出血的血管，也有可能再发出血（图 11-3）。

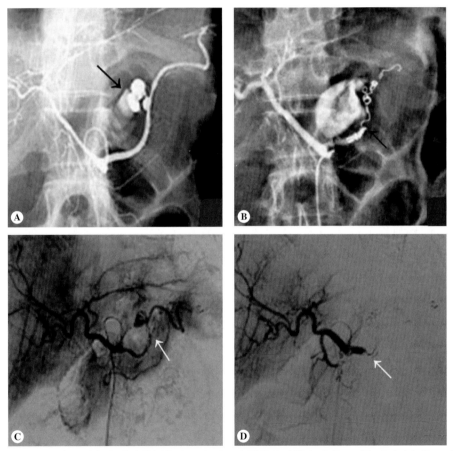

图 11-3　男性，64 岁，诊断为胰腺体尾部癌，术后巨大假性脾动脉瘤形成。开腹后无法切除，改行射消融频治疗。术后第 3 天胰床引流管流出鲜血 1200ml

A. 急诊选择性腹腔动脉造影显示：脾动脉主干纤细，中段破裂（箭头），形成巨大假性动脉瘤；B. 介入治疗用钢丝圈栓塞动脉瘤的近侧和远侧脾动脉，使动脉瘤呈完全隔离状态；C. 首次介入术后复发出血，腹腔动脉造影显示脾动脉扩张、钢圈移位、脾动脉假性动脉瘤形成；D. 再次行脾动脉主干假性动脉瘤近端、远端栓塞，未再出血

（5）对血管造影的一些非特异性异常表现（见上述），如无特殊必要，不宜做栓塞治疗。

（6）应注意识别血管造影的某些假象：如术后炎症反应，尤其是吻合口附近的肠壁对比剂染色，需要与微小血管渗血鉴别，必要时结合内镜检查。操作过程中，导丝、导管插入血管过深，甚至做"嵌入"式注射可能造成局部对比剂浓染和滞留，这种现象在做重复造影时可消失，而且与临床提示的出血位置不一致。

（7）注意鉴别介入治疗后复发出血与胃肠道残留血液：大出血患者，尤其是以胃肠道出血为主要表现者，介入止血成功后一段时间内可能持续引流出较"新鲜"的血性液体，血（黑）便仍可能会持续 24 ～ 48 小时，如果患者生命体征相对稳定，血红蛋白无再次下降趋势，则复发出血的可能性很小，可严密监测生命体征、观察引流液和排泄物的性质。

8. 介入治疗的并发症

（1）穿刺部位并发症：穿刺部位血肿、动脉痉挛、血栓、夹层和假性动脉瘤等，发生率＜ 1%。

（2）腹腔动脉、肠系膜上动脉痉挛：患者失血较多时，内脏血管收缩明显，操作稍有不慎可造成血管痉挛甚至闭塞，使介入治疗不能进行。

（3）异位栓塞：发生率＜ 2%，与操作不当有关，较严重者有肠系膜动脉栓塞、肾动脉栓塞、下肢动脉栓塞等。由于胰腺外科术后上腹部器官的解剖变位较大，潜在的动脉交通支开放，增加了介入治疗的难度和风险。

（4）脾梗死：在治疗脾动脉假性动脉瘤或发自脾动脉的胰腺动脉分支出血时，常需要栓塞动脉瘤远侧脾门区分支，多数患者因有胃短及网膜侧支建立，不至于产生脾缺血，少数患者可能出现部分性脾梗死和栓塞后综合征，可给予对症治疗。

（5）肝功能异常及肝功能障碍：在治疗肝动脉破裂、肝动脉假性动脉瘤、胃十二指肠动脉残端动脉瘤时，可能难免栓塞肝固有动脉及其分支。一般当门静脉血流通畅、肝脏内门静脉血流灌注正常时，栓塞肝动脉后多仅产生一过性肝功能异常，无严重后果。但当存在门静脉阻塞、肝内缺乏门静脉血流灌注时，栓塞肝动脉后可能产生灾难性后果——急性肝功能衰竭，在此种情况下宜选择覆膜支架修补肝动脉损伤或外科治疗。

9. 介入治疗术中大出血　与介入操作无关的原因有：动脉瘤破裂、堵塞血管破口的血栓溶解或脱离、搬动患者或调整引流管等，这些属于无法预测的因素。

与介入操作有关的原因有：在接近动脉瘤或病变的部位高压、高速注射对比剂，导管、导丝穿破病变的血管或假性动脉瘤，释放栓塞材料时诱发动脉瘤破裂等，发生率与操作者的技术熟练程度有关。当一次出血量＞ 800ml 时，患者的状况可迅速恶化，甚至出现失血性休克表现。此种情况下要求术者处变不惊，在抗休克治疗（补充血容量、给氧、维持气道通畅）的同时，果断迅速地栓塞出血的血管。

三、疗 效 评 价

血管内介入诊疗技术在腹部外科术后出血并发症的处理上有重要作用，术中做血管造影术可以发现活动性出血和造成出血的原因，用介入性止血方法可立即止血。介入技术在急诊止血方面的优势包括：安全性高、操作迅速、无需全麻、可重复治疗、风险相对较低等，适宜于保守治疗（如药物治疗、内镜下治疗）失败、无再次开腹机会或实施外科治疗风险较高的患者。文献报道及笔者的经验表明，介入止血技术成功率达 90% ～ 95%，即刻止血有效率达 85% ～ 90%，累计并发症发生率为 3% ～ 6%。介入止血成功后，复查血管造影不再显示对比剂外溢，异常血管不再显影。对失血症状明显者，一旦治疗成功，患者的临床情况通常迅速改善，包括血压回升或不再下降、心率逐渐减慢、意识由淡漠转为清醒。急诊介入止血治疗，特别是抢救性治疗需要一定的条件和基础，包括需要一个反应迅速的介入治疗团队、学科间沟通协作良好、有麻醉和基础治疗支持及比较先进的设备和器材。另外，介入止血治疗只是封堵了出血血管的破口，而对造成血管破溃的原因（如胰瘘、感染、肿瘤等）则需要采取包括外科在内的其他综合治疗措施。

（王志军）

参 考 文 献

曹利平，陈佰文，彭淑牖，2005. 胰十二指肠切除术后上消化道出血的原因及防治. 中华急救医学杂志，14：942-944.

柴新群，邓飞涛，王春友，等，2001. 介入栓塞治疗胆道大出血. 中华肝胆外科杂志，7：201.

陈炽贤，高元桂，2002. 中华影像医学. 北京：人民卫生出版社，71.

段承祥，王培军，李健丁，2004. 肝胆膜影像学. 上海：上海科学技术文献出版社，48，68，195.

冯变喜，2001. 肝胆胰外科理论与实践. 北京：科学技术出版社，691.

Ginsburg M，Ferral H，Alonzo MJ，et al，2014. Percutaneous transhepatic placement of a stent-graft to treat a delayed mesoportal hemorrhage after pancreaticoduodenectomy. World J Surg Oncol，12：315.

Hasegawa T，Ota H，Matsuura T，et al，2017. Endovascular treatment of hepatic artery pseudoaneurysm after pancreaticoduodenectomy：risk factors associated with mortality and complications. J Vasc Interv Radiol，28（1）：50-59.

Izaki K，Yamaguchi M，Kawasaki R，et al，2011. N-butyl yanoacrylate embolization for pseudoaneurysms complicating pancreatitis or pancreatectomy. J Vasc Interv Radiol，22（3）：302-308.

Papadopoulos P，Bize P，Guiu B，et al，2014. Percutaneous transhepatic stent graft placement for treatment of hepatic artery injury after a Whipple procedure. J Vasc Interv Radiol，25（6）：977-978.

Puppala S，Patel J，McPherson S，et al，2011. Hemorrhagic complications after Whipple surgery：imaging and radiologic intervention. AJR Am J Roentgenol，196（1）：192-197.

Robinson K，Rajebi MR，Zimmerman N，et al，2013. Post-pancreaticoduodenectomy hemorrhage of unusual origin：treatment with endovascular embolization and the value of preoperative CT angiography. Radiol Case Rep，7（4）：29-36.

Wang MQ，Guo LP，Lin HY，2011. Management of life-threatening celiac-hepatic arterial hemorrhage after pancreaticoduodenectomy：usefulness of temporary balloon occlusion. Chin Med J（Engl），124（23）：4115-4118.

Wang ZJ，Wang MQ，Liu FY，et al，2010. Role of interventional endovascular therapy for delayed hemorrhage after pancreaticoduodenectomy. Chin Med J（Engl），123（21）：3110-3117.

Xu HF，Zhu X，Chen H，et al，2013. Angiographic findings and interventional therapy for post-pancreaticoduodenectomy hemorrhage. Zhonghua Yi Xue Za Zhi，93（1）：55-57.

Zhang J，Zhu X，Chen H，2011. Management of delayed post-pancreaticoduodenectomy arterial bleeding：interventional radiological treatment first. Pancreatology，11（5）：455-463.

第二节　肝脏肿瘤术后出血的血管内介入治疗

肝脏外科术后出血在临床上不多见，出血可来自门静脉、肝静脉和肝动脉，以后者常见，动脉性出血多来势凶猛，常为大量腹腔内出血，少数为肝包膜下血肿。急性大量出血常需要做再次开腹处理，对于无再次外科手术指征或需要明确出血部位、范围和程度者，可做血管造影，酌情做选择性血管内栓塞治疗。

一、肝脏肿瘤外科术后出血的原因

1. 腹腔出血 肝脏肿瘤外科术后腹腔内出血的发生率为 4.2% ~ 10%。腹腔出血常见的原因有：

（1）残肝表面出血，如手术切缘的肝血管残端、肝周韧带及膈肌创面出血。

（2）术中止血不彻底。

（3）血管缝线松动或脱落。这一事件通常是由于患者体位变换、严重咳嗽致下腔静脉压力突然大幅升高，致肝短静脉结扎缝线松动、脱落，造成腔静脉间隙出血。

2. 凝血功能障碍 除了有腹腔出血外，全身其他部位也多有出血表现。

3. 消化道出血常见原因

（1）应激性溃疡，最常见。

（2）肝硬化、门静脉高压。

（3）由于残余肝脏体积有限，继发性门静脉高压引起胃肠道充血。

胃肠道出血通常发生在手术后 2 周内。

4. 胆道出血 医源性胆管损伤是肝切除术后胆道出血的最常见原因。手术操作，包括在肝门部胆管探查、操作和在胆道放置 T 管造成胆道出血。其他常见原因包括胆道感染和炎症引起的黏膜糜烂溃疡和凝血功能障碍。

5. 原有疾病的发展 如有未能完全切除的肿瘤，可引起出血。

二、诊　　断

术后引流管流出血性液体是出血的直接证据，当出血流入腹腔时，可能出现腹部压痛、肌紧张和反跳痛，做诊断性腹腔穿刺可明确诊断。急性出血积聚在肝内、肝包膜下时，患者可有肝区剧烈疼痛，床旁超声检查对诊断有帮助。当患者一般情况比较稳定，可以搬动时，应及早行 CT 增强扫描或血管造影检查。

对少量出血以保守治疗为主，严密观察引流量和性质。

三、血管造影表现

1. 对比剂外溢 是活动性出血的直接征象，当出血速度 > 0.5ml/min，在优质的 DSA 动脉期图像上可见对比剂从动脉溢出，弥散至腹腔、胆道，或滞留于肝实质、肝脏包膜下等。此种情况下患者多有失血性休克表现。

2. 血管受推压移位 肝脏内或肝包膜下血肿可引起血管推移、拉直或"抱球"样表现。肝脏囊肿、少血供型肿瘤可呈类似表现，可结合其他影像学资料鉴别。

3.动静脉瘘 肝内动静脉分支异常沟通，包括肝动脉门静脉分支瘘、肝动脉－肝静脉瘘和混合型瘘，表现为动脉期静脉早期显影，是血管损伤的表现，但不一定是出血的部位及原因。

4.假性动脉瘤 动脉期显示与动脉分支相沟通的囊状结构，对比剂进入后排空延迟。当瘤腔完全为血栓充填、局部血管痉挛时可不显影。假性动脉瘤出血的特点是间歇性、出血凶猛，因此应尽可能选择在活动性出血时进行血管造影检查。

5.无异常所见 当动脉出血量少、速度＜0.5ml/min，或者非活动性出血、静脉性出血、微小血管渗血时，造影可能无异常发现。

四、介入治疗

（一）术前准备

同本章第一节。

（二）适应证和禁忌证

同血管造影术，见本章第一节。

1.适应证
（1）肝脏术后大出血、随时危及患者生命，预期再手术风险很高者。
（2）原因不明的间歇性出血，需要明确出血原因者。
（3）无再次手术机会的反复发作性少量出血，经保守治疗无效者。

2.禁忌证 对于急诊止血而言，介入治疗无绝对禁忌证。其他相对禁忌证同本章第一节。

（三）方法

1.选择性栓塞治疗 造影明确出血部位或异常血管后，将导管超选择性插至异常血管的供血动脉释放栓塞剂，有条件者宜用微型导管，以提高治疗的成功率。由于肝内存在吻合或交通支，在栓塞动脉瘤和假性动脉瘤时应同时栓塞动脉瘤的远侧（输出）和近侧血管（图11-4），单纯做近侧或主干栓塞可因远侧血管反流导致动脉瘤再通。对于微小

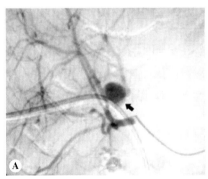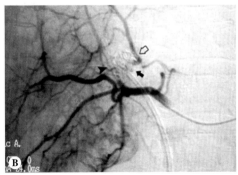

图11-4 患者，男性，45岁，肝癌外科术后胆道出血

A.肝动脉造影显示肝右动脉假性动脉瘤形成；B.假性动脉栓塞术后肝总动脉造影显示假性动脉瘤消失，出血停止

血管出血或渗血,仅用明胶海绵即能获得优良的止血效果,欧美学者用聚乙烯醇微球(PVA)止血的报道较多。对于较大的血管破裂、动脉瘤或假性动脉瘤,宜选用以钢丝圈为主的复合式(钢丝圈加明胶海绵颗粒,钢丝圈加 PVA)栓塞材料,以降低复发出血的机会。

2. 覆膜支架置入术 对于肝总动脉、肝固有动脉和肝左右动脉主干破裂、动脉瘤,如果不适宜做栓塞治疗,可以考虑用覆膜支架置入修补破损血管,同时保留肝脏的动脉灌注。

3. 介入治疗的并发症 请参阅本章第一节。

五、疗 效 评 价

血管内介入止血技术已成为治疗外科术后肝脏出血的常用方法。血管造影可以明确动脉性出血的来源,发现异常血管结构(如动脉瘤、假性动脉瘤、动 - 静脉瘘等)。超选择性动脉分支栓塞术可立即控制出血,成功率可达 90% 以上。当患者不具备再次手术条件时,介入治疗可能是救治患者的唯一有效手段。

对于慢性出血(如静脉性出血、小血管渗血)或者出血速度< 0.5ml/min 的动脉性出血,血管造影多不能发现明显对比剂外溢,因此无法做栓塞治疗。

(王志军)

参 考 文 献

Bloechle C,Izbicki JR,Rashed MY,et al,1994. Hemobilia:presentation,diagnosis,and management. Am J Gastroenterol,89:1537-1540.

Bo JG,Yang XP,2009. Precise orientation and hepatectomy in the management of biliary tract hemorrhage. Zhonghua Yi Xue Zazhi,89:1408-1410.

Miura F,Asano T,Amano H,et al,2009. Management of postoperative arterial hemorrhage after pancreato-biliary surgery according to the site of bleeding:re-laparotomy or interventional radiology. J Hepatobiliary Pancreat Surg,16(1):56-63.

Peng Z,Yan S,Zhou X,et al,2001. Hepatic artery angiography and embolization for hemobilia after hepatobiliary surgery. Chin Med J(Engl),114:803-806.

Xu ZB,Zhou XY,Peng ZY,et al,2005. Evaluation of selective hepatic angiography and embolization in patients with massive hemobilia. Hepatobiliary Pancreat Dis Int,4:254-258.

第三节 肾脏肿瘤术后出血的血管内介入治疗

肾脏肿瘤手术通常包括根治性肾切除、部分肾切除和保留肾单位手术。因部分肾切除(开放式或腹腔镜下肾切除)和保留肾单位肾切除可取得与根治性全肾切除相似的临床疗效并可最大程度地保留肾单位,已经在临床得到重视和广泛开展。然而,因其手术挑战大,术后出血是其常见并发症之一,主要表现为肉眼血尿、腰部胀痛或引流管引出大量血性液体。尽管出血发生率低(0 ~ 5.26%),但如合并假性动脉瘤,术后出血常发病突然、病情较重,如不及时救治,可导致失血性休克甚至危及患者的生命。自 1964 年首次报道应用肾动脉栓塞处理肾脏出血以来,随着介入技术进步,超选择肾动脉栓塞因其可最大程度地保留正常肾单位且止血效果好,目前已成为处理肾肿瘤术后出血的主要治疗措施。

一、病因、出血机制和临床表现

肾部分切除术后出血原因主要与肾动脉的分支损伤有关。目前普遍观点认为肾部分切除术后出血与肿瘤的位置密切相关，其中中央型、内生型肿瘤术后更容易发生出血。与其他肾脏出血相比，肾部分切除术后出血多为迟发性，多在术后 14 天以内，与假性动脉瘤破裂有关，此时，患者往往已经出院，活动量增加，更增加了出血的可能性。

延迟性假性动脉瘤形成可能与以下两个机制有关：首先，肾实质结扎区域由于可吸收线的降解导致局部压力降低，导致小血管出血，如肾段动脉和弓状动脉。其次，术中肾动脉阻断可能导致小血管横断面难以识别。当肾实质关闭，肾动脉上的血管夹被松开时，缝合线的张力并不能完全阻断肾动脉小支的血流。因此，血凝块阻碍小分支，导致再出血，进而在出院后形成假性动脉瘤。开放肾部分切除术，在肾脏创面的血管截面可以识别且缝合更容易。然而，在腹腔镜下，缝合单个小血管段是困难和耗时的，而且肾脏处于热缺血状态。外科医师经常用连续可吸收缝线闭合腹腔镜肾损伤，以缩短肾缺血时间，这可能是腹腔镜部分肾切除术术后出血发生率略高于开放手术的原因之一。随着腹腔镜肾部分切除术的广泛应用，必须重视熟练的手术操作和安全的缝合小血管，降低假性动脉瘤的发生率。使用不同的止血材料可能有助于减少假性动脉瘤的发生。

肾脏肿瘤术后出血临床表现与出血量和速度明显相关，轻者可无任何症状，重者可危及生命。主要表现为肉眼血尿、腰部胀痛或引流管引出大量血性液体，可合并腹痛、发热、头晕等症状。随着出血量的增加可表现为血红蛋白进行性下降，严重者可表现为低血容量性休克，甚至危及生命。对于临床怀疑有出血患者应积极行血常规化验、B 超或 CT 检查。肾脏肿瘤术后早期增强 CT 检查可助于发现潜在无症状性假性动脉瘤，从而尽量早期处理，避免后期延迟性危及生命的大出血。

二、肾肿瘤切除术后的介入诊疗

（一）适应证

（1）术后引流管出血或反复血尿，经保守治疗无效者。

（2）已明确原因的大出血，随时可能危及患者生命；不适合手术或预期手术风险很高者。

（二）禁忌证

一般认为，血管造影对肾肿瘤术后出血患者无绝对禁忌证，对重度患者需要求生命体征基本稳定、救治措施完备、有麻醉和相关专科医师协同。存在以下情况应该慎重。

（1）对碘过敏者，不应用含碘对比剂，但可以酌情选择其他类型的对比剂，如含钆对比剂、CO_2 等。

（2）急性或慢性肾功能不全者，不应用含碘对比剂，但可以酌情选择其他类型的对比剂。

（3）严重肝肾功能不全。

（4）未能控制的感染性疾病，除非急诊止血或其他原因确属必要，不宜做造影检查。

（5）严重凝血功能障碍，经给予积极治疗后仍然不能纠正者。

（6）其他不宜做检查的情况，如精神障碍、不能配合检查等。

（三）术前准备

如果患者一般情况稳定、可以移动，宜按血管造影术前准备。

（1）如条件许可，应于介入治疗前完善血常规、血肌酐等常规化验，有助于评估出血情况、术前肾功能。如条件允许，可完善超声、CT 或 MRI 增强扫描等相关检查，这些检查对于寻找出血的部位、指导介入治疗有重要意义。

（2）签署手术知情同意书。

（3）术中监测：常规监测血压、心率、心电图、血氧饱和度。

（4）要求患者生命体征基本稳定（收缩压＞ 85mmHg，舒张压 ＞ 50mmHg，心率＜ 130 次 / 分）血氧饱和度＞ 90%）。

（5）具备基本支持治疗条件：对危重或烦躁不安的患者，采取开放静脉通道或具备大静脉插管、补充血容量、纠正凝血异常、留置导尿管等措施。

（6）术中应有专科医师，必要时有麻醉科医师参与，应特别注意维持气道通畅。

（四）血管造影及其表现

血管造影是诊断肾肿瘤自发出血、外科术后出血的金标准。血管造影包括肾动脉水平腹主动脉造影及选择性肾动脉、副肾动脉造影，有助于发现出血的责任血管及出血部位。当肾动脉造影显示肾脏显影不全时，应考虑到副肾动脉参与肾脏供血可能。造影表现为：

1. 对比剂外溢　是活动性出血的直接证据，为血管破裂所致，可破向尿道或腹膜后。

2. 假性动脉瘤　肾动脉或肾动脉分支的破裂和出血可导致血肿，血肿可能被周围组织包裹，形成一个与动脉相连的囊状腔，这种情况称为假性动脉瘤。文献报道，开放式部分肾切除术和腹腔镜肾部分切除术后假性动脉瘤的发生率分别为 0.43% 和 0.97% ～ 1.7%。当肿瘤位于肾脏中心部位时，术后假性动脉瘤可高达 7%。假性动脉瘤囊腔没有正常的动脉壁结构，由于动脉内的血流量，其体积可以逐渐增大。如果肾脏收集系统受到影响，可能出现血尿，如果囊腔突破肾包膜，可以形成腹膜后血肿，此血肿可有搏动性。严重病例中假性动脉瘤破裂可导致致命性休克。假性动脉瘤血管造影表现为对比剂滞留。

3. 动静脉瘘　表现为动脉早期静脉早显影，往往有 1 支或多支动脉参与静脉瘘的供血。

（五）介入治疗方法

对于活动性出血（对比剂外溢）、假性动脉瘤、异常血管沟通（动静脉瘘）等情况，应立即选择微型导管进行超选择插管至"罪犯"血管进行栓塞，同时尽量减少对正常肾脏组织的损伤。根据造影情况可酌情选择钢丝圈、明胶海绵、聚乙烯醇微球（PVA）等栓塞材料。对于微小血管出血，一般用明胶海绵联合大颗粒 PVA 即可获得优良的止血效果。

对于较大的动脉血管破裂，尤其是合并假性动脉瘤者，宜用以钢丝圈为主，联合用明胶海绵或 PVA 做所谓的"复合"式栓塞，以增强栓塞效果，降低复发出血率。亦有报道用组织胶栓塞治疗动脉性出血。其他液体性栓塞剂，如无水乙醇、血管硬化剂、碘油等，不宜用于动脉性出血的治疗。栓塞术后应常规进行血管造影，以了解有无其他肾动脉侧支参与供血（图 11-5）。

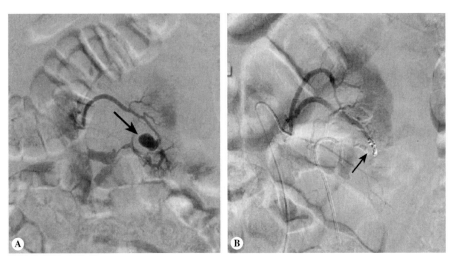

图 11-5　患者，男性，50 岁，腹腔镜下肾癌部分肾切除术后大出血，急诊血管造影检查
A. 左肾动脉造影显示：左肾动脉下极可见假性动脉瘤破裂至腹腔（箭）；B. 超选择性左肾动脉分支栓塞（箭），术后出血停止

（六）并发症

超选择肾动脉栓塞安全性高，术后进行抗感染、止痛等常规处理后，一般无严重并发症发生。

栓塞后可出现疼痛、低热等栓塞后综合征反应。文献报道，超选择性肾动脉栓塞术对肾功能并无明显影响。超选择性插管技术及介入术中控制对比剂用量，可降低正常肾脏的损伤。

三、疗效评价

血管内介入诊疗技术在肾脏肿瘤术后出血并发症的处理上有重要作用，血管造影可以发现活动性出血及责任血管，用栓塞止血方法可获得立即止血的效果。介入技术在急诊止血方面的优势包括安全性高、操作迅速、无需全麻、可重复治疗、可最大程度地保留正常肾单位、风险相对较低等。文献报道及笔者的经验表明，介入止血技术成功率可达100%，即刻止血有效率达 80%～100%，栓塞后可出现栓塞后综合征表现，如疼痛、低热等，一般无严重并发症发生，肾功能总体影响不大，且一旦治疗成功，患者的临床情况通常迅速改善。

（王志军）

参 考 文 献

Baumann C, Westphalen K, Fuchs H, et al, 2007. Interventional management of renal bleeding after partial nephrectomy. Cardiovasc Intervent Radiol, 30（5）: 828-832.

Chen J, Yang M, Wu P, et al, 2016. Renal arterial pseudoaneurysm and renal arteriovenous fistula following partial nephrectomy. Urol Int.

Jain S, Nyirenda T, Yates J, et al, 2013. Incidence of renal artery pseudoaneurysm following open and minimally invasive partial nephrectomy: a systematic review and comparative analysis. J Urol, 189（5）: 1643-1648.

Jeon CH, Seong NJ, Yoon CJ, et al, 2016. Clinical results of renal artery embolization to control postoperative hemorrhage after partial nephrectomy. Acta Radiol Open, 5（8）: 1-7.

Mavili E, Dönmez H, Ozcan N, 2009, Transarterial embolization for renal arterial bleeding. Diagn Interv Radiol, 5（2）: 143-147.

Montag S, Rais-Bahrami S, Seideman CA, et al, 2011. Delayed haemorrhage after laparoscopic partial nephrectomy: frequency and angiographic findings. BJU Int, 107（9）: 1460-1466.

Morita S, Tajima T, Yamazaki, et al, 2015. Early postoperative screening by contrast-enhanced CT and prophylactic embolization of detected pseudoaneurysms prevents delayed hemorrhage after partial nephrectomy. J Vasc Interv Radiol, 26（7）: 950-957.

Netsch C, Brüning R, Bach T, et al, 2010. Management of renal artery pseudoaneurysm after partial nephrectomy. World J Urol, 28（4）: 519-524.

Pan H, Xia D, Wang S, et al, 2014. Embolization of renal artery pseudoaneurysm following Laparoscopic partial nephrectomy for central renal tumor: a report of two cases. Oncol Lett, 7（6）: 2118 - 2120.

Strobl FF, D'Anastasi M, Hinzpeter R, et al, 2016. Renal pseudoaneurysms and arteriovenous fistulas as a complication of nephron-sparing partial nephrectomy: technical and functional outcomes of patients treated with selective microcoil embolization during a ten-Year period. Rofo, 188（2）: 188-194.

Takagi T, Kondo T, Tajima T, et al, 2014. Enhanced computed tomography after partial nephrectomy in earlypostoperative period to detect asymptomatic renal artery pseudoaneurysm. Int J Urol, 21（9）: 880-885.

第十二章　肿瘤穿刺诊疗并发症的介入治疗

第一节　肝脏穿刺后出血的介入治疗

　　肝脏医源性穿刺诊疗，包括经皮穿刺活检、经皮穿刺引流、经皮穿刺消融等，虽然被认为是非常安全、微创、有效的技术，出血的风险非常小，但确实有时不可避免。少量的出血，如果凝血机制正常，多数可以自愈，有时也会面临严重的出血，甚至危及生命，这种情况必须能及时发现病情，并及时给予诊断和治疗，才能成功止血，挽救生命。

一、经皮肝穿刺出血的病因

　　经皮穿刺活检是目前普遍开展用于肝脏肿瘤的定性诊断，尤其现代精准医疗发展的时代，对不可切除晚期肿瘤组织学的获取非常重要，用于指导临床个体化用药的选择。经皮消融治疗是早期原发性肝癌的全球指南推荐方案，对于结直肠癌等肝转移癌的治疗价值也逐渐得到学术界认可。放射性粒子治疗成为部分晚期患者比较好的替代治疗方式，可缓解肿瘤的生长，提高生活质量，延长生存期。经皮肝穿刺引流术和胆管支架置入术对于恶性肿瘤引起的梗阻性黄疸是首选的治疗手段。经皮门静脉栓塞术对于部分肝切除术前预计剩余肝组织不够的患者，提供了根治性手术切除的机会。这些经皮经肝穿刺诊疗的微创介入技术，均有出血风险，一般出血风险都在 5% 以下。出血风险除了与自身凝血功能有关外，主要与穿刺针的直径、穿刺经过肝组织的深度和穿刺次数相关。

　　穿刺引起出血的原因分为：动脉出血和静脉（门静脉）出血。临床上需要有创处理的出血多为动脉性出血。主要出血动脉是肝动脉分支，其次是肋间动脉和膈下动脉等。

二、穿刺出血的临床表现及诊断

　　穿刺出血分为急性出血和延迟性出血，急性出血主要指穿刺后 24 小时内的出血，最为常见，占到出血的 60% ~ 80%，但也有文献报道穿刺后的延迟性出血也不少见，Mskcc 报道肝脏活检后延迟性出血占所有活检后出血的 59%，应引起临床重视。主要临床表现：①腹痛，60% 以上的出血患者表现为穿刺术后持续穿刺区域或肝区疼痛，间断加重；②眩晕、低血压等休克表现，主要是由出血导致血容量低下所致；③腹胀，大量的腹腔出血会出现腹胀；④引流管血性引流液，见于 PTBD 术后出血；⑤黑便，多见于穿刺后胆道的出血；⑥低热，长时间的出血，可能会伴有低热。

三、穿刺出血的实验室及影像学检查

（1）主要血液学检查表现：血红蛋白的快速或持续性下降。

（2）影像学检查：超声或 CT 可见腹腔内新出现的积液，尤其见于肝被膜下（图 12-1A）；增强 CT 有时会见到对比剂外溢，多见于大出血。血管造影表现见以下介入术中操作。

四、穿刺出血的适应证、禁忌证

1. 适应证　各种医源性肝脏诊疗有活动性出血证据者，包括血红蛋白的急剧下降、新见腹腔游离液体和具有上述出血临床表现高度怀疑出血者。

2. 禁忌证

（1）具有碘过敏为禁忌证者。

（2）其他：凝血机制差、心肺功能差等均为相对禁忌。

五、穿刺出血急诊介入诊疗操作流程

1. 操作技术

（1）造影检查：采用 Seldinger 技术经股动脉插管行腹主动脉、肝动脉造影，必要时行肠系膜上动脉、膈下动脉造影。肝脏出血的常见造影表现分为直接征象和间接征象。

直接征象：①肝动脉及其分支和肿瘤血管的破裂，动脉期对比剂外渗征象（图 12-1、图 12-3）；②假性动脉瘤形成。

间接征象：①肝动脉－门静脉瘘形成（图 12-1、图 12-2），是肝脏活动性出血的常见间接征象；②肝动脉中断征象，为血管断裂后血凝块形成，又在断裂处堵塞断裂血管所致；③局部肝实质动脉期一过性浓染（blush）（图 12-1）。血管造影以明确肝血管损伤的部位、程度和性质，确定拟栓塞的靶血管。

胆道造影：发现胆道－门静脉瘘，表现为胆道造影时出现门静脉分支的显示。

（2）动脉栓塞治疗：明确肝动脉出血血管和出血部位后，尽可能采用微导管超选择插管。三种值得推荐栓塞方式：①单纯弹簧圈栓塞（图 12-1），适合于造影准确发现出血动脉瘘口，微导管头超选择越过瘘口可达瘘口远段动脉情况下。分别采用微弹簧圈首先栓塞瘘口远段动脉，再后退微导管栓塞瘘口近端出血动脉。这是最佳的栓塞方法，对肝功能影响最小，效果最佳。②颗粒性栓塞剂和弹簧圈联合栓塞法（图 12-3），适合于肝动脉三级分支以远的动脉出血超选择插管难者或出血部位不明确者，也适合于肝脏肿瘤出血。微导管超选择尽可能接近出血部位，首先漂注颗粒性栓塞剂至靶血管滞留，然后栓塞弹簧圈。③单纯颗粒性栓塞剂栓塞法（图 12-2、图 12-4），适合于出血弥散、出血部位不明确，如肿瘤出血等，要求栓塞至出血动脉或可疑出血动脉血流滞留，对于肿瘤出血的栓塞也可以同时配合碘油栓塞。栓塞后造影复查，对比剂外溢或假性动脉瘤消失，出血血管闭塞，提示栓塞效果满意。

（3）对于 PTBD 引流所致的门静脉出血，一般可以更换粗的引流管，通过粗引流管的压迫作用，门静脉出血多数会停止。特殊情况下明显的胆道门静脉瘘可以通过直接穿刺瘘口止血（图 12-5）。

2. 注意事项

（1）栓塞剂选择：栓塞剂可用明胶海绵颗粒、各种微球（如 Biosphere）、PVA 颗粒、弹簧钢圈。栓塞剂根据上述情况需配合使用，达到最佳栓塞效果。在没有微球，只有 PVA 和明胶海绵等不规则颗粒时，肝脏肿瘤出血栓塞时也可以配合使用碘油，提高肿瘤组织的栓塞效果。

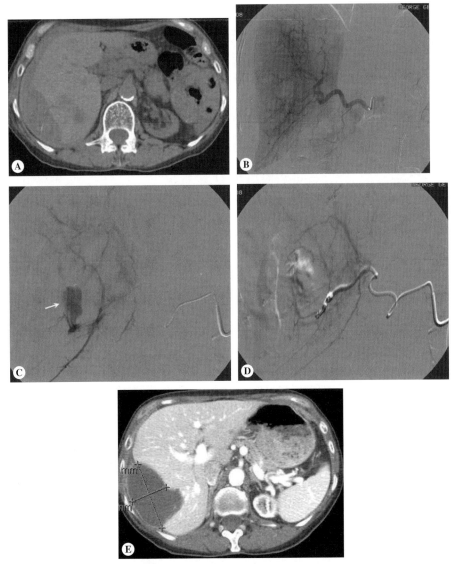

图 12-1　肝脏活检后出血的栓塞治疗

患者，女性，69 岁，有乳腺癌和卵巢癌病史，肝脏多发占位，活检后出血。A. 活检后 3 小时 CT 复查显示肝被膜下大血肿与肝内小血肿相连；B. 肝动脉造影未见明显出血征象；C. 超选择肝动脉造影显示损伤的肝右后段动脉分支、对比剂外溢和动静脉瘘；D. 采用弹簧圈超选择栓塞出血的近端和远端血管，栓塞后造影复查出血动脉闭塞；E. 4 周后复查 CT 显示陈旧的血肿

（2）栓塞部位：尽可能超选择栓塞，保护正常肝组织功能。当出血部位（对比剂外溢的破口）非常明确时，要求必须做到出血动脉近端和远端的同时栓塞（图 12-1），防止侧支再通、出血复发。

（3）损伤区小的肝动静脉瘘是肝活动性出血的常见间接征象，结合邻近部位的肝被膜下出血可以明确为活动性出血。对动静脉瘘的栓塞治疗方法同动脉直接出血的栓塞。

（4）应尽量避免胆囊动脉栓塞，胆囊动脉的严重栓塞会导致胆囊梗死或穿孔。

（5）弹簧钢圈的直径应与靶血管的直径相匹配，并根据血流阻断情况确定弹簧钢圈数量。

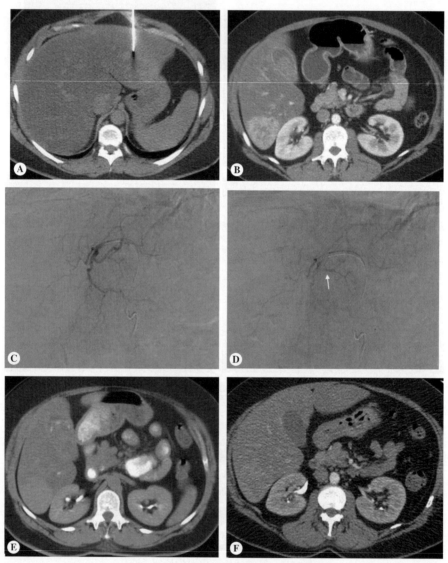

图 12-2　肝肿瘤活检后胆道出血的栓塞治疗

患者，女性，51 岁，多发肝占位行肝穿活检，活检后出现持续腹痛和黑便。A. CT 平扫显示脂肪肝背景下左叶外侧段的肿瘤和穿刺活检的位置；B. 因持续腹痛于活检后 4 天行腹部增强 CT 显示胆囊内高密度影，提示出血可能；C、D. 因为持续腹痛，于活检后 14 天行肝动脉造影显示肝左叶 S2 段小 A-V 瘘，无对比剂外溢；肝左动脉采用 6ml 100 ～ 300μm 微球和 1ml 100μmPVA 栓塞至血管滞留；E. 栓塞后即刻 CT 平扫，显示胆囊腔、十二指肠和胃腔内高密度的对比剂，提示很可能为胆道出血；F. 随访 3 周，CT 显示胆囊内出血吸收，患者症状缓解

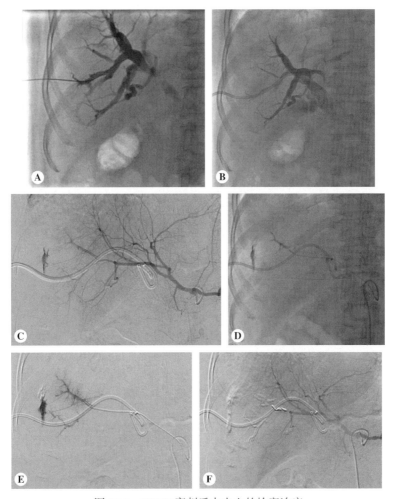

图 12-3 PTBD 穿刺后大出血的栓塞治疗

患者，女性，59 岁，胃癌晚期合并梗阻性黄疸，PTBD 术后 1 小时出现血压下降，引流袋血性引流液，合并腹腔内游离液体。
A. 穿刺右侧胆管分支成功；B. 交换置入 PTBD 外引流管；C. PTBD 后持续出现引流管血性液体，并腹腔游离液体，血压下降，
PTBD 后 1.5 小时给予肝动脉造影，造影示：肝右动脉分支的对比剂外溢和动 - 门静脉瘘；D. 超选择微导管至瘘口远端，漂
注明胶海绵颗粒 150 ～ 350μm，至该供血动脉血流滞留，推注 2mm×3mm 微弹簧圈 2 枚；E. 肝动脉造影复查示该动脉分支
闭塞，对比剂外溢和动 - 门静脉瘘消失

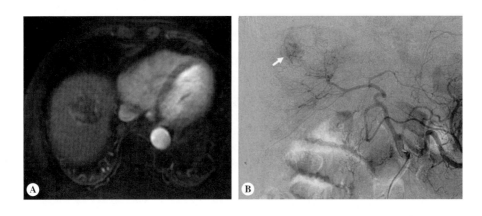

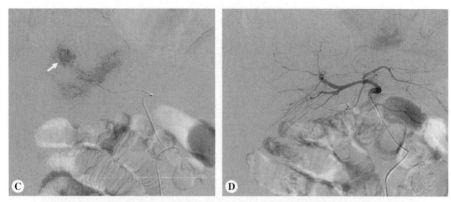

图 12-4　射频消融后急性大出血栓塞治疗

患者，男性，71 岁，原发性肝癌，射频消融后出现持续腹痛，超声示腹腔游离液体逐渐增多。A. 增强 MRI 示肝右叶占位靠近膈顶；B. 肝动脉造影示肿瘤区域对比剂浓染；C. 超选择肝动脉靶分支造影明确出血动脉，给予漂注 150 ～ 350μm 和 350 ～ 550μm 明胶海绵颗粒至血流停止；D. 造影复查示该区域供血分支消失，对比剂浓染消失

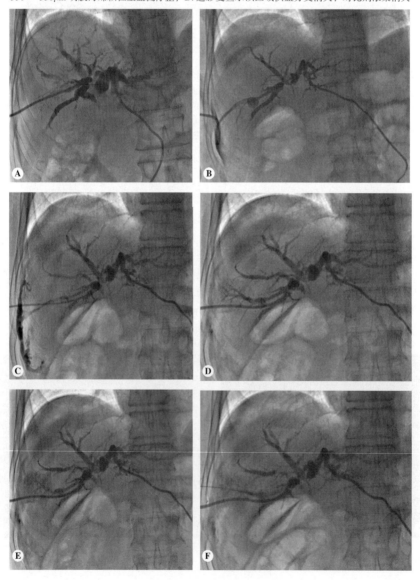

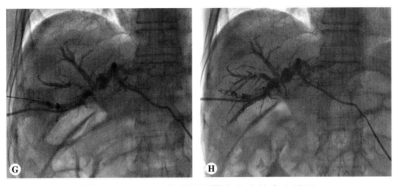

图 12-5　PTBD 术后引流管内出血的介入处理

患者肝门胆管癌双侧 PTBD 术后 1 周突然出现右侧引流管血性液体。A. 双侧 PTBD 术后胆道造影示引流管位置良好；B. 1 周后出现右侧引流管血性液体，复查右侧引流管部分脱出，内固定襻嵌顿在胆管穿刺点上；C. 预交换置入更粗的 PTBD 管，但交换过程中导丝脱出肝实质，重新穿刺肝右下段胆管造影可见原穿刺道的对比剂外溢；D、E. 交换置入新引流管造影示原穿刺点处持续的门静脉显示（胆管 - 门静脉瘘）；F、G. 经皮经肝穿刺胆管 - 门静脉瘘口，推注微弹簧圈 2 枚；H. 胆道造影复查示胆管 - 门静脉瘘消失

（王晓东）

参 考 文 献

Choi SH，Gwon DI，Ko GY，et al，2011. Hepatic arterial injuries in 3110 patients following percutaneous transhepatic biliary drainage. Radiology，261（3）：969-975.

Guckel C，Steinbrich W，1995. Arterial pseudoaneu，rysm as a complication of percutaneous transhepatic biliary drainage：treatment by embolization. Zeitschrift fur Gastroenterologie，33（10）：602-604.

Hamada T，Yasunaga H，Nakai Y，et al，2015. Severe bleeding after percutaneous transhepatic drainage of the biliary system：effect of antithrombotic agents-analysis of 34 606 cases from a Japanese nationwide administrative database. Radiology，274（2）：605-613.

Kim DS，Lee SG，Sung GB，et al，2006. Management of subcapsular hematoma of the graft after living donor liver transplantation. Liver transplantation，12（7）：1124-1128.

Kimura T，Okazaki M，Higashihara H，et al，1990. Successful emergency superselective embolization for hemobilia with a new coaxial catheter and steerable guidewire. Rinsho hoshasen Clinical radiography，35（9）：1089-1092.

Kinoshita H，Imayama H，Hashimoto M，et al，2000. Two cases of biliary hemorrhage after percutaneous transhepatic biliary drainage in which transcatheter arterial embolization was effective. The Kurume Medical Journal，47（2）：183-187.

Kozarek RA，2010. The society for gastrointestinal intervention. Are we，as an organization of disparate disciplines，cooperative or competitive?. Gut and liver，4（Suppl 1）：S1-8.

Lee SY，Ko GY，Gwon DI，et al，2004. Living donor liver transplantation：complications in donors and interventional management. Radiology，230（2）：443-449.

L'Hermine C，Ernst O，Delemazure O，et al，1996. Arterial complications of percutaneous transhepatic biliary drainage. Cardiovascular and interventional radiology，19（3）：160-164.

Park YS，Kim JH，Choi YW，et al，2005. Percutaneous treatment of extrahepatic bile duct stones assisted by balloon sphincteroplasty and occlusion balloon. Korean journal of radiology，6（4）：235-240.

Rivera-Sanfeliz GM，Assar OS，LaBerge JM，et al，2004. Incidence of important hemobilia following transhepatic biliary drainage：left-sided versus right-sided approaches. Cardiovascular and interventional radiology，27（2）：137-139.

第二节　肺穿刺后出血的介入治疗

一、前　言

肺癌是目前世界上发病率和死亡率最高的恶性肿瘤，且呈逐年上升趋势，严重危害人类健康，故发现肺部阴影后，尽早明确病理学诊断有重要意义。取得病理学诊断的方法包括纵隔镜、胸腔镜、经皮肺穿刺活检术、纤维支气管镜、痰脱落细胞学检查等。

19 世纪 80 年代中期美国学者 Menetrier 首次用肺穿刺术诊断肺癌。20 世纪 40 年代 Tripoli 等推出大孔切割针，其头端设计有螺旋状、匙状、钩状等，实行切割活检、打孔活检、环钻活检，1966 年 Dahlgren 等首先提倡用细针（22 ～ 18G）抽吸活检（fine needle aspiration biopsy，FNB）。

国内于 20 世纪 80 年代起开始开展 CT 引导下穿刺活检，CT 引导经皮肺穿刺活检因其敏感度高、创伤小、费用低、住院时间短等优势被临床广泛采用。在 CT 引导下经皮胸部穿刺活检术对肺内周围型病变、弥散性病变、纵隔病变及胸壁肿块，都可以微创、准确、有效地进行病灶标本采集，然后通过病理检验得出相对可靠的诊断，为临床相关治疗方案的确定提供依据。

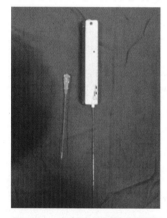

图 12-6　穿刺枪及同轴套管针

目前的经皮穿刺活检普遍采用同轴活检技术（Co-Axial technique）（图 12-6），先将穿刺针穿刺到瘤体的表面，拔除针芯，形成连接体外和瘤体内部的空心管道。切割组织的活检器材通过该通道导入瘤体内，可在肿瘤内部抓取组织。实现在穿刺一次的基础上多次活检、瘤体内多区域活检；极大地减少了肿瘤异质性对病理诊断的干扰。取材后沾染了肿瘤细胞的器械通过"空心管道"拔出体外，最大程度地避免了肿瘤细胞的种植转移。同时，向通道内注射血凝酶、医用胶、生理盐水等药物，使得穿刺活检的安全性大幅度提升。

二、肺穿刺活检适应证

（1）新发现或在随访中增大的孤立性结节或肿块。

（2）既往无恶性疾病史的多发肺部结节，或者已知恶性疾病史，但经治疗不消散的结节。

（3）持续存在、治疗后吸收欠佳的肺部浸润性病灶。

（4）胸膜及纵隔病变：包括肺门肿物、纵隔肿物、肺门淋巴结、纵隔淋巴结、磨玻璃结节、实性小结节、薄壁空洞和胸膜病变等。

三、肺穿刺活检禁忌证

暂无绝对禁忌证，但有下列情况者可以考虑为禁忌。

（1）难以控制的咳嗽且不能很好合作者。

（2）凝血功能异常。

（3）严重心肺功能不全者。

（4）病灶影像不清者。

（5）病灶附近疑有血管性病变（血管瘤、动静脉瘘）者。

四、并　发　症

近年来随着肺癌治疗的进展和分子靶向药物的应用，对肺癌的病理诊断要求明显增高，很多患者需要 2 次甚至多次进行活检。CT 引导下穿刺活检的手术例数呈大幅度增长，并对取材部位和组织条质量提出更高的要求（穿刺针直径 18～16G，组织条 1～2cm，2 条以上组织条）。由于各种主、客观因素的影响，在穿刺操作过程中并发症也随之增加，出血也是在穿刺过程中和切割采集标本过程后相对常见的并发症，有时因处理不当还会导致严重后果。

早期有学者报道，应用各种针刺肺活检的并发症发生率为 11.6%～62%，穿刺死亡率为 0.1%～1.3%。1994 年 Szolar 报道 FNB 患者 890 例，220 例发生并发症（发生率为24.7%），无一例死亡。近年随着活检操作理念更新、技术变革和器械改进，肺穿刺活检技术虽然变得越来越成熟和安全，但仍时有并发症发生。常见并发症有：①气胸；②空气栓塞；③出血；④穿刺针道种植播散等。

研究显示穿刺活检后出血发生率为 26%～33%。本节主要阐述肺穿刺活检术后出血问题，并分为肺内出血和胸腔出血两种分别阐述。

五、肺 内 出 血

肺内出血主要由穿刺损伤肺内小动、静脉而导致，是在穿刺过程中和采集标本过程后相对常见的并发症，根据肺内出血量的大小可以表现为痰中带血、少量咯血和大量咯血（图 12-7）。

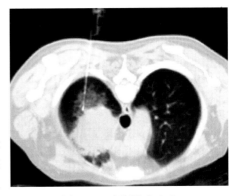

图 12-7　穿刺肺内出血

（一）原因

肺穿刺出血的主要原因应该是穿刺针在胸膜进入病灶过程中导致肺动静脉损伤。研究显示路径越短，如靠近胸膜的病灶，发生出血导致咯血的情况就越少。当穿刺路径小于 3cm 时出血情况明显减少。而当穿刺路径达到 6cm 时出血的比例会明显增加。这可能与进针路线所遇到的血管损伤多少有关，穿刺路径越长，损伤的血管与出血的概率则越大。

（二）处置

1. 痰中带血　一般无需特殊治疗。

2. 少量咯血　一般药物治疗，如口服云南白药或肌内注射血凝酶。

3. 大量咯血　及时停止穿刺，静脉滴注垂体后叶素。若无明显效果，继续出血呈间断咯血 24 小时总量超过 200ml 时，可行介入止血处理——选择性支气管动脉或迷走支气管动脉造影观察有无出血征象，可以考虑用弹簧圈、明胶海绵微粒或 PVA 微粒行靶动脉栓塞术。

六、胸腔出血

1. 损伤胸廓内动脉

（1）原因：由于穿刺点贴近胸骨，术前未做增强 CT 或未注意观察胸廓内动脉位置，导致穿刺过程中损伤胸廓内动脉。

（2）诊断：拔针后常规扫描发现胸腔积液增加，患者进行性胸憋、呼吸困难，血压下降明显。

（3）处置：静脉滴注垂体后叶素等止血药物，补液常规治疗，急诊行股动脉穿刺，分别行锁骨下动脉和胸廓内动脉造影，诊断明确后。普通导管或 3F 微导管超选择插管至胸廓内动脉，在漏口近端以弹簧圈栓塞，必要时加明胶海绵颗粒或条块栓塞。注意观察是否有脊髓动脉分支或共干。

2. 损伤肋间动脉

（1）原因：肋间动脉常有解剖变异，有时在肋间肌内呈波浪样走行，术前增强 CT 应对穿刺路径仔细观察。由于没有注意观察肋间动脉位置，穿刺针可损伤肋间动脉。

（2）诊断：拔针后常规扫描发现胸腔积液增加迅速，患者胸憋气短、呼吸困难，血压下降明显，即可诊断。

（3）处置：静脉滴注垂体后叶素等止血药物，必要时输血治疗。急诊穿刺股动脉，选择性插管后对穿刺区域肋间动脉逐个造影，发现出血的肋间动脉后将导管超选入该动脉造影，在漏口近端弹簧圈栓塞，必要时加明胶海绵条，注意观察是否有脊髓共干，避开脊髓动脉分支后栓塞。

（张学军　石宝琪）

参 考 文 献

范勇，程永德，2016. 呼吸系统介入放射学 . 北京：人民卫生出版社 .

Hirasawa S，Hirasawa H，Taketomi‐Takahashi A，et al，2008. Air embolism detected during computed tomography fluoroscopically guided transthoracic needle biopsy. Cardiovasc Intervent Radiol，31：219‐221.

Ohno Y，Hatabu H，Takenaka D，et al，2003. CT‐guided transthoracic needle aspiration biopsy of small（≤ 20mm）solitary pulmonary nodules. Am J Roentgenol，180：1665-1669.

Yeow KM，See LC，Lui KW，et al，2001. Risk factors for pneumothorax and bleeding after CT‐guided percutaneous coaxial cutting needle biopsy of lung lesions. J Vase Interv Radiol，12（11）：1305-1312.

第三节　肺穿刺后气胸的介入治疗

一、肺穿刺术气胸并发症概述

肺穿刺术主要包括经皮穿刺肺活检和经皮穿刺治疗肺部疾病两大类。经皮穿刺肺活检是在 X 线透视、B 型超声波或 CT、MR 引导下，用细针经皮刺入肺的病变部位，抽吸、钳夹部分细胞或组织，再将这些病变细胞或组织进行细胞学及病理学检查来明确诊断。随着影像技术及活检器材的不断发展，借助影像引导的活检技术也在不断发展完善，应用的范围不断扩大，诊断准确率不断提高，并发症也逐渐降低，现已成为一项成熟的微创诊断技术。常用的影像学引导方法有 X 线透视、超声、CT 和磁共振成像等，其中 CT 引导下穿刺活检最常用。

经皮穿刺治疗肺部疾病分为经皮穿刺技术治疗肺部良性疾病和经皮穿刺技术治疗肺癌。经皮肺穿治疗的肺部良性疾病主要是肺结核。对肺结核单发空洞患者行经皮肺穿介入术向空洞内注入异烟肼、阿米卡星等抗结核药物治疗，是继外科手术后，解决空洞性肺结核复治失败或病情反复的另一种有效的治疗手段。经皮穿刺技术治疗肺癌主要有：经皮穿刺射频消融或微波、冷冻等方式治疗肺癌；经皮穿刺瘤体内注入缓释化疗药物或放射性粒子等。

1. 经皮穿刺活检所致气胸并发症　经皮肺穿刺活检的并发症有气胸、活检后出血、空气栓塞、肿瘤沿针道转移，实际上后两种情况非常罕见。气胸是最常见的并发症，发生率为 0 ～ 60%。如图 12-8 为 CT 引导下经皮穿刺活检所致气胸的 CT 显示。气胸发生的危险因素包括病灶的大小、离胸壁的距离、肺气肿、穿刺针与胸膜的夹角较小、多次的定位和穿刺，但与穿刺针停留的时间（穿刺针从刺入到拔出的时间）无关。目前尚无任何技术可以完全避免气胸的发生。一般为减少气胸并发症，首先应做好术前准备，对于严重心肺功能不全者不得进行该技术。肺气肿患者术前应予以吸氧 30 分钟，指导患者练习平静呼吸下屏气及体位保持等。同时应根据术前阅片情况合理选择治疗方案、穿刺路径及体位，并尽量避开结节周围血管、肺大疱、叶间裂、肋间动脉及神经等。穿刺针应尽量选择较细的针，在患者屏气状态下刺入，并减少穿刺的次数。酌情应用止咳药，以免患者发生不自主性咳嗽而引发气胸。穿刺术后取进针侧卧位休息至少 12 小时，并予以止血、止咳药和吸氧，应用抗生素进行抗感染等，以提高穿刺检查的成功率并减少可能的并发症。

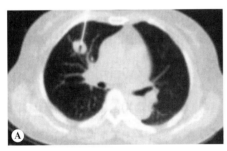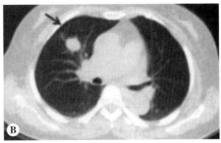

图 12-8　A. CT 扫描显示穿刺针针尖位于右肺上叶病灶内；B. 穿刺活检术后 CT 扫描显示右侧少量气胸

2. 经皮消融穿刺技术所致气胸并发症　经皮穿刺消融治疗肿瘤是一种原位灭活肿瘤的方法。其利用物理或化学的手段，使肿瘤组织坏死，达到以非手术方法来切除肿瘤的效果。近年来，以局部瘤细胞组织毁损为主的微创靶向消融治疗，为肺癌患者提供了一种新的治疗手段。相对于分子靶向治疗而言，消融属于病灶靶向治疗，包括物理消融、化学消融和理化联合消融。目前临床应用较多的是物理消融，主要有经皮穿刺射频消融、微波消融、氩氦冷冻消融等。

经皮穿刺射频消融（RFA）通常在超声或CT引导下，将电极针直接插入靶向肿瘤病灶组织内，射频发射仪产生高频转换的射频电流，通过电极针的非绝缘部分倒入靶向肿瘤组织内，使组织内的离子和生物极性大分子碰撞摩擦发热升温，局部温度一般可到60～100℃，高温可直接使肿瘤细胞的DNA、RNA及相关蛋白质变性坏死，从而达到杀死癌细胞的效果。微波消融治疗是通过超声或CT引导穿刺导入微波天线，利用微波产热机制，高温原位灭活肿瘤。经皮穿刺氩氦冷冻消融是一般在B超、CT、磁共振引导下进行穿刺，是通过氩气与氦气快速降温、升温，使肿瘤组织得到彻底破坏。

经皮穿刺消融的并发症有气胸、胸腔积液、支气管胸膜瘘、出血、针道种植、周围组织热和（或）冷损伤等。气胸是最常见并发症。据报道，经皮穿刺射频消融治疗肺癌气胸的发生率为11%～52%，发生气胸的危险因素包括男性、无肺部手术病史、多个消融病灶、肿瘤结节位置较低、电极针插入的深度较长、肺气肿、高龄小结节和多极电极针。6%～29%的气胸患者需要行闭式胸腔引流术治疗。大多数气胸患者无需特殊处理，均可自愈。为减少气胸发生，在肿瘤治疗前要制订详尽的治疗计划，包括了解肿瘤大小、部位，选择最佳体位、穿刺点和进针路线，尽可能穿越最少的正常肺组织，同时要注意避开肺大疱、血管、叶间裂等。由于肺处于运动状态，不可能要患者长时间屏气，治疗时要嘱患者尽量平静呼吸等。

3. 经皮穿刺瘤体内内照射治疗所致气胸并发症　经皮穿刺瘤体内内照射治疗是在影像引导下，将微型放射性核素粒子植入到肿瘤组织内，放射性核素粒子在肿瘤组织局部持续释放出低能射线，使肿瘤组织受到最大程度的杀伤，而周围正常组织不受损伤或仅受轻微的损伤，是一种局部控制恶性肿瘤的治疗方法。目前国内临床治疗上最常使用的放射性核素粒子是^{125}I。

经皮穿刺粒子植入可能会有气胸、肺内少量渗血、术后痰中带血等并发症。其中气胸是经皮穿刺放射性粒子组织植入治疗局部晚期原发或继发性肺肿瘤最常见的并发症之一，一般发生在术后48小时内，气胸发生率为10%～20%。因此，放射性核素粒子植入时需按照中心粒子排列稀疏的原则，避免靶区中心部分的高剂量区，使治疗靶区中心部分剂量保持在规定范围之内，在确保疗效的同时，尽可能减少并发症。

二、肺穿刺术所致气胸的介入治疗

胸膜腔是由壁层胸膜和脏层胸膜构成的，是不含空气的密闭潜在性腔隙。由于任何原因造成脏层胸膜破损，或由于外力导致壁层胸膜破裂，肺内空气或大气中的空气进入胸膜腔形成胸膜腔内积气，称为气胸。肺穿刺活检、各种消融和粒子植入等肺部诊断治疗的各项侵入性操作，常会损伤脏层胸膜和肺组织，造成气胸和血气胸。这些医源性损伤造成的气胸均属于创伤性气胸。

根据英国胸科协会（BTS）和美国胸科医师协会（ACCP）制定的自发性气胸的临床实践指南。具体治疗措施应根据气胸类型、病因、发生频率、肺压缩程度、病情状态及有无并发症等适当选择。针对上述肺穿刺术所致气胸可以分别采用保守治疗、胸腔穿刺排气、支气管镜治疗和外科治疗等。本节重点介绍介入法治疗气胸。

1. 介入法插管引流术　即胸腔闭式引流，适用于呼吸困难严重、肺压缩程度较重的患者，对经胸腔穿刺抽气效果不佳者也应插管引流。

物品准备：无菌穿刺包，常规物品包括手套、无菌持物钳、无菌5号注射器带针头、碘伏纱球、急救箱和氧气。专用物品为带穿刺套管、Heimlich单向活瓣套管、水封瓶。

插管部位一般多取锁骨中线外侧第2肋间或腋前线第4～5肋间，如为局限性气胸或需引流胸腔积液，则应根据X线胸片选择适当部位插管。患者取半卧位，在选定部位用利多卡因局部麻醉后，沿肋骨上缘平行做1.5～2cm皮肤切口，用套管针穿刺进入胸膜腔，拔去针芯，通过套管将灭菌胶管插入胸腔，导管末端与带Heimlich活瓣的气胸引流装置相接或置于水封瓶的水面下1～2cm，导管用粘贴膜固定在胸壁（图12-9、图12-10）。

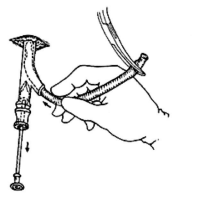

图12-9　插管示意图　　　　图12-10　水封瓶示意图

术后指导：常规口服抗生素预防感染，观察水封瓶气体流出情况及防止导管的松脱。当胸片或CT检查示肺已复张后即可拔除穿刺套管。

2. 支气管腔内介入封堵治疗　从广义上讲，气胸是一种支气管胸膜瘘，即指支气管与胸膜腔之间存在异常通道的一种病理状态。支气管腔内介入封堵治疗对于外周型瘘和中央型小瘘口（瘘口＜0.5cm）最适合，对于中央型大瘘口（瘘口≥0.5cm）常为姑息性的，当大瘘口因各种原因无法实施外科治疗时，支气管镜介入治疗经常是其唯一选择。如果自发性气胸经胸腔闭式引流加持续负压吸引2周以上，仍然漏气者，属于难治性气胸，也应该考虑使用支气管腔内介入封堵治疗。

支气管腔内介入封堵治疗的基本原理主要包括以下两种：一种是通过机械封堵瘘口，包括各种支架、支气管塞、封堵剂、球囊填塞等；另一种是通过理化刺激使瘘口产生炎症反应、肉芽组织增生，最终闭合瘘口，包括热损失（激光凝固、氩等离子体凝固）、化学刺激、局部机械损伤等。操作基本流程如下：

（1）球囊探查（引流支气管探查）：鼻腔黏膜、咽部2%利多卡因注射液15ml雾化，2%利多卡因注射液局部表面麻醉，术中备用咪达唑仑5mg。

术前检查胸腔引流管，排除接口处松动及打折，观察胸腔闭式引流水柱波动，估计漏气程度，支气管镜由鼻腔进入，通过鼻道、咽部、会厌、声门进入气管，常规观察气管、左、右主支气管，各叶、段、亚段支气管，到达患侧主支气管后，常根据术前阅片，从病变最严重的部位所属支气管开始，如无明显倾向性，则按照由上至下、由近及远的原则，使用球囊逐一封堵、探查，注气量根据支气管内径大小而定（注意贴壁的紧密性），使充盈的球囊紧贴支气管壁，完全封堵支气管，观察水封瓶中气泡是否明显减少或完全停止，若明显减少或完全停止说明该支气管为胸膜瘘口所属肺叶肺段的引流支气管。

球囊探查是支气管腔内介入封堵治疗两个关键步骤之一，阳性率为85%，多叶段瘘口是球囊探查失败的主要原因，其他原因可能包括技术细节上的掌握，如球囊的充盈程度（贴壁性）是否足以阻断该支气管的气流。

（2）支气管封堵：是支气管腔内介入封堵治疗第二个关键步骤。经球囊探查确定目标支气管后，保持球囊充盈状态，经三腔导管注入封堵剂或封堵器，或者理化刺激封堵瘘口。

（3）封堵剂：理想的封堵剂应在7～14天自溶吸收（此时胸膜瘘口已愈合），自体血（或纤维蛋白原）+凝血酶所形成的封堵凝块符合这一要求。注入顺序为先凝血酶500U，再静脉血混合凝血酶（每20ml静脉血约混合500U凝血酶）或纤维蛋白原混合凝血酶（纤维蛋白原配成10mg/ml的溶液，凝血酶配成50Ug/ml的溶液，每个肺段可注入20ml的纤维蛋白原溶液和2ml凝血酶溶液），最后凝血酶500U。注药后继续封堵5分钟，随后释放球囊空气并继续观察漏气情况5分钟，如发现漏气情况明显好转，即见气泡明显减少甚至未发现气泡溢出，即可停止操作。

（4）封堵器：目前常用的封堵器主要有单向活瓣支架、支气管塞、球囊导管填塞，下面分别讲解其操作基本过程。

1）单向活瓣支架操作基本过程

A. 目标支气管的直径测量：可用专用测量器测量或用球囊估测，即将球囊缓慢充气至恰好贴于目标支气管的管壁上，记录注入的气体量，取出球囊导管，将所记录的气体量再次注入球囊，最后测量球囊的直径，所得数据即为目标支气管直径的近似值。

B. 活瓣大小的选择：根据测得的目标支气管的直径选择适当大小的活瓣。活瓣的直径过小易移位，甚至被咳出；直径过大则有可能使活瓣口折叠、贴壁不佳，影响封堵效果。

C. 通过支气管镜及各自专用的输送系统将活瓣送达目标支气管后释放。

D. 疗效观察：观察引流瓶气泡是否停止或明显减少。没有完全停止的可以继续引流或负压吸引，不少患者在几日后瘘口闭合。

E. 活瓣取出：胸膜瘘口愈合后经支气管镜将其取出。

2）支气管塞操作基本过程

A. 目标支气管的直径测量，同上。

B. 选择适当大小的支气管塞。一般选择较大于支气管直径的支气管塞，有利于牢固地将其嵌入支气管开口。

C. 用活检钳夹住支气管塞，将其送达目标支气管，塞入、固定好，有时可加用纤维蛋白胶以较好封闭。

D. 疗效观察：同上。

E. 支气管塞取出：同上。

3）球囊导管填塞基本过程

A. 放置导丝：确定目标支气管后，退出球囊导管，经支气管镜将导丝送入目标支气管，接着退出支气管镜。

B. 留置球囊导管进行填塞：再次进镜，沿导丝将球囊导管送入目标支气管，并向球囊中注入水溶性碘对比剂充盈球囊，使之填塞目标支气管。

C. 疗效观察：同上。

球囊导管填塞成功后可行床边胸片，确定球囊位置以备治疗过程中复查时对照。在球囊导管填塞目标支气管后应当继续留置导丝，并使导丝从导管先端部向目标支气管远端伸出 3 ～ 4cm，以防止在咳嗽时球囊导管被弹出移位。

（5）激光 / 氩等离子体凝固封堵：经支气管镜激光 / 氩等离子体治疗，主要利用激光 / 氩等离子体的热效应，使受照射组织出现凝固而达到封堵瘘口的作用。将激光 / 氩等离子体的光导纤维经支气管镜活检孔插入，伸出支气管镜远端至少 1cm，应用可见红光定位，对准并距离凝固目标 4 ～ 10mm，照射激光 / 氩等离子体。所用能量根据病灶大小而定。观察引流瓶气泡是否停止或明显减少以判断疗效。瘘口较大的可以多次治疗。

（6）化学刺激封堵：经纤维支气管镜注入 3% 三氯乙酸或 2% 硝酸银溶液等具有腐蚀作用的液体，使黏膜组织很快出现变性苍白，甚至坏死，随后黏膜发生炎症、渗出、增生等病理过程使瘘口闭合。将注射管经支气管镜活检孔插入，伸出支气管镜远端，并进入瘘口内 0.5cm 左右，注入 3% 三氯乙酸或 2% 硝酸银液 0.5 ～ 1ml，可以看见瘘口处支气管黏膜迅速变苍白，拔出注射管，用少量盐水冲洗支气管镜。术后患者继续胸腔闭式引流、抗炎、支持疗法等观察胸腔闭式引流管气体溢出情况，1 周后仍有气体溢出可再次进行以上操作。

3. 拔除胸腔引流管 支气管封堵术后继续胸腔闭式引流至漏气完全停止 3 天后试行夹管，24 小时后复查胸部影像，如肺复张良好，则予以拔管。

（沈旭波　张庆荃）

参 考 文 献

张彦舫，2012. CT 导向下 ^{125}I 粒子植入治疗恶性肿瘤的临床应用进展. 肿瘤防治研究，39（12）：1514-1517.

曾奕明，2011. 规范选择性支气管封堵术在难治性气胸的应用. 中华结核和呼吸杂志，34：332-333.

钟涛，于红光，王勇，等，2007. CT 引导下经皮肺穿刺活检术后气胸发生率相关因素分析. 中华放射学杂志，41（11）：1232-1236.

Aynaci E，Kocaturk CI，Yildiz P，et al，2012. Argon plasma coagulation as an alternative treatment for bronchopleural fistulas developed after sleeve pneumonectomy. Interact Cardiovasc Thorac Surg，14（6）：912-914.

Cerfolio RJ，2001. The incidence，etiology and prevention of postresectional bronchopleural fistulal. Semin Thorac Cardiovasc Surg，13：3-7.

Hameed H，Kalim S，Khan YI，2009. Closure of nonhealing gastroctaneous fistula using argon plasma coagulation and endoscopic hemoclips. Can J Gastroenterol，23（3）：217-219.

Mac Duff A，Arnold A，Harvey J，2010. BTS Pleural Disease Guideline roup. Management of spontaneous pneumothorax：British thoracic society pleural disease guideline. Thorax，65（Suppl2）：1118-1131.

Turk AE，Karanas YL，Cannon W，et al，2000. Stage closure of complicated bronchopleural fistulas. Ann Plastic Surg，45：560-564.

Yamamoto A，Nakamura K，Matsuoka T，et al，2005. Radiofrequency ablation in aporcine lung model：correlation between CT and histopathologic findings. Am J Roentgenol，185（5）：1299-1306.

Yang X，Ye X，Zheng A，et al，2014. Percutaneous microwave ablation of stage Ⅰ medically inoperable non-small cell lung cancer. J Surg Oncol，110（6）：758-763.

第十三章　肝移植术后并发症的介入治疗

第一节　肝移植术后胆管狭窄的介入治疗

一、前　　言

自 1963 年 Starzl 开展了世界首例肝移植以来，肝移植已成为终末期肝病和肝恶性肿瘤最有效的治疗方法之一，但肝移植术后各种并发症，尤其是肝移植术后胆道并发症的发生率高达 30%～50%，病死率为 20%～30%，是影响肝移植患者长期存活及导致移植肝脏丢失的最主要原因之一。近年来，随着外科手术吻合技术的日益成熟、器官保存技术的提高、新型免疫抑制剂的应用，以及围手术期监护的改进，肝移植的成功率显著提高，但肝移植术后胆管狭窄的发生率及病死率仍然较高。因此早期诊断并正确处理各种胆管狭窄对改善预后具有重要意义。随着放射介入技术和内镜介入技术的发展，介入治疗已成为国际公认的肝移植术后胆管狭窄主要和首选的治疗方法之一，但是较高的复发率、较长的治疗周期仍是困扰此类胆管狭窄治疗的难点。因此，肝移植术后胆管狭窄的防治被视为进一步提高移植物存活率和远期疗效的关键。

二、病因及病理

肝移植术后胆管狭窄根据其发生部位、发生时间的不同，其原因也有所不同。

1. 吻合口狭窄　文献报道肝移植术后吻合口狭窄的发病率为 13%～19%，术后 1 年、5 年、10 年胆道吻合口狭窄的累计发病率分别为 6.6%、10.6% 和 12.3%。术后早期吻合口狭窄多与手术技术相关，如缝合的材料、方法及缝合的局部张力等，另外，局部胆瘘也是造成胆道吻合口早期狭窄的主要原因之一。术后晚期吻合口狭窄则主要是由邻近吻合口供、受体胆管缺血造成纤维瘢痕愈合造成的。

2. 非吻合口狭窄　发病率为 5%～25%。指各种原因引起的弥漫性或局灶性的移植肝胆管树狭窄、扩张、毁损和管型形成，伴有淤胆或纤维化。主要病因包括术后早期形成肝动脉狭窄或血栓，较长的冷、热缺血时间，肝内胆管再灌注损伤，胆道血供受损，免疫排斥反应及巨细胞病毒（CMV）感染等。肝移植术后胆道狭窄既可无任何临床症状和体征，也可表现为黄疸、肝功能损害和胆管炎表现。但是无论何种临床表现都并非胆道并发症特有。

三、临床及诊断

肝移植后胆管狭窄的临床表现无特异性，常与移植后肝排斥反应、肝动脉闭塞、原发肝失功能和病毒再次感染等难以鉴别。当临床上出现不明原因的黄疸、碱性磷酸酶或γ-谷氨酰转肽酶升高时，应考虑到有胆道病变存在的可能。常规超声显示胆道异常，及时行CT或MRI检查了解肝内外胆管情况进一步明确诊断，最终经胆道造影确诊。

四、影像学检查

1. B超 可作为胆管狭窄的初步筛选。B超检查发现肝内胆管普遍扩张者提示吻合口狭窄的可能性大，而B超检查对肝内胆管弥漫性狭窄者缺乏特异性的发现，或仅提示胆管节段性扩张、胆管壁回声增强、管壁增厚等。

2. 磁共振胆胰管成像（MRCP） 是最近发展起来的一种无创性胆道检查手段。该检查可以显示胆树全貌，对肝内外胆管有无狭窄或扩张、发生的部位及程度、胆泥淤积和胆瘘的诊断具有较高的敏感性和特异性。另外，在MRCP检查的同时还可以对移植肝实质、血管结构及肝外其他病变进行观察和诊断。但MRCP也存在一定的不足，如过高估计狭窄的程度、鉴别吻合口周围局限性腹腔积液与胆瘘形成的胆汁淤积有一定困难，并且具有一定的假阳性和假阴性率等。

3. 螺旋CT薄层增强检查 已广泛用于移植术后肝实质及血管结构的随访观察，可清晰显示肝移植术后肝内胆汁瘤的位置、范围，肝内外胆管的扩张、狭窄、结石等。但由于许多肝移植患者即使胆管高度狭窄，也不出现远端胆管的扩张，故CT往往很难诊断不伴有胆管扩张的胆管狭窄，另外，由于在CT检查中胆泥密度与胆汁的密度接近，因此，CT对于胆泥淤积很难做出正确的诊断。

4. 胆道造影 可以经术后保留的T管或者逆行胆胰管造影（ERCP）进行，胆管采用D-R重建者可经皮肝穿刺胆道造影（PTC），是诊断胆管狭窄的金标准，能够准确显示胆管管腔的大小、形态、分布及胆道狭窄的部位、程度，因此其他方法无法代替。

五、适应证

对于肝移植术后明确胆道吻合口狭窄的患者，所有胆总管端端吻合患者首选ERCP治疗，对于ERCP插管不成功、儿童肝移植患者或术中行胆总管空肠Roux-en-Y吻合的患者行经皮肝穿刺胆道引流术（PTCD）治疗。

六、禁忌证

弥漫性胆管坏死或狭窄、硬化性胆管炎等的非吻合口狭窄。

七、术前准备

术前行肝肾功能、血常规、生化及出凝血时间和心功能、肺功能检查，测量体温、脉搏、呼吸、血压，以了解患者的全身情况。术前注意穿刺部位皮肤清洁卫生，注意皮肤有无破损、感染。加强饮食及对症支持治疗，给予高维生素、低脂、易消化饮食，术前禁食

4～6小时，防止术中、术后呕吐。

八、操作方法

1. 吻合口狭窄 建立通过狭窄段的路径（超声或X线引导下PTCD或内镜下ERCP），然后对狭窄段进行扩张，传统选用普通球囊，直径通常超过狭窄周围正常胆管直径的20%～30%，如成人胆总管选用10～14mm球囊导管，儿童胆总管或成人肝内胆管狭窄选用4～8mm球囊导管。扩张时间1～20分钟，重复扩张几次（图13-1～图13-3）。然后造影复查疗效满意后，跨越狭窄段留置6～16F引流管，定期（1～3个月）复查胆道造影并更换引流管。一旦发现吻合口狭窄复发，应重复进行球囊扩张治疗。如复查疗效满意，则行闭管实验，满意后拔除引流管。如果经过3次扩张仍不能取得满意的疗效，再增加扩张的次数并不能改善治疗的效果，应积极考虑其他的治疗方法，如手术胆道重建。

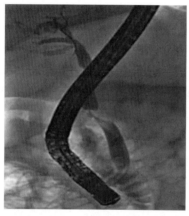

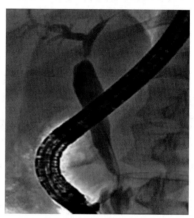

图 13-1　患者，男性，肝移植术后　　图 13-2　球囊扩张术复查造影显示
2个月，ERCP造影显示吻合口狭窄　　　　　　　　狭窄解除

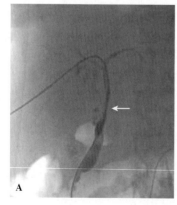
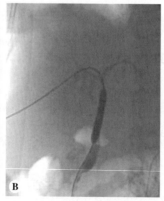
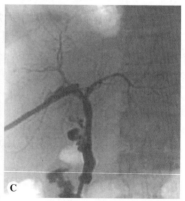

图 13-3　患者，女性，肝移植术后 3 个月

A. 经皮肝穿刺胆道造影显示单纯吻合口狭窄（箭）；B. 行球囊扩张术；C. 置入引流管造影显示胆道形态正常。4周后夹闭引流管，2个月后复查胆红素和氨基转移酶降至正常，临床症状和体征消失，遂拔出引流管

扩张治疗成功标准：①残留狭窄疗效≤30%；②胆道造影显示对比剂通过顺利；③肝内胆管无明显扩张。

闭管实验成功标准：①闭管期间无黄疸、发热等胆道梗阻症状出现；②肝功能相关指标维持正常；③胆道造影未见狭窄复发。

还有使用切割球囊联合普通球囊对吻合口狭窄进行扩张治疗的报道：首先以6～8mm切割球囊对狭窄段进行扩张，再以8～10mm普通球囊进行后扩，再留置引流管随访观察。有研究表明，采用药物涂层球囊导管治疗移植术后吻合口狭窄效果良好，随访观察24个月，13例患者中仅1例复发，并且治疗平均次数仅为（1.7±1.1）次。

内支架置入也是治疗肝移植术后胆道狭窄的一种可供选择的方法。目前用于治疗胆道狭窄的内支架有两种，一种是塑料内涵管，主要经ERCP途径置入，另一种为金属内支架，主要经PTC途径置入。内支架置入的短期疗效还是令人满意的，特别是对于球囊扩张治疗效果不佳或恶性胆道狭窄的患者。但是对于金属裸支架的使用，文献显示其长期结果尚不理想，这是由于支架常常会因为胆泥的淤积而部分或完全闭塞，有赖于反复地通过其他介入技术保持支架的长期通畅性，而且由于金属裸支架难以取出，一旦需要进行手术治疗或再次肝移植时，会加大胆道重建的难度。因此，支架置入仍存在争议。

2. 非吻合口狭窄　介入治疗方法包括球囊扩张＋引流管引流、胆泥或胆石的去除，并且需要同时配合利胆和抗感染治疗。虽然少部分胆管缺血性狭窄患者，在发病早期采用鼻胆管、塑料内支架甚至金属内支架等引流以预防胆管炎的发生，对肝功能尤其是高胆红素血症有一定的姑息治疗作用。但同吻合口狭窄相比，非吻合口狭窄的治疗时间及疗效明显较差。有高达50%的非吻合口狭窄患者需终身留置引流管或最终因肝衰竭而再次肝移植，因为所有的介入治疗并不能逆转胆管狭窄的病理改变，只有再移植手术才是彻底解决胆管狭窄的根治性办法（图13-4）。

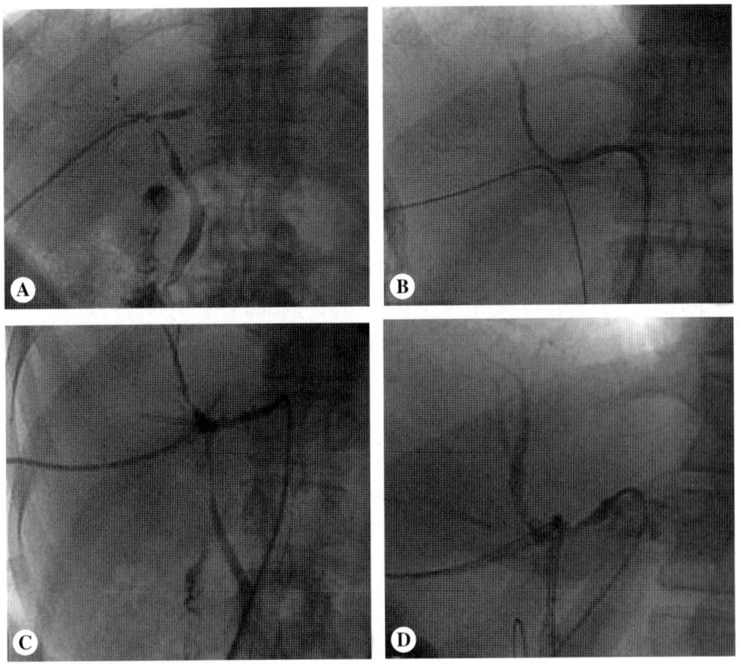

图13-4　患者，女性，肝移植术后10个月

A. 胆道造影显示右肝内胆管狭窄，可见多发泥沙样充盈缺损，胆总管及吻合口未见狭窄；B. 球囊扩张术后，经剑突下入路将引流管置入右肝内胆管；C. 引流4周后，将2根导管分别调整位置，引流不同肝内胆管；D. 反复调整引流半年后，左、右肝内胆管狭窄部分有改善，但整体改善不明显，遂再行肝移植

九、术后观察及注意事项

（1）术后常规给予护肝、退黄、抗感染及营养支持等对症治疗。

（2）PTCD 患者注意保持引流通畅，密切观察胆汁引流液的颜色、量、性质，每天详细记录 24 小时胆汁引流量。

（3）术后注意监测黄疸、血淀粉酶及血常规，注意腹部情况，尤其是黄疸指数，这点尤为重要。如不缓解，说明胆道引流不充分，则造影了解胆道情况，重复球囊扩张术，及时调整引流管位置，使其达到充分引流和为胆道塑形的作用。

十、并发症及处理

（1）胆道感染：由于 PTCD 内外引流管一端置入十二指肠，肠液倒流易造成逆行性感染，以及肝移植术后由于免疫抑制剂的长期使用导致患者抵抗力低下，患者可出现发热、右上腹疼痛、黄疸等胆道感染的表现。可经有效的内外引流及抗感染处理后炎症控制。炎症控制后即给予关闭外引流管，避免胆汁外流影响食欲。

（2）胆漏：是经 PTC 介入治疗后常见并发症。患者也可出现肝区疼痛和腹膜刺激征。

（3）胆道出血：移植肝胆管壁增厚、变硬与胆道缺血、慢性排斥反应、胆道感染、胆管炎及放置引流管等有关。

（4）ERCP 可能出现胰腺炎、出血、胆管炎、穿孔等并发症。

十一、疗效及预后

传统介入治疗方法的成功率为 60% ～ 88%，平均治疗次数为 2.3 ～ 3.8 次，治疗周期为 3.1 ～ 16 个月，其并发症的发生率为 4.2% ～ 24%，1 年、5 年通畅率分别为 84% 和 74%。长时间留置粗大引流管一方面会引发胆管炎和胆泥形成，另一方面会造成患者的不适和生活质量下降。采用多条平行引流管、同轴引流管和折叠引流管技术加强对吻合口狭窄的支撑，可取得较好的效果，Gwon 等通过采取一条 8.5F 引流管与一条 14F 引流管尾端同轴，前端平行支撑狭窄段胆道，既缩小了引流管直径，又扩大了狭窄段支撑直径，复发率仅为 9%。对于肝移植术后胆管狭窄患者，介入治疗具有创伤小、安全性高、成功率高等优点，能取得较为满意的治疗效果，但同时也存在部分病例需要反复治疗等缺点。另外，经介入治疗无效的病例仍需要行手术治疗，包括胆肠吻合术和再次肝移植。

（孙军辉）

参 考 文 献

王宁，2015. 原位肝移植术后胆道并发症的观察及护理. 实用器官移植电子杂志，3（3）：160-161.

Akamatsu N，Sugawara Y，Hashimoto D，2011. Biliary reconstruction, itscomplications and management of biliary complications after adultliver transplantation：a systematic review of the incidence, riskfactors and outcome. Transpl Int，24（4）：379-392.

Gwon DI，Sung KB，Ko GY，et al，2011. Dual catheter placementtechnique for treatment of biliary anastomotic strictures after livertransplantation. Liver Transpl，17（2）：159-166.

Hwang S，Lee SG，Sung KB，et al，2006. Long-term incidence，riskfactors，and management of biliary complications after adultliving donor liver transplantation. Liver Transpl，12：831 - 838.

Kabar I，Cicinnati VR，Beckebaum S，et al，2012. Use of paclitaxelelutingballoons for endotherapy of anastomotic strictures followingliver transplantation. Endoscopy，44（12）：1158-1160.

Kaffes AJ，2015. Management of benign biliary strictures：current statusand perspective. J Hepatobiliary Pancreat Sci，22（9）：657-663.

Kao D，Zepeda-Gomez S，Tandon P，et al，2013. Managing the postlivertransplantation anastomotic biliary stricture：multipleplastic versus metal stents：a systematic review. Gastrointest Endosc，77（5）：679-691.

Memeo R，Piardi T，Sangiuolo F，et al，2015. Management of biliarycomplications after liver transplantation. World J Hepatol，7（29）：2890-2895.

Michael AJ，William J，2001. Management of biliary problems afterliver transplantation. Liver Transpl，7（11 Suppl 1）：S46-52.

Seehofer D，Eurich D，Veltzke-Schlieker W，et al，2013. Biliarycomplications after liver transplantation：old problems and newchallenges. Am J Transplant，13（2）：253-265.

Shimada H，Endo I，Shimada K，et al，2012. The current diagnosis andtreatment of benign biliary stricture. Surg Today，42（12）：1143-1153.

Suárez F，Otero A，Solla M，et al，2008. Biliary complications after livertransplantation from maastricht category-2 non-heart-beatingdonors. Transplantation，85（1）：9-14.

第二节　肝移植术后门静脉狭窄的介入治疗

一、概　　述

自1963年第1例原位肝移植成功以来,肝移植已作为终末期肝病的一种有效治疗手段,但术后可能出现的血管相关并发症是影响肝移植成功率的重要因素之一。肝移植术后出现门静脉狭窄并发症的发生率较低（小于3%）,但其危害性较大,严重者可以导致移植肝的功能丧失和患者死亡。外科手术是肝移植后门静脉并发症的主要治疗手段,治疗主要包括取栓、门静脉减压分流或门静脉重建,但由于术后局部组织粘连导致手术分离困难,进而加大了外科手术风险。近年来介入治疗技术进展迅速,为肝移植术后血管并发症的处理提供了非常好的治疗手段,Raby等于1991年首先报道了将球囊扩张成形术用于治疗肝移植术后门静脉狭窄,此后经皮肝穿刺门静脉扩张成形术逐渐广泛应用。经皮门静脉狭窄的介入治疗主要包括球囊血管成形、支架置入、局部溶栓、侧支栓塞等,具有创伤小、并发症低、成功率高和再狭窄率低的优点,是目前公认有效的治疗手段,也是门静脉并发症治疗的首选方式。

二、发生率与发病因素

门静脉由于血管直径较大,吻合技术并不复杂,所以肝移植后门静脉并发症并不多见,并发症发生率为1%～2.7%。门静脉狭窄可发生在肝移植术后早期,也可在肝移植术多年后发生。门静脉狭窄的发生与移植的技术因素（如门静脉保留过长、吻合口成角或扭曲、吻合口存在张力等）,受者既往门静脉血栓史、脾切除史、门体分流史,术后高凝状态或受者门静脉口径不匹配等因素有关,由于造成门静脉解剖结构破坏,门静脉壁损伤,门静脉血流动力学改变，易于形成血栓造成门静脉狭窄。

三、临床表现及诊断

肝移植术后门静脉狭窄并发症的临床表现缺乏特异性。临床表现一方面取决于狭窄的程度及狭窄发生的时间，另一方面也与周围侧支循环情况有关。轻者无任何临床征象或只表现为肝功能异常，重者可出现上消化道大出血、脾大或顽固性腹腔积液等门静脉高压表现。一般而言，血管造影显示门静脉狭窄程度 > 50% 和（或）存在明显曲张侧支静脉，狭窄段两端压力梯度 > 5mmHg（1mmHg=0.133kPa），则可诊断为有功能意义的门静脉狭窄。其次，门静脉造影还可以评估门静脉病变的严重性、病变部位和受累范围，并可同时实施介入治疗。

四、影像学检查

影像学检查是诊断门静脉并发症的主要方法。多普勒超声对门静脉狭窄诊断具有较高的灵敏度和特异性，在检查血流速度及方向方面优于 CT 及磁共振成像，是肝移植术后判断有无门静脉狭窄的首选方法。CTA 及 MRA 可见血栓形成所致门静脉管腔内低密度的充盈缺损，可直观显示门静脉闭塞的位置长度、血栓情况及侧支循环开放情况。但要确诊有功能意义的狭窄，仍需依赖直接门静脉造影，而且直接门静脉造影还可以测定狭窄两端门静脉的压力。

五、介入治疗指征与操作方法

在发现移植术后有门静脉狭窄存在时，应判断其是否需要处理干预。当患者无门静脉高压表现，肝脏功能正常时应定期复查 B 超，观察门静脉狭窄是否进展。只有当门静脉狭窄程度大于 50% 时，临床上才出现门静脉高压症状，门静脉狭窄大于 80% 时，除可出现门静脉高压、顽固性腹腔积液外，还会出现肝功能衰竭、移植肝无功能等。要消除这些症状，解除门静脉狭窄是关键。

目前多采用介入技术治疗肝移植术后门静脉狭窄，其主要的穿刺途径为经皮经肝穿刺。在经皮经肝穿刺成功后置入导管行直接门静脉造影，来判断门静脉狭窄的准确位置。在明确门静脉狭窄的准确位置后，则对狭窄处两侧检测压力并计算压力差。根据造影选择合适的球囊导管和内支架（球囊及支架直径≥邻近肝外正常门静脉主干直径 10% ～ 15%，支架长度应超过狭窄段 2cm），对狭窄段血管行血管成形术治疗（图 13-5）。球囊扩张时应扩张至门静脉狭窄处"束腰"段消失。再次造影复查并测定狭窄段两端压力梯度，以评价血管成形治疗的效果。若胃冠状静脉仍严重曲张则以弹簧圈行栓塞治疗。确认治疗成功后以明胶海绵或弹簧圈封闭穿刺通路。术后前 3 天给予低分子肝素和华法林抗凝。3 天后单用华法林抗凝，定期监测凝血指标。调整剂量至国际标准化值（INR）为 2 ～ 3，至少维持 6 个月。

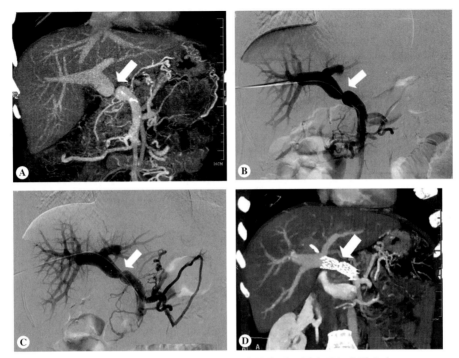

图 13-5　患者，男性，46 岁，肝移植术后 2 周出现门静脉狭窄

A. CT 静脉造影（CTV）图像显示门静脉吻合口重度狭窄（箭头）；B. 门静脉造影显示门静脉吻合口重度狭窄（箭头）；C. 门静脉支架置入后行门静脉造影，显示门静脉吻合口部分开通（箭头）；D. 支架置入 19 个月后 CTV 示门静脉支架通畅（箭头）

六、介入并发症及疗效评价、预后

经皮经肝介入治疗的常见并发症包括腹腔出血、胆道损伤、气胸、穿刺部位疼痛等。经颈静脉肝静脉途径穿刺门静脉是一种替代的方法，相对来讲出血的风险明显降低，尤其更适合凝血功能差或者伴有大量腹腔积液的患者。

介入治疗效果评价：介入治疗后残存狭窄程度 ≤ 30%，狭窄段两端压力梯度 ≤ 5mmHg，曲张静脉较术前明显减少或消失，判定为治疗成功。

观察指标和评价标准：患者出院后，前 3 个月每个月复查 1 次超声多普勒，此后每 3 个月复查 1 次。出院 6 个月后每 6 个月复查 1 次。对患者的临床资料、影像随访资料、介入治疗并发症、患者预后等情况进行观察。随访期间患者生存质量良好，无与门静脉狭窄相关的异常表现，判定为预后良好。随访期间患者出现与门静脉狭窄相关的异常临床表现或因此行再次肝移植，或患者因门静脉狭窄死亡，判定为预后不良。

（孙军辉）

参考文献

施晓雷，韩冰，任昊桢，等，2014. 新型生物人工肝在临床肝移植前的应用效果 . 中华器官移植杂志，35（4）：193-197.

Carnevale FC，de Tarso Machado A，Moreira AM，et al，2011. Long-term results of the percutaneous transhepatic venoplasty of portal vein stenoses after pediatric liver transplantation. Pediatr Transplant，15：476-481.

Funaki B, Rosenblum JD, Leef JA, et al, 2000. Percutaneous treatment of portal venous stenosis in children and adolescents with segmental hepatic transplants: long-term results. Radiology, 215: 147-151.

Perez-Saborido B, Pacheco-Sanchez D, Barrera-Rebollo A, et al, 2011. Incidence, management, and results of vascular complications after liver transplantation. Transplant Proc, 43: 749-750.

Raby N, Karani J, Thomas S, et al, 1991. Stenoses of vascular anastomoses after hepatic transplantation: treatment with balloon angioplasty. Am J Roentgenol, 157: 167-171.

Sánchez-Bueno F, Hernández Q, Ramírez P, et al, 1999. Vascular complications in a series of 300 orthotopic liver transplants. Transplant Proc, 31 (6): 2409-2410.

Settmacer U, Nussler NC, Neuhaus P, et al, 2000. Venous complications after orthotopic liver transplantation. Clin Transplant, 14: 235-241.

附录一 癌症疼痛程度分级方法

1. 数字分级法（numeric rating scale，NRS） 用 0～10 的数字代表不同程度的疼痛，0 为无痛，10 为最剧烈疼痛，让患者自己圈出一个最能代表其疼痛程度的数字。按照疼痛对应的数字将疼痛程度分为：轻度疼痛（1～3）、中度疼痛（4～6）、重度疼痛（7～10）（附图 1）。

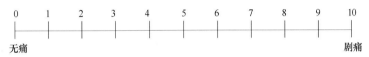

附图 1 数字分级法疼痛程度分级

2. 视觉类比量表（visual analogue scale，VAS） 由一条 100mm 长的直线构成，直线两端标有文字说明，然后让患者根据自己的疼痛体验在此直线上标记，测量从左端到记号的距离，所得毫米就是疼痛分数。

3. 脸谱法（附图 2）

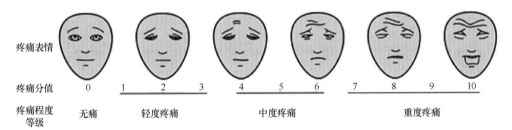

附图 2 脸谱法疼痛程度分级

Ⅰ级（轻度）：疼痛可忍受，能正常生活，睡眠不受干扰。

Ⅱ级（中度）：疼痛不能忍受，要求用止痛剂，睡眠受干扰。

Ⅲ级（重度）：疼痛剧烈，睡眠受严重干扰，可伴有被动体位。

附录二 功能状态评分标准

功能状态（performance status，PS）评分标准对照表如下（附表 1）：

附表 1 PS 评分标准对照表

EECOG 评分（Zobrod）	Karnofsky 评分
0 能正常活动	100 正常，无症状和体征
1 有可耐受肿瘤引起的临床表现，患者可自主活动	90 能正常活动，有轻微症状和体征
	80 勉强可进行正常活动，有一些症状和体征
2 由于肿瘤原因，患者有时卧床，但白天卧床时间不超过 50%	70 生活可自理，但不能维持正常生活或工作
	60 有时需人帮助，大部分时间自理
3 患者活动受阻，需要卧床，卧床时间超过 50%	50 常需人帮助或药物治疗
	40 生活不能自理，需特别照顾与治疗
4 病重卧床不起	30 生活严重困难，但未到病重
5 死亡	20 病重，需住院积极支持治疗
	10 重危，临近死亡
	0 死亡

附录三　体表面积换算表

附表 1　人体体表面积换算表

体表面积/m² ＼ 身高/cm ＼ 体重/kg	40	50	60	70	80	90	100	110
5	0.23	0.26	0.29	0.34	0.36			
10	0.36	0.39	0.42	0.44	0.47	0.53	0.56	
15				0.56	0.60	0.63	0.68	0.71
20					0.69	0.71	0.77	0.80
25							0.83	0.89
30							0.91	0.97
35								1.00

体表面积/m² ＼ 身高/cm ＼ 体重/kg	120	130	140	150	160	170	180	190
15	0.79	0.83						
20	0.83	0.91	0.95					
25	0.93	0.96	1.00	1.10	1.10			
30	1.00	1.00	1.11	1.20	1.20			
35	1.11	1.11	1.20	1.30	1.30	1.40		
40	1.10	1.20	1.30	1.30	1.30	1.40	1.40	
45	1.20	1.30	1.30	1.40	1.50	1.50	1.60	1.60
50	1.30	1.35	1.40	1.40	1.50	1.60	1.60	1.70
55		1.40	1.50	1.60	1.60	1.60	1.70	1.70
60		1.50	1.60	1.60	1.60	1.70	1.70	1.80
65			1.60	1.60	1.70	1.70	1.80	1.90
70			1.70	1.70	1.80	1.80	1.80	1.90
75			1.70	1.70	1.80	1.90	1.90	2.00
80			1.70	1.80	1.90	1.90	1.90	2.00

资料来源：卡西莱斯，2011.简明肿瘤学.北京：人民卫生出版社。